口腔诊所开业管理丛书

口腔医疗市场拓展

MARKET TACTIC OF
DENTAL PRACTICES

第2版

编 著 李 刚

人民卫生出版社

图书在版编目（CIP）数据

口腔医疗市场拓展 / 李刚编著 . —2 版 . —北京：人民
卫生出版社，2013.2
（口腔诊所开业管理丛书）
ISBN 978-7-117-16739-0

Ⅰ. ①口… Ⅱ. ①李… Ⅲ. ①口腔科医院 – 市场营销
学 Ⅳ. ①R197.5

中国版本图书馆 CIP 数据核字（2012）第 302622 号

人卫社官网	www.pmph.com	出版物查询，在线购书
人卫医学网	www.ipmph.com	医学考试辅导，医学数据库服务，医学教育资源，大众健康资讯

口腔医疗市场拓展
第 2 版

编　　著：李　刚
出版发行：人民卫生出版社（中继线 010-59780011）
地　　址：北京市朝阳区潘家园南里 19 号
邮　　编：100021
E - mail: pmph @ pmph.com
购书热线：010-67605754　010-65264830
　　　　　010-59787586　010-59787592
印　　刷：三河市尚艺印装有限公司
经　　销：新华书店
开　　本：710×1000　1/16　印张：17
字　　数：324 千字
版　　次：2007 年 1 月第 1 版　　2020 年 10 月第 2 版第 10 次印刷
标准书号：ISBN 978-7-117-16739-0/R・16740
定　　价：38.00 元

打击盗版举报电话：010-59787491　E-mail：WQ @ pmph.com
（凡属印装质量问题请与本社销售中心联系退换）

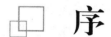 # 序

——写在《口腔诊所开业管理》丛书再版之际

改革开放 30 多年来,我国的口腔医学事业得到前所未有的大发展。口腔医疗机构和口腔医师队伍迅猛发展。口腔执业医师、助理执业医师的数量已从改革开放前的 5000 多名增加到将近 20 万。每年新增加的口腔医师数量接近 2 万名。民营口腔诊所、门诊部从无到有遍布全国城乡,各级各类口腔医疗机构都有了新的发展与提高。

但是随着中国口腔医学的迅速发展,我们还必须清醒地认识到,在很多方面我们与发达国家甚至一些发展中国家相比较,还存在较大差距。特别是口腔医生的执业服务理念和服务水平还亟待提高。随着我国医疗卫生体制改革的不断深入,各种类型口腔医疗机构的社会需求正在不断加大,民营的和社区口腔诊所经营管理尚存在很多问题。事实上口腔诊所的开业管理对口腔医师来说是一种挑战,国外诸多学者十分重视这一课题的研究探讨。在发达国家的牙医学教育中,口腔诊所开业管理是一门必修课,甚至在日本、加拿大等国的一些大学将口腔诊所开业管理作为一个专业。

十几年前,李刚博士就曾与我谈起对口腔医疗服务管理研究的兴趣和研究计划。他对我国众多的口腔诊所和欧美日口腔诊所的开业管理进行了长期的调查与研究。自 1993 年开始在口腔医学专业大专生、本科生和研究生的课程教学中增加病人管理、医疗安全、职业道德、健康教育、交叉感染、医患关系、诊所管理等相关教学内容,2006 年人民卫生出版社出版了由李刚博士编著的《口腔诊所开业管理》丛书,2008 年中华口腔医学会将李刚博士主讲的《口腔医疗机构管理高级培训》列为继续教育项目,2009 年第四军医大学正式将李刚博士设计的《口

腔医疗服务管理学》课程列为 20 课时的口腔医学专业相关选修课教学计划,收到良好效果。

李刚博士的研究工作始终贯穿着一个主题——在科学飞速发展的今天,公共口腔卫生和口腔医疗服务管理如何改革、发展、与时俱进,这对于大众口腔健康是一至关重要的问题。从他的著作中可以清楚地看到,他始终坚持地投入公共口腔卫生和口腔医疗服务管理的研究,无论是成功还是挫折,无论是鼓励还是非议,他从不停下脚步。面对李刚博士的再版新著,更是油然起敬,值得击掌庆贺。

李刚博士编著并再版的《口腔诊所开业管理》丛书,包括了《口腔诊所感染控制》《口腔诊所健康教育》《口腔诊所病人管理》《口腔诊所开业准备》《口腔诊所空间设计》《口腔医疗人力资源》《口腔医疗设备管理》《口腔医疗市场拓展》《口腔医疗安全管理》《口腔医疗质量管理》共 10 册,以新颖的理论、大量的案例、调查报告等,反映了国内外口腔诊所开业管理的先进技术与方法,集中聚焦于模式、方法、工具、案例、问题及解决方案,务求使读者在有限时间里真正读有所获。综观全书的内容我们清晰地看到,一个世纪以来口腔诊所开业管理已经开辟了十分广阔的领域。《口腔诊所开业管理》丛书将把口腔医疗服务与服务管理学结合,使服务管理学的触角深入到口腔医疗服务的各个环节。本丛书打破了很多人认为顺理成章的"经验管理"模式,提供了一系列实用的参考方案或建议,将成为解决执业口腔医生和口腔医疗机构在日常工作中遇到的种种难题的实用工具书。现在,这部《口腔诊所开业管理》丛书的再版是李刚博士多年来勤奋钻研,勇于开拓,深入探讨的结果,也得益于我国口腔医疗服务体制多元化发展的生态环境。

我相信《口腔诊所开业管理》丛书的再版,对中国口腔医生执业服务和口腔医疗机构管理水平的提高不无裨益。最后,我衷心地希望读者会喜欢这套丛书,并在阅读后有所收获。

中华口腔医学会会长

2012 年 9 月 20 日

前　言

　　中国正在从一个低成本、低产业链的西方产品组装者及出口依赖国家,演变为一个产品和服务消费者。随着市场的变化,口腔医疗服务中大部分已不再是一种"必须",它已经从危机处理和急诊服务转变为患者的随意选择了。以前,口腔医疗依据病理推断来确定所需要的治疗。目前,口腔医疗服务正处于一种以需求为基础的市场竞争中,人们都已知道口腔医疗已成为一种消费选择。

　　市场拓展顾名思义开拓和扩展市场,如何将我们的服务市场扩大化,是市场拓展的核心任务。我们认为市场拓展和口腔医疗服务是非常新的搭档。常被口腔医疗工作者所忽略的市场拓展工作能够创造出选择性口腔医疗保健的价值。

　　对于任何一个口腔诊所而言,口腔医疗市场拓展是开业实践中非常有意义的一步,无论是在旧口腔诊所上重新改造还是建立一个崭新的口腔诊所,市场拓展的表达必须加以改变以符合市场的需要,这将有助于口腔诊所的健康发展。随着进入新世纪和改革开放的逐步深入,新的形势对口腔医疗市场拓展提出了新的要求。在这种情形下,口腔诊所执业医师对国内外新的市场拓展理念和实践越来越感兴趣,并且迫切地渴求学习。

　　作者长期以来将我国口腔医疗服务管理作为其研究内容,对国内外众多的口腔诊所进行了调查与研究,累积了数以百计的口腔医疗市场拓展成功案例。认为其实口腔诊所的每一个相关内容均起着市场拓展的作用,都可能成为患者选择或者放弃来此口腔诊所的直接原因,包括医疗品质、优势服务、专业技术、就医环境、广告宣传、客户服务、企业对待员工的方式,甚至护士接听电话的方式。

　　为推动我国口腔医疗市场拓展的健康发展,现编著出版《口腔医疗市场拓展》一书。本书分为拓展口腔医疗市场、医疗服务市场调查、医疗服务市场分析、口腔诊所营销策略、口腔诊所营销方法、口腔诊所医疗价格、口腔诊所增加收益、口腔诊所扩张和连锁、口腔诊所口碑传播、口腔诊所会员服务、口腔护理用品推荐、口腔诊所社区服务、口腔诊所网络推销、口腔诊所公共关系、口腔诊所广告设计等15章。本书内容系统、全面、规范、实用，可操作性强，对我国口腔医疗市场拓展具有指导作用。

本书向读者展示了目前国内外口腔医疗市场拓展的理论与案例。相信这本书将会成为国内口腔医疗市场拓展领域的工作指南，并促使我国口腔医疗市场拓展实践水平发生一次质的飞跃。

在本书编写和相关研究过程中，得到了第四军医大学口腔医学院和西安爱牙管理咨询有限公司的大力支持和帮助，得到了我国各地口腔医院、口腔门诊部、口腔诊所的大力合作和支持。借此出版机会，特表示敬意和感谢。

李　刚

2012 年 9 月 20 日

作者联系方法：

单位：第四军医大学口腔医学院口腔预防医学教研室
地址：中国　西安　长乐西路 145 号　　邮编：710032
电话：029-84772650（办公室）　　E-mail: chinaligang@21cn.com
欢迎来函来电咨询和提出宝贵修改意见

目 录
CONTENTS

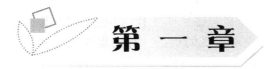

第 一 章

拓展口腔医疗市场

每个口腔诊所执业者都面临着这样一个现实:口腔医疗服务差异性越来越小,促销手段也大同小异,竞争对手却越来越多,而患者也在变得越来越挑剔。在这种环境下的口腔诊所应该如何生存? 口腔诊所获得稳定发展的驱动力不外乎要解决三个问题:运营效率、市场份额和患者保留。执业口腔医师不必回到学校去攻读商学硕士,同样可以在实践中学会管理一个口腔诊所,使口腔诊所按照所期望的方向发展,最终将会获得许多职业乐趣,建立起对口腔医疗服务执业的热爱。

对于长期从事技术工作的口腔医师,在接受“拓展口腔医疗市场”这个观念时难免有些不太适应,这需要有一个转变和认识过程。每一位口腔诊所的执业口腔医师都知道将患者留住的重要性,口腔诊所经营得如何决定于患者数量和医疗质量的变化,只有充分认识、科学运用口腔医疗市场拓展策略,所有的努力才能最终赢得患者的信赖,口腔诊所即使在充满风险的口腔医疗服务市场中也能获取更大利润。

第一节 改变我们的观念

传统的口腔诊所经营方式是大门朝南开,坐等患者来。而今的口腔医疗市场竞争激烈,这种坐等患者进来的方式已经不行了,口腔诊所执业者要想发展,就必须想方设法拓展市场,引进客源才是正道。

口腔医师是天生的完美主义者。我们想要完美的准备、完美的计划以及完美的结果。仔细看看自己以及牙科行业中的观念,检验一下哪些是好的“观念”,而哪些是根本不能帮助我们进步的“观念”,就可以验证这一结论。

牙科行业中的观念作用尤为强烈。我们有很强的传统且坚持不移。让我们来检验一下一些可能认为是正确的观念,看看它们能否有助于建立理想的开业口腔诊所。

我们的牙科观念是很牢固的。在小型口腔诊所中工作,口腔医疗有其传统的方法和思考方式,并且一直都很适应所接受的信条。我们需要改变我们的牙科观念,任何口腔诊所经营方式更新的背后都包含着某种理念的更新。

1. 观念之一

一个很强烈的观念是"我们不能推销牙科",或者是"我们的患者只能接受其医疗保险所包括的治疗",要么是"在我们的口腔诊所中只能提供基本需要的服务"。在销售方面牙科观念是很顽固的,这些观念会使我们固守于旧的思维方式。口腔医师觉得推销技巧在口腔诊所中没有地位,一个口腔医师绝不愿意被发觉"正在推销牙科"。

这种牙科观念是基于旧的销售模式,即患者迫于压力去购买。当市场更加复杂时,患者的选择更为广泛时,为什么口腔诊所还要执着于旧的模式呢?当然变革会导致不适应,而且需要花时间学习新的技术,而用熟知的方法更容易工作。我们要意识到变革的重要性,同时努力转变观念。

2. 观念之二

大部分口腔医师和员工都处于超负荷工作的状态。"我们做这些,因为一直以来都是这样做的。我们没有看看外面的世界,所以不明白什么是最重要的,以及我们如何才能做得更有成效。"他们会认为,"假如我有更多的患者,就不会这么费劲了。"但是,仅仅是患者的数量并不能解决所有问题。

3. 观念之三

口腔医师总是认为患者认识不到优质医疗服务的价值,也不会为此付钱。假如相信这点,我们的诊断就会局限于自己认为的患者估价的水平,结果就是一次只治疗一颗牙。这一规矩使得我们诊断受限,进而收益减小。我们称其为"季节因果式"规范。

假如我们据此相信一次仅看一个牙,至少会增加一些工作机会,于是有了一个不成文的观念,就是口腔医师永远不要对全口腔进行诊断,并制订出一个长期治疗计划。那将是牙科行业的自杀。

4. 观念之四

有些口腔科医生认为:假如制订了长期治疗计划,我们就会得到昂贵而贪婪的名声。这种想法其实是我们自己主观想象出来的。试问每次患者就诊,口腔医师只诊断、治疗口腔内最坏的牙齿,而从未提出一个重建全口腔的更长久、更稳定的治疗计划,是否符合医学伦理。再有,口腔医师不能给患者一个理想选择,还继续开业,是否符合医学伦理。

5. 观念之五

还有一种观念就是认为口腔医师永远不应该提出费用问题。有专门的工作人员介绍费用，因此我们能够保证自身"单纯性"，避开牙科推销行为，我们总认为接待员是唯一知道费用并且能够管钱的人。实际上口腔医师应当提出费用问题，不需要做财务上的专门安排，但口腔医师确实需要知道自己的收费标准，并向患者全面介绍。这样，患者关心哪些问题需要优先解决，就可以直接与医生讨论，而不是与在整个诊断过程中从未出现的工作人员谈。这样，我们的成效就会改观。

6. 观念之六

牙科行业另一个固守不放的观念是有关行业推销和我们对它的厌恶情绪。我们感到既不需要推销（因为它有违医学伦理且不为众所知），又不愿意脱离我们的同行。换句话说，"每个口腔医师都是一样的，我们都差不多"的想法，会使大多数口腔医师感觉更自在些。在这个口腔医疗可供广泛选择的时代，这样的观念肯定是不正确的。过去的观念还这样认为：假如我们的临床工作出色，患者是会感觉到并推荐给他人的。

7. 观念之七

有些口腔医师和职员拒绝进行推销，他们说："患者来是听取我们的意见的。如果我们问太多的问题，我们看上去就不专业了。"请在口腔诊所内尝试一下，先对一名就诊患者采取传统的授权式、压力式和没有与患者互动的方式的治疗，然后向另外一名就诊患者问一些有关外观、美感等问题，并尽量延长谈话时间，保证就诊患者说话的时间为80%，并比较两种方式的效果，就会发现后者才是我们的选择。

8. 观念之八

以前在牙科行业中盛行"近视症"，即认为一个行业的概念不能运用于另一行业，而事实上，超越行业界线进行战略性的考察，对口腔诊所的发展来说都是十分必要的。例如，银行服务中采用的竞争战略也可能适用于洗衣服务，因为两者都是处理顾客的财产；在短途的班车火车站新设立的饮水送取服务业务与超级市场的银行自动柜员机有异曲同工之处。

改变这一观念主要是要求口腔诊所管理者突破狭隘和清高，主动向其他服务行业学习。例如：花园式的诊疗环境是借鉴于宾馆，饮水送取服务是向银行学习的，伞套是向宾馆学习的，导医服务是向餐饮业和房地产业学习的。

跨出行业的界限，是思考问题层次的提升。突破是创新的一个必要条件，没有思想上的解放，创新也只能成为空谈。目前，我们已经能够很欣喜地看到一些来自其他行业（诸如酒店业、餐饮业、银行业等）的服务概念进入口腔医疗服务之中，而且对患者的关注已经从单纯的病症逐渐扩展到患者的心理、行为、家人和亲友。由此我们可以引出这样一个观点,我们的观念不仅要跨越行业,还要跨越学科。

9. 建立新的观念

我们需要建立一种新的推销理念。我们所做的每件事都为推销。口腔诊所外观,工作人员配备,服务患者及时,注重环境清洁,始终如一的精益求精和后续随访,以及待人亲善,都是推销中的重要组成部分。口腔医师正在创建更现代的口腔医疗,可选择的美容牙科,推销就成为一个非常重要的方面,因为它揭示了基本的业务要素。如何吸引那些要求产品外观好、感觉好,并且持久耐久的人们? 我们不能只是像工业产品那样被标明为一般的或优秀的而被自由选购和预约。应该拓展内部和外部的推销计划,做出预算,监督成效。推销也可以是平实严谨、讲究文雅且符合伦理的,它同样也能创造成效。

任何投资都需要花费时间、金钱和精力。为了实现梦想,我们必须区分现实和问题。现实不会改变而问题却能够解决。把注意力集中在最重要而又能够解决的问题上面。规范式思维是非常有意思的思维模式,它束缚着我们的行为。重新评价我们的定位、事业可能有的新局面,有助于打破旧框框。我们应以追求最佳的热情、勇敢的领导和不受旧模式束缚的决策来建设我们的诊所。

美国牙科咨询顾问 Blatchford 认为口腔医师是实现外貌可观、感觉良好和经久耐用的使者。我们能够帮助人们实现他们长期抱有的向往,变得更富有吸引力,使他们保持更年轻的笑容,当他们变老时还拥有自己强健的牙齿,避免发生口腔急症。这些都是患者的梦想,我们也有义务去实现这些梦想。

口腔诊所经营的黄金法则:

服务力 + 医疗力 = 持久赢利

服务第一,医疗第二

在消费者意识不断提高的时代,良好的服务是建立患者忠诚度的最佳方法,包括服务态度、回应患者需求的速度等,让患者清楚了解服务的内容以及获得服务的途径。因为当今的患者变得越来越挑剔,并且在购买了口腔医疗后会非常"敏感",他们在口腔诊所就诊时,希望能够获得足够的愉悦,并且能够尽量减少麻烦。当这些患者获得了一个优质服务体验时,他们自然会"长期购买口腔医疗";不过,如果他们获得了一个不好的体验时,他们会向周围更多的人宣传他们的"不幸"。因此,口腔诊所想要提升患者的良好体验,必须要把相关的服务做到家,然后才是真正的口腔医疗。

不规范的医疗市场导致部分口腔医疗机构盲目追求利润,而忽视了救死扶伤的本质。

推销形式的学习仅仅是一种简单的模仿,我们还要追求更高的层次,即推销理念的学习,这就是"授人以鱼"和"授人以渔"的区别。医疗服务确实具有其特殊性,但因此而囿于一种狭隘的思维中,忽略其共性和普遍联系则是相当严重的错误。思路展开了,路子走对了,灵感便会不断地闪现,创新将会是智慧的自然流露。

第二节 制订我们的目标

在进入市场拓展领域前,一个口腔医师必须确定推销的目的以及随之而来的计划和预算。没有目的性和专业上的帮助,一个口腔医师可能得到与设想不同的局面,收集到与最初计划不同的患者,并把大笔经费用于短期的、不连续的、不具备长久价值的宣传。根据个人的期望及开业定位,市场推销预算可以占每月总收入的3%~8%。对于一个每月总收入50 000元的开业口腔诊所,每月应拿出1500~4000元用于推销。在这样的定位下,口腔诊所业主终会有结果,甚至不需要技术最好的口腔医师就能创造更大的纯收益。

在市场中口腔诊所的独特定位是什么?是一个无汞的口腔诊所吗?有急诊牙科服务吗?是一个全口腔重建医生吗?是家庭口腔医生吗?而这些对我们意味着什么。

没有目标的口腔诊所无法知道工作目的及方向,因此设定各阶段的目标是必要的,并在口腔诊所员工会议上将此目标传达到每一个成员中;依据以前的状况算出每年的口腔诊所盈余目标,再算出每月须达成的目标,因为大多数理想目标和实际目标会有20%的差距,因为加入一些失约的患者、取消的患者或者口腔医师临时有事无法看患者造成的损失。

理想目标订出后,我们要有实际只会达成目标80%的准备,因此我们在实施新的方法时要提高20%的目标以弥补这可预期的损失。比如说我们订的月盈余目标是10万,那我们至少要有超过20 000的盈余。月目标可以再算出每日目标,甚至每小时工作人员的平均产值。

口腔诊所业主的三个职责是创新并进行市场调查,调整、实现目标,执行并取得结果,结果就是一切。在2013年制订一个目标使口腔诊所的纯收入翻一番,必须明确目的并在达成的过程中能够随机应变。

要做最好的,一定希望成为最好的。但首先必须有这个愿望:即要成为顶尖的。如果只求平庸,就无须再做。为了实现明年纯收入翻一番的目标,可以问自己以下的问题:

1. 我们现在做的工作是什么?我们应当从事什么样的工作?什么样的工作是我们能做的?

2. 谁是我们的客户?今天、明天,谁应当成为我们的客户?谁能成为我们的永久客户？

3. 我们的客户认为做什么才划算？是要感觉良好呢，还是要快快乐乐呢？

4. 什么样的工作我们今天能够做得特别好？什么事我们应该做好？

5. 是什么原因限制我们的收入翻一番？

所有这些内在及外在的推销想法都必须有一个重复的计划，仅进行一次讲演只会使人们产生一些兴趣，只有反复接触优良服务的宣传才能使人们对我们的口腔诊所产生持续的兴趣。在推销计划中，必须有一张成本与收效分析表，不要太快地放弃。例如，口腔诊所在一次婚庆仪式上被提到但并没有引起人们的注意，即使这样也不要放弃类似的机会。为了吸引人们的兴趣，我们必须做的事情是什么呢？有显示"治疗前后"形态的录像资料吗？能提供免费微笑咨询服务吗？应该精心进行计划并衡量结果。

增加收入和降低开销是一种解决办法，但是把时间集中起来使用将会产生极大的不同。每个人都认为自己的日程是满满的。然而，如果我们能将所做的事情改变 20%，将会增加 80% 的利润。我们应该不再做哪些事情呢？不要再做那些别人做得更好的事。

第三节　采取我们的行动

没有出色的执行过程，创意本身一文不值。几乎所有的执业口腔医师都想改进他们自己的服务、治疗和被接受的程度。如果口腔诊所的业务势头减弱，而我们有机会重新创造，该怎么办？了解我们现在所知道的事，是否有什么事情我们正在做却又不想深陷其中？是否有什么我们希望避免的关系？这些十分紧迫的问题是由国际销售培训者 Brian Tracy 在 Blatchford 的口腔医师研究生课程 CONNECTION 中提出的。

答案不断变化，而问题没有改变。直到今天，我们过去的决定中有 70% 是错误的或者是低于标准的。这里有一个关于物理学家爱因斯坦的故事，当他在普林斯顿大学教授物理课的时候，一个学生提出，这次物理考试的题目与去年相同。此时，爱因斯坦说："问题是一样的，但是答案却不一样了。"

大部分主要的行动应当立刻就做出。换句话说，我们知道自己的业务中所存在的问题已经有一段时间了，但却没有关注它们并做出恰当的决定来创造出一个不同的结果。英特尔公司总裁安德鲁葛罗夫说过，行动应当在其被实现的一年前就着手进行。为了在下一个五年内振兴我们的业务，现在就应当做出行动决定。

我们目前所做的绝大部分工作并非必要，现在越来越清楚地显示口腔医疗通常有很大的选择性,而我们必须提供的就是美观的、功能性的和真正的自由选择。为了区别于其他的、选择性的消费形式,我们必须超越外部和传统的界限,完全进入推销的领域,使我们被社区民众所了解。

传统上即使两者有机会相互对视,但亦会避免同台演出。一个推销人员似乎与在技术上具备能力的口腔医师并且追求完美的人格正好相反。现在,随着现代口腔医疗服务的进步,当服务以及随之而来的微笑成为一个选择、一个机会时,市场拓展与口腔医疗服务就自然地结合在一起了。

我们所没有意识到的是我们时刻都在推销,即使我们没有组织专门的程序或宣传,这也是推销。无论我们现在做或是没做的都是给予社区中我们潜在患者的宣传。推销即是现在如何、希望将来如何,以及如何实现患者梦想的宣传。"不推销繁忙的信息"是一种宣传,患者会不断地、完全地接受它。不用做出选择,我们正在选择。

对于一个仍旧停留在要收费才服务的口腔医疗行业来说,今天的市场要求同时有外部及内部推销。因为口腔医疗的选择性很大,我们必须在寻求我们提供优良、持久服务的患者形成的市场中,找到一个合适的位置。

第四节　内部拓展

内部拓展是一种能从现有的患者以及他们的病史中,产生出适合转诊患者的熟练技巧。内部拓展是准时约诊,是记住患者的姓名、家庭和其兴趣。内部拓展是倾听的艺术。内部拓展是创造出一个相当优雅安静的环境,它体现出患者的选择的价值。诊所内部装饰、花木、整洁,都传递出拓展的讯息。读物和有美丽边框的图片亦是拓展的一部分。内部拓展是制订出一个能体现从容不迫的专业能力的时间表。内部拓展也是处理安排大量患者财务,并给予这些患者同等水准治疗的能力。

口腔医疗知识层次多,从博士到卫生员,每个人都有自己的思想,在现代社会的影响下,医务人员的思想呈开放性,如何使大家在业务工作上从被动接受责任制管理,到主动积极地为口腔诊所建设献力献策,这是口腔诊所内部拓展的一个重点工作。

每一位口腔医师都想不断吸引新的求诊患者,似乎只要将求诊患者吸引到自己的口腔诊所,其他问题就不用管了。然而求诊患者的质量远远比求诊患者的数量重要得多。如果我们拥有独特的经营管理方式,并在口腔诊所内营造一种使人受到良好关怀和照顾的温馨氛围,这将给新的求诊患者留下深刻的印象,而自愿成为我们终身的求诊患者。

例如:美国 Harris Dental 诊所觉得,在诊所管理方面的最大挑战就是始终如一地对待细节。他们提出"五星级服务"的口号就是从细节做起的,诊所为患者提供毯子、平面电视(带耳机)、枕头、热毛巾、立体声收音系统等,体现的就是无微不至的关护,就是诊所价值观的具体表现。

传统上,口腔医师认为他们一直用内部拓展来满足拓展要求。这里仍然是只需最少费用便可提供最多服务的领域。优秀的员工和内部宣传是留住在口腔诊所就诊过的患者的唯一方法。我们必须能够实现在外部拓展时所做出的承诺。

口腔诊所如何适应内外环境的变化,在竞争中立于不败之地是执业者不可回避的课题。靠什么取胜? 靠的是核心竞争力。核心竞争力是最基本的、能使口腔诊所保持长期稳定的竞争优势并获得稳定超额利润的竞争力。就口腔诊所而言,核心竞争力就是通过多种资源要素的最优整合,使口腔诊所具备独有的、比同类同级别其他口腔诊所更优质、更能得到患者认可的口腔医疗服务能力,并具有可持续发展潜能(图 1-1)。

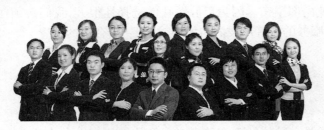

图 1-1　北京爱雅仕口腔诊所优秀团队内部拓展

例如,郑州市口腔医院在全院范围内开展"讲正气、树新风"构建和谐医院活动,以"弘扬新风正气、抵制歪风邪气"为主题,加强对职工进行全心全意为患者服务的宗旨的意识教育。定期召开党员干部民主生活会,认真总结学习工作情况。院领导亲自深入科室与职工谈心,与患者交流,并召开口腔六大科室工作研讨会,及时掌握职工群众的思想动态。

从始至终,作为一个口腔医师,能体现出在拓展时所承诺的优良服务是极其重要的。一定要通过口腔医学院校完整系统的学习而充分掌握现代口腔科学理论与技术,并努力成为一个"10 分"优秀的口腔医师。如果一个口腔医师的能力最多仅有"6 分"而去推销自己则是不道德的。

责任制管理则要求实行分工专科化。控制成本消耗,鼓励每个医生多看患者,看好患者,争取门诊收入能有一个质的飞跃。医院与口腔医师签订了目标责任制管理方案。其原则是:总体计划,任务责任到各核算小组,严抓医疗质量,协调发展,实行多劳多得,最大限度地调动科室工作人员的积极性、创造性,实行奖优罚劣,不断提高科室科学化管理水平,增强自我发展能力。口腔医师感觉到既有压力,又有动力,工作一旦有了目标,工作主观能动性就被完全发挥出来,主动积极地为患者服务。

客观上,内部推销必须先于外推营销。因为,如果口腔诊所的员工不满意,那么员工就很难让患者满意。患者的满意程度取决于口腔诊所提供服务的价值,口腔诊所提供服务的价值取决于员工对口腔诊所的忠诚度,忠诚度取决于员工的满意度,满意度取决于口腔诊为员工提供的价值,而口腔诊为员工提供的价值取决于内部管理、机制、体制等一系列深层次的问题。

第五节 外部拓展

外部患者是指由外部原因被吸引到口腔诊所的患者,而非现有患者。外部拓展计划,包括免费或使用折扣优惠券,其所吸引来的是想要最新的便宜货的"消费者"。然而这些患者不会愿意一直待在一个口腔诊所,因为会有其他的口腔诊所提供更廉价的服务。甚至一些外部拓展计划的严格施行也只是增加了访问口腔诊所的患者数量,而未以特定群体和区域为目标。

例如,郑州市口腔医院为提高医院的知名度和美誉度,树立医院在公众中的良好形象,医院实施"开放管理",主动接受多层次、全方位、全社会的监督,开展"患者选择医生"及患者评选诚信医务人员活动,把服务交给群众去评价,由导医护士、各楼层护士、住院部护士将宣传手册、评议卡发放给患者,并及时收回后逐项整改落实到位。将承诺服务更细化,在门诊大厅醒目位置悬挂,制作各种宣传标语和宣传板报,定时更换公示栏内容,接受社会监督,通过"树形象"教育,使医院的管理水平、医疗质量、医德医风、院容院貌等发生了很大的变化。

外部拓展对于口腔医师来说,就像恶梦中一条充满着巨石、洞穴,并且不知通向何处的一个社区。大多数口腔医师认为外部拓展即为口腔诊所贴上"给予优惠"、有打折的口腔医师等标签。在着手外部拓展以前,首先要强调一点:明确我们的开业目标,希望通过拓展获得什么? 在不同时间所采取的外在拓展,是非常有效且能创造我们所期望的结果。

折扣优惠券将吸引很多患者进入口腔诊所。他们来到口腔诊所只是看看优惠券提供了什么,而并不会留下来接受我们的服务,然后他们继续寻找更好的优惠券。大多数提供优惠券的口腔诊所开业将出现繁忙的结果,太繁忙以致真正的口腔诊断、治疗很少进行,就会逐渐因急诊牙科而出名,当患者期望更多、复杂、美容性质的治疗时,他们将到其他口腔诊所寻求帮助。这样的行为宣传告诉他们"我们太忙了,所以不做那些工作"。

避开优惠券而强调更高质量、更有效果的方案。寻找专业性市场拓展帮助,在印制好的宣传材料中贯穿一个主题（图1-2）。例如：有一个成功的口腔医师和推销员发展了这样一个主题，即"艺术性口腔医师形象"，并用一个古典雕塑形象来作为标志。这些材料印制在华丽的纸张上，显示着完美与选择的讯息。

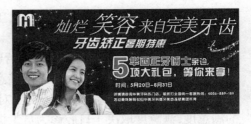

图1-2　成都华美牙科网站外部拓展项目

新拓展材料的发行计划是关键。调查显示：一个口腔医师的姓名并没有在他／她所在的社区内被广泛的认识。我们应建立一个行动计划，在口腔诊所周围一公里范围内，每半年对每一个居民进行个人的接触。市场调查可以清楚显示重复的花费。建立一个行动计划并坚持执行。6个月是允许的最短的时间，一年的计划则更好。

准备采取怎样的行动，准备传递怎样的信息？一种选择可能是精心的邀请，以号召全体员工参加增加微笑咨询（smile enhancement consultation）的问候。"我们非常愿意提供我们有关美容牙科的专业经验，以便使您能够看到一个美丽的笑容，这在您的生活是多么重要。让您了解牙齿美白、牙齿镶饰的最新技术，这一切均是免费和自愿的。"

给服务俱乐部、学校、企业、社区、协会及感兴趣的人群做一个20分钟有关现代口腔保健的演讲。强调一个美丽笑容的益处，而不是强调"先进的牙科技术"，这样将激励人们选择治疗的热情，并提高选择治疗的价值。

与其他正在寻找同样推销位置的专业人士合作，他们可能是矫形外科医生、美容学家、疗养院、健康俱乐部及头发造型店。举办消息之夜活动并同享宣传材料将增加机会。

广播、电视及印刷广告都是使我们口腔诊所开业与众不同并有良好效果的方法。因为这些方法太公众化，就必须寻求专业性的建议。专业的推销员及电台可以给我们提供建议。不能提供一个非专业的效果。一个专业人士应明确知道广告所在杂志的大小、广告词、目标市场、重复性，以产生最大的效应。通过小心选择目标市场、每天的播出时间、电台栏目（古典音乐、摇滚音乐等）、广告词、重复次数等，在一个城市地区通过出租车收音机推销将是一个有效的方式。

试一个专业设计的广告，坚持一年，然后衡量它的结果。然而如果每一个人都利用巨大、彩色的广告参与竞争，那么这时候就应该放弃这一媒体，而将钱花费在有更大影响的其他的拓展方法上。电话登记应该成为常规，6个月后开始评价结果。

口腔诊所不能没有一个网页，通过它与人们交流，只有潜在的患者愿意通过互联网络回应并与一些口腔诊所建立联系。如果处在一个高技术区或者打算迎合这样一些人的口味,网页是必需的。如果使用了有版权的材料,必须确保获得了认可并对此付费。如果使用自己的照片,必须采用无记号的形式。

　　有数种不同的电视广告方式可以起到作用。如果仅做单个口腔医师咨询,最经济的方式是通过有线电视网。一些专业人士能在有线电视网上制造个人的商业信息片。他们能够帮助我们,回答有关播出时间、重复次数、广告词及目标市场的问题。如果口腔诊所处在市中心,我们的患者什么时间看电视?他们会在工作或居住区附近看口腔医师吗?谁在工作时看电视?我们的工作便是找到一个在这些领域有专长的专业推销员。在主要电视网上做广告已经进入了口腔医疗市场,并且确实取得了结果;然而,因为需要较高的花费,对一个口腔医师来讲就不适合了。

　　对于一个想进入市场前 10%的私人口腔诊所开业者来讲,市场拓展是必需的。确定市场拓展的位置和目的是一个开始,与专业人士一起工作是基本方法。市场拓展计划应该是多面的,因为单一的方法是不够的。一个计划和预算仅是市场拓展的开始,正如一个伟大的推销者所说"坐言起行"。

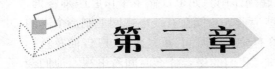

第 二 章

口腔医疗市场调查

古人云："知己知彼，百战不殆。"不知道将会面临的是一个怎样的市场，必将无法在一个竞争激烈的环境中生存。一个开业者要鼓捣出真正受市场欢迎的口腔诊所，根本点是对消费者的了解。口腔医疗市场调查是指为了研究拟定口腔诊所开业口岸口腔医疗服务市场的供求状况及其变化趋势，运用科学的方法，收集、记录、整理和分析与此有关的资料的手段。口腔医疗市场调查，其目的是为了把握未来口腔医疗服务市场的容量、价格等因素，从而帮助建立口腔诊所选择最佳的开业口岸和经营策略。口腔医疗市场调查是一种了解口腔医疗市场特征、掌握口腔医疗市场变化趋势的手段，是一种科学的态度，而不是凭经验和主观臆测。在开设新的口腔诊所前，要有一个完整的口腔医疗服务市场调查。一旦找到开业的可能口岸，就要对该社区的条件进行调查。

第一节　医疗市场调查原则

市场调查（marketing research）分析市场情况，了解市场的现状及其发展趋势，为市场预测和营销决策提供客观的、正确的资料。活动通过设计、调查、整理和分析资料，为口腔诊所开业和经营决策提供正确的依据。它必须遵循以下原则：

一、准确性原则

即调查资料必须准确、真实地反映医疗市场的客观实际。

二、时效性原则

进行医疗市场调查要充分利用有限的时间,尽可能在较短的时间里搜集最多的所需资料和信息,避免调查工作的拖延。

三、全面性原则

要依据医疗市场调查目的,全面系统地收集有关信息资料。

四、经济性原则

要选择适当的调查方法,争取用较少的耗费获取更多、效果更好的资料。比如有些市场调查可以通过走访个人形式,有些则需要群体问卷调查。

市场调查包括市场环境调查、市场状况调查、销售可能性调查,还可对消费者及消费需求、企业产品、产品价格、影响销售的社会和自然因素、销售渠道等开展调查。医疗市场调查是一个复杂而细致的工作过程,在市场调查中建立一套系统科学的程序,使市场调查工作顺利进行,提高工作效率和质量的保证。一般说来,正式的医疗市场调查大体可以分为三个阶段(图 2-1)。

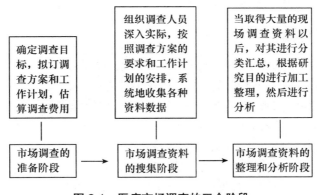

图 2-1 医疗市场调查的三个阶段

第二节 医疗市场调查内容

在开设新的口腔诊所前,要有一个完整的口腔医疗市场调查。一旦找到开业的可能口岸,就要对该口岸的条件进行调查。对于新开业口腔诊所来说,可以选择的地理位置是很有限的。在选择一个地点之前,必须了解这个地点的优势和劣势。这个地点的优势是否符合我们的开业理念。更要注意的是,我们必须明确地判断此口岸是不是适合开口腔诊所。

凡是直接或间接影响口腔医疗服务市场的信息资料,都是医疗市场调查的内容。这些内容可大致概括为两大类:口岸居住人口的调查和口岸同行情况的调查,更进一步地,则必须调查这个地方将来的发展情况,这些都是开口腔诊所之前我们不容忽视的问题。

一、目标人口

目标人口是市场需求的关键。口腔诊所开设最核心的方面就是目标人口的多少。首先对诊疗圈内的面积和目标人口数量,人口密度、家庭构成及状况等应了解清楚。大都市的办公区域地段中,口腔诊所周围 200~300m 范围内白天的人口数应在 4000~5000 人以上。住宅小区内,周围 15~20 分钟行程范围内,应有 800~1000 户人家为好。附近居民小区的房价、入住率等情况,特别是对白天、夜晚的人口变动情况进行调查,如办公区域的白天和夜晚的人口数量就会有较大的变化,因此,单纯以周边人口对口腔医师数的比例来判断开业地是否合适是危险的。如人口变化动态,可以参考当地政府的有关人口统计资料,是人口增加的区域还是人口减少的区域,还是不久人口就要急剧增加的区域都应详细了解。一般来说,一个小型口腔诊所邻近的常住人口以一万人以上比较适宜。

二、人口质量

人口质量和市场需求密切相关。拟定开业口岸的人口质量,周边社区的人员构成对口腔诊所的经营非常重要。居民的职业、年龄、文化、工作职位以及居民存款的多少都应调查,因为如果人口存款多,手上的剩余资金就多,就表现为购买力强,这将对口腔诊所的经营有较大的影响。同时也应注意到如果新建小区中年轻夫妇要多些,这些夫妇可能本身贷款购房,经济负担较重,相应地就不太愿意来就诊,用在口腔医疗上的费用可能就不会太多。包括人口口腔医疗需求量调查、人口收入调查、消费结构调查、人口行为调查等。

三、公共设施

公共设施是重要的市场环境。必须善于观察,该口岸显示的各种公共设施,也可以直观地提供口岸条件,诸如商店增长的数目、重新装修的商店数目等,都可以反映此地有逐渐发展的迹象,有利于开设口腔诊所。反之,则表明该口岸处于衰退或停滞状况,不宜再设新的口腔诊所。市政府、邮电所、派出所等公共设施,幼儿园、学校等教育设施,银行、商店等服务设施相距是否较远,办事是否困难等都应加以确认。地段周边有无噪音、恶臭、煤烟、空气污染及其他危险设施等也应进行调查。除了自己亲自前往口岸调查外,还可以向周围居民打听和了解情况。例如：能源的供给也是一个十分重要的问题，若供电不足，必须具备发电装置，以应付临时停电。水质的好坏对设备的功能及使用寿命有一定影响，水质差者必须安装过滤装置，以净化水源。地层结构条件也与诊断治疗室的建筑和上、下水道，以及电线和气源的铺设有关。

四、交通条件

交通条件是重要公共设施。这个地点交通流量大吗？这个位置醒目吗？路过的人能很容易注意到吗？或者是个交通的枢纽吗？这些都是必须考虑的问题。口腔诊所应尽量选择在交通方便的地方开业。应对可利用的交通工具的状况、所需时间、所需费用等进行调查。另外，还应对相邻道路的状况、交通量及将来道路可能的变化情况等进行调查。其次，对主要公共汽车站到口腔诊所的距离和时间进行调查，并在地图上加以标注，以确定开业口岸周围交通状况是否方便。对患者的了解包括他们的居住地和工作场所的分布，与口腔诊所之间的交通方便条件。例如：要尽量接近公共交通工具的上下站，或地下铁路的出入口。附近要是有小型汽车的停车场，患者会感到更方便。

五、医疗保障

医疗保障是重要的市场环境。最后，要了解他们的口腔健康卫生意识，他们的医疗卫生保险福利等等。除此以外，与患者有关的一些间接因素也应该尽量了解清楚，如承保的保险公司、诊治全身性疾病的医疗机构、对口腔诊所的了解的来源等等。还应充分调查口腔诊所周围的社区卫生服务中心、综合医院等医疗设施等，口腔诊所就诊患者一旦出现紧急情况也方便就近及时救助。调查一般医疗诊所的数量是因为它可以从侧面反映该区域居民的消费水准。

六、同行情况

同行情况是市场供给和市场竞争的关键。现在有多少牙医已经在这个地区开业？其中有多少专科牙医？（现在中国还很少有专科牙医单独开业的情况，但在美国和欧洲很普遍，如正畸诊所、种植诊所）。同行的竞争，往往会造成一些不必要的支出和麻烦，口腔诊所附近的竞争对象会直接影响口腔诊所的营业收入。因此，开业前应对拟定口岸周围同行的实际情况进行调查。竞争对手在地理位置上的远近可以通过周密的调查研究予以克服。

这种调查有时比较困难，但是如果得到了这些资料，就可以为自己的开业计划提供非常重要的参考。进行相邻口腔诊所的实际经营状况的调查，内容包括该区域口腔诊所或医院口腔科的数量、治疗椅数、设备状况、收费标准、医师人数、每天的诊疗时间、患者数量及患者的年龄、装潢格调，甚至开业时间等。也包括口腔医师数量、学历、年龄和性别构成的调查,同时,对行将开业的其他口腔诊所情况也应调查清楚。可以在地图上标出相邻口腔诊所或医院口腔科的位置关系。还应调查口腔诊疗圈内的牙科技工所的数量及一般医疗诊所的数量。

但他们的战略发展规划则是口腔诊所无法控制的,如果我们与竞争对象的战略发展规划是互补性质的,对口腔诊所的影响将主要是正面的,但如果竞争对象的战略发展规划(主要是指服务的内容和患者的结构)是相似甚至相同的,对口腔诊所的影响就非常不利了。在市场经济中,只有通过竞争才能够不断创新,不断改进我们的工作,造福于广大公众。口腔诊所之间的竞争应该扬长避短,不应该在同样的服务定位、同样的患者群、同样的服务项目上进行恶性竞争。相反,如果能够与竞争对手携手,互补互助,则将繁荣整个口腔医疗市场,最终有利于广大患者。

七、自己特色

任何一个口腔诊所都有自己的特色,一方面要充分发挥自己的特色,另一方面要避开竞争对手的强项,还要强化竞争对手的薄弱环节。因此,对自己诊所的状况也要有比较准确的分析。一般来说,现在开设口腔诊所的医师往往在业务上有比较明显的倾向性。有的医师在口腔修复方面积累了丰富的经验,有的医师擅长于口腔内科治疗(充填和根管治疗)。再者,每个医师都会有自己的偏好,有的医师喜欢牙齿美容,有的医师对冠桥的钻研比较有心得。

八、社会关系

评估自己平时所接触的朋友和亲戚等社会关系的经济情况、消费水平,将来口腔诊所开业以后的第一批患者主要是通过他们的介绍。建立良好的社会关系,无异于为口腔诊所的发展增添助力,最终营造"众星捧月"的宽松、和谐环境,形成对口腔诊所品牌的良好口碑。

从上面这些调查资料,我们可以基本掌握该口岸的口腔医疗市场的供求关系,从而正确地作出是否选择该口岸建立口腔诊所的判断。总的来说,人口众多、交通便利、设施齐全、人口质量高的地区就可能是开口腔诊所的好口岸。但是,这些条件必须建立在一项大前提上,就是这个口岸是处于商业和人气的成长阶段。如果选择的口岸处于商业停滞或商业衰退阶段,口腔医疗业务将大受影响。

【案例】 **家庭成员口腔卫生服务需求调查表**

[来源:李刚.口腔卫生服务现况评价与口腔卫生人力预测研究.四川大学博士毕业论文,2004]

一、一般情况

1.被调查家庭成员姓名_____ 年龄_____ 性别:①=男、②=女

2. 与户主关系:①＝户主;②＝配偶;③＝子女;④＝孙子女;⑤＝父母;⑥＝祖父母;⑦＝兄弟姐妹;⑧＝其他

3. 文化程度(受教育时间)(15岁及以上):①＝0年(不识字或识字少);②＝1~6年(小学);③＝7~9年(初中);④＝10~12年(高中或中专);⑤＝13~14年(大专);⑥＝15~16年(大学);⑦＝17~19年(研究生)

4. 2002年平均每月经济收入大约:①＝月<500元;②＝月<1000元;③＝月<2000元;④＝月<4000元;⑤＝月<8000元;⑥＝月<10 000元;⑦＝月<20 000元;⑧＝月>20 000元

5. 职业:①＝工人;②＝农民;③＝临时工;④＝教师;⑤＝学生;⑥＝经商;⑦＝公司职员;⑧＝公务员;⑨＝离退休人员;⑩＝科研人员;⑪＝外出打工;⑫＝其他(注明＿＿＿＿)

二、口腔医疗保健情况

1. 在2002年内,你是否曾经到口腔医疗机构就诊过:①＝有;②无

2. 最近一次口腔科就诊花费时间:总花费时间:①＝＿＿＿分钟;②＝＿＿小时;③＝从没看过牙

3. 你在近2年内口腔保健的情况(多选):
①＝定期检查;②＝窝沟封闭;③＝使用氟化物;④＝洁治;⑤＝不清楚;⑥＝从没保健

4. 你在近2年内口腔医疗的情况(多选):①＝拔牙;②＝根管治疗;③＝牙齿充填;④＝固定桥;⑤＝局部活动义齿;⑥＝全口活动义齿;⑦＝正畸;⑧＝从没看过牙;⑨＝其他(注明＿＿＿＿)

5. 最近一次就诊口腔科的主要原因是(单选):①＝补牙;②＝拔牙;③＝牙痛;④＝镶牙;⑤＝牙龈出血;⑥＝洁治;⑦＝智齿问题;⑧＝定期口腔检查;⑨＝修义齿;⑩＝牙外伤;⑪＝牙齿美容;⑫＝正畸;⑬＝黏膜病;⑭＝其他(注明＿＿＿＿);⑮＝没就诊

6. 你的医疗费用支付方式:①＝自费;②＝部分(1/2半费)自费;③＝医疗保险;④＝单位报销(公费医疗);⑤＝合作医疗;⑥＝劳保医疗;⑦＝其他(注明＿＿＿＿)

7. 最近一次就诊口腔科距现在多长时间(单选):①＝<1年;②＝1~2年;③＝3~5年;④＝6~10年;⑤＝>10年;⑥＝从没看过牙

8. 发现牙龈出血时采取的措施:①＝未发现牙龈出血;②＝停止刷牙;③＝刷出血处;④＝增加漱口;⑤＝求医治疗;⑥＝没有关系;⑦＝其他(注明＿＿＿＿)

9. 你现在每日刷牙次数:①＝不刷牙;②＝偶然刷牙(每周1~2次);③＝每日刷牙1次;④＝每日刷牙2次

三、口腔医疗需要自我评估

1. 自己对自我口腔疾病判断:①＝健康无病;②＝轻度疾病;③＝重度疾病;④＝自己不清楚

2. 自己知道牙龈出血情况:①＝经常出血;②＝偶然出血;③＝过去出血;④＝不出血;⑤＝不清楚

3. 自我口腔医疗需要评估:①＝需充填;②＝需拔除;③＝需修复;④＝不需要

4. 你是否定期口腔健康检查:①＝定期检查;②＝不一定;③＝不检查

四、口腔保健知识和观念情况

1. 每天清洁牙齿是必不可少的:①＝不知道;②＝正确;③＝不正确

2. 刷牙出血是正常现象:①＝不知道;②＝正确;③＝不正确

3. 每年做一次口腔检查十分必要：① = 不知道；② = 正确；③ = 不正确
4. 刷牙与使用牙线可预防牙龈炎：① = 不知道；② = 正确；③ = 不正确
5. 菌斑是引起牙周病的主要原因：① = 不知道；② = 正确；③ = 不正确
6. 牙周疾病不会造成牙齿脱落：① = 不知道；② = 正确；③ = 不正确
7. 龋齿可自愈勿需治疗：① = 不知道；② = 正确；③ = 不正确
8. 氟防龋效果尚不肯定：① = 不知道；② = 正确；③ = 不正确
9. 窝沟封闭可预防青少年恒牙龋：① = 不知道；② = 正确；③ = 不正确
10. 刷牙出血说明已患牙龈炎：① = 不知道；② = 正确；③ = 不正确
11. 吃糖与甜食多易患龋齿：① = 不知道；② = 正确；③ = 不正确
12. 就像生老病死一样，人老掉牙是必然的：① = 不知道；② = 正确；③ = 不正确
13. 牙好坏是天生的，与自我保护关系不大：① = 不知道；② = 正确；③ = 不正确
14. 漱口是保持口腔清洁最有效的方法：① = 不知道；② = 正确；③ = 不正确
15. 中国爱牙日是哪一天：① = 4 月 7 日；② = 6 月 1 日；③ = 9 月 20 日；④ = 12 月 1 日
16. 你认为口腔疾病对全身健康的影响：① = 不知道；② = 无影响；③ = 有影响；④ = 有
很大影响

第三节　医疗市场调查方法

　　一般情况下，口腔诊所的口岸调查可以按三个阶段进行：第一阶段，收集该口岸的相关资料——人口、交通、经济状况等数据；第二阶段，则分析同行业的诊所数目，它们是否经营得法，若我们开业，它们的竞争劣势何在；在第三阶段，将着手设计自己的口腔诊所的经营方针和经营目标，并拟出开店的基本计划。如果计划"购买现有口腔诊所"，当决定购买口腔诊所时，意味着也同时将继承了原来口腔诊所的 3ps（practice，patients，and problems）。所以，也需要对购买口腔诊所的现有口腔医疗服务市场情况做详细的调查工作（图 2-2）。

　　市场调查的方法主要有观察法、实验法、访问法和问卷法。

一、观察法

　　观察法是社会调查和市场调查研究的最基本的方法。它是由调查人员根据调查研究的对象，利用眼睛、耳朵等感官以直接观察的方式对其进行考察并搜集资料。例如，市场调查人员到被访问的口腔诊所去观察口腔医疗的品牌及环境情况。

二、实验法

　　由调查人员跟进调查的要求，用实验的方式，对调查的对象控制在特定的环境条件下，对其进行观察以获得相应的信息。控制对象可以是技术的价

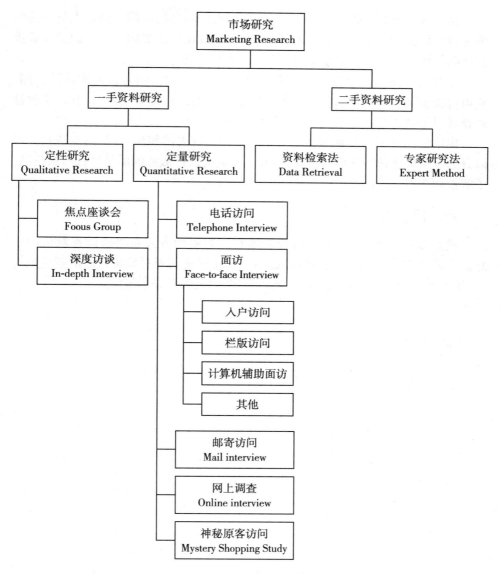

图 2-2　医疗市场调查的方法

格、人力的品质、服务的方式等,在可控制的条件下观察市场现象,揭示在自然条件下不易发生的市场规律,这种方法主要用于市场销售实验和消费者使用实验。

三、访问法

可以分为结构式访问、无结构式访问和集体访问。

结构式访问是实现设计好的、有一定结构的问卷的访问。调查人员要按照事先设计好的调查表或访问提纲进行访问,要以相同的提问方式和记录方式进行访问。提问的语气和态度也要尽可能地保持一致。

无结构式访问的没有统一问卷,由调查人员与被访问者自由交谈的访问。它可以根据调查的内容,进行广泛的交流。如:对医疗的作用进行交谈,了解被调查者对价格的看法。

集体访问是通过集体座谈的方式听取被访问者的想法,收集信息资料。可以分为专家集体访问和消费者集体访问。如:对医疗服务的质量进行征求意见,了解被调查者对医疗服务的看法。

四、问卷法

通过设计调查问卷,让被调查者填写调查表的方式获得所调查对象的信息。在调查中将调查的资料设计成问卷后,让接受调查对象将自己的意见或答案,填入问卷中。在一般进行的实地调查中,以问答卷采用最广。

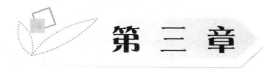

第三章

口腔医疗市场分析

口腔医疗服务市场分析涉及的内容十分广泛,市场对口腔医疗服务的需求,是口腔诊所开业者在决策中必须掌握的第一手资料。如:市场需要何种服务?需求量为多少?需求的项目、规格、档次、价格如何?这些信息集中地通过现实需求、消费动机、潜在需求三个方面表现出来。口腔医疗健康是极具发展潜力的朝阳产业。国家产业政策、医改政策利好是推动口腔医疗服务产业发展的首要因素。随着医保水平和覆盖面的提高、新农合等一系列有利政策的出台,中国口腔医疗服务产业发展速度非常惊人。

口腔诊所定位是市场拓展的最有价值的活动,而市场调查是定位的基础,简单的广告和低价竞争不是市场营销的实质。如果要成为一个成功的口腔诊所,必须要通过对口腔医疗市场的分析,寻找自己生存与发展的方向,制订有效的正确的市场拓展策略。因此,在市场经济环境下,市场拓展是口腔诊所的一项重要职能,市场拓展策略是口腔诊所管理的一项重要内容。有效的市场拓展策略就是在现实的市场条件下,如何规划口腔诊所的市场拓展活动。

第一节 市场需求和消费动机

中国正在从一个低成本、低产业链的西方产品组装者及出口依赖国家,演变为一个产品和服务消费者,口腔医疗产业将从大幅增长的中国消费能力中受益。中国口腔医疗市场正在经历快速的上升期,随着我国消费能力及意识的提升,我国口腔医疗市场正在经历快速的发展阶段。

一、现实需求

影响现实口腔医疗服务需求的因素有:①服务半径内的地域人口数量,人口数量多,则市场规模大,消费需求量也大;②人口构成,指地域人口的性别、年龄、职业、文化程度等构成状况,不同状况的人口结构对医疗服务的需求存在差异;③地区群众收入水平和消费结构,甚至地域交通条件也会影响口腔医疗服务需要。

二、消费动机

目前,口腔医疗服务消费早已突破了"有病求医"的观念。我国社会正从温饱型步入小康型,社会消费结构也不再是平均化的单一型格局。这种变化反映在口腔医疗消费动机上,则表现出多层次、多样化的特点。近年来,口腔护理用品市场的一再升温,牙齿美白特需服务的应运而生,无不证明口腔医疗消费动机的变化。

三、潜在需求

研究市场潜在需求是为了提高潜在需求变为现实需求的可能性,以及这种可能性实现的程度和时限。近年来,我国人民的生活水平逐年提高,社会的消费结构正在发生变化。这一变化肯定会涉及口腔医疗服务领域,正在悄然走俏的美容牙科服务就是一个明证。可以相信,口腔医疗服务的潜在需求还将不断地增长。因此,对潜在需求的研究具有非常积极的开发价值。

【调查报告】 *我国家庭成员口腔医疗需要调查*

[来源:李刚.我国家庭人口口腔医疗需要调查报告.广东牙病防治杂志,2008,16(增刊):626-627]

根据我国不同地区经济(人均 GDP)发展水平分层,采用分层抽样方法,抽取我国 6 个不同经济发展水平的县/区为调查样本地区,完成调查 6 个样本县/区共 587 户 1558 人。调查结果表明共有 899 人需要按期口腔医疗,有 415 人需要及早口腔医疗,有 24 人需要紧急口腔医疗,有 551 人不需要任何口腔医疗(表 3-1)。

表 3-1 我国不同类型地区家庭成员口腔医疗需要情况(%)(2003 年)

口腔医疗需要情况分类	不同地区人数			合计 n=1558
	发达 n=501	中等 n=494	发展 n=563	
第一类 不需要口腔医疗的人员	42.51	39.47	25.40	35.37
第二类 需要按期口腔医疗的人员	49.70	52.83	69.09	57.70
①中度的牙结石	26.75	32.79	37.66	32.61

续表

口腔医疗需要情况分类	不同地区人数			合计 n=1558
	发达 n=501	中等 n=494	发展 n=563	
②浅龋不发展	10.98	12.55	20.60	14.96
③牙周疾病一小范围的,也不发展	3.99	7.29	12.61	8.15
④需要正畸	3.99	8.91	12.08	8.47
⑤需要预防性治疗的口腔情况	4.99	5.26	11.55	7.45
⑥需要口腔修复的人员	14.77	11.13	20.25	15.60
第三类 需要及早口腔医疗的人员	22.36	21.86	34.64	26.64
①重度龋齿	11.98	12.75	22.74	16.11
②重度牙周疾病	0.80	3.24	7.99	4.17
③慢性牙髓病或尖周疾病	3.99	3.24	7.99	5.20
④严重的牙结石	0.20	3.24	7.82	3.92
⑤慢性口腔感染	0.00	1.01	0.71	0.58
⑥需要拔除一个或几个牙齿	8.58	6.88	17.05	11.10
第四类 需要紧急口腔医疗的人员	0.80	2.83	1.07	1.54

注:第四类需要紧急后送口腔医疗的人员为患有包括口腔颌面损伤、急性牙髓病或尖周疾病、急性口腔感染、急性冠周炎等疾病的人员。

调查结果说明我国家庭成员的口腔医疗需要十分普遍,医疗任务也十分的艰巨,口腔疾病的特点是小病多、大病少、重病少,容易被人们忽视。但随着我国卫生勤务的发展、医疗保健水平的提高,我国家庭成员的大病和重病已被控制,绝大多数为小病、轻病的口腔疾病必然将成为影响我国家庭成员健康的主要因素。必须逐步加强与改善我国的口腔卫生服务、满足家庭成员的口腔医疗保健需求。

【分析方法】 服务与顾客结合

服务与顾客结合(service-customer mainx,SCM)是指将服务提供者和顾客的信息综合起来,进行认真而客观的分析。通过 SCM 这样的综合分析,能够比较清楚地了解不同患者的需求,并知道如何针对这些患者提供不同的服务。对口腔诊所的服务和患者的需求有了比较清楚的了解以后,应对这些因素进行综合分析,有了这样的综合分析,口腔诊所就能够知道自己所提供的服务是否符合患者的需求,而且还能够提供有关口腔诊所的收入预期状况和发展方向的信息。如果口腔诊所的患者以学龄儿童为主,诊所就应该将服务的重点放在龋病的预防和早期治疗方面,放在正畸治疗方面,而且应该学习儿童的心理特征,对口腔诊所的服务内容和服务方式作出相应的调整。

SCM 也充分体现了每一项服务中服务提供者与顾客的关系的重要性。这样的综合分析不但对具体的服务活动是重要的,而且对口腔诊所战略规划的制订也是非常重要的。口腔诊所的战略规划包括的内容有:口腔诊所的服务类型、盈利可能性和诊所的发展方向。

除了要了解自己的 SCM 外,还应该了解竞争对手的 SCM。在市场经济中,只有通过竞争才能够不断创新,不断改进我们的工作,造福于广大公众。我们在讲竞争的时候,容易过分强调"争"的一面,而忽略了"竞"的一面,实际上这两个方面是缺一不可的,而且在"争"的过程中也不是要把对手置于死地。口腔诊所之间的竞争应该扬长避短,不应该在同样的服务定位、同样的患者群、同样的服务项目上进行恶性竞争。相反,如果能够与竞争对手携手协作,互补互助,则将繁荣整个口腔卫生市场,最终有利于广大患者。

每当一个新技术新材料推向市场的时候,往往会引起一定程度的轰动效应,这也是生产厂家和销售商所追求的。口腔诊所是否要采用和何时采用这种技术和材料的决定,则应该建立在充分了解自己的 SCM 和竞争对手的 SCM 的基础之上。

四、目标人群

广义上将所有有口腔健康需要的人都定义为口腔医疗服务的目标人群。但由于我国口腔保健意识相对淡薄,很多人都是牙齿出问题后才会去口腔诊所就诊。针对当前的市场实际情况,把主体人群按照年龄结构段划分为五类:

1. 儿童 3~9 岁

完整健康的乳牙列能够发挥正常的咀嚼功能,可保障恒牙和颌面部骨骼的正常生长发育,有利于孩子准确发音,引导恒牙正常萌出,使儿童获得健康并使用终生的恒牙。随着儿童成长,则应注意萌出的乳牙保健,特别注意预防龋病,作好口腔清洁指导,乳牙列完成以后,应强调预防龋病,维护乳牙列完整;学龄前后期恒牙开始萌出,乳牙患龋率增高,此时应对儿童定期检查,有龋病早期治疗。预防口腔疾病是一个长期、持续的过程。学龄前儿童手的技能不够健全,父母的照料、监督起主要作用,学龄儿童自我保健意识和责任感逐渐增强,但也需要父母的教育、帮助和监督。

2. 青少年 10~16 岁

成牙的整齐与否,是家长普遍关心的问题,这个人群主要推广正畸。这部分人群去口腔诊所就诊的主导权,在于家长的认识,普遍家长认为孩子牙齿畸形,会影响孩子的心理发育,会让孩子产生自卑,影响学习和同学之间的正常交往,同时也会对将来的工作、异性交往产生不利因素。同时也明确了一点,宣传推广是给家长看的,只有让家长觉得我们确实是为了孩子的成长而努力,才会争取到前来口腔诊所就诊的份额。口腔诊所组织去中小学口腔健康科普讲座,学生没有家长陪同,绝对的白费,除非把这次活动当成纯粹的社会公益事业来做。

3. 中青年 20~28 岁

这部分人群希望有洁白、整齐、健康的牙齿,希望有清新的口气;这个人群主要推广牙齿冷光美白、牙齿美容、牙齿保养。20~30 岁这部分人群接受新鲜事物的能力强,并且愿意尝试,追求生活的快乐。如果宣传推广中,渗透洁白、整齐、健康的牙齿,会让工作、爱情、生活更加充满乐趣。他们非常乐意通过医疗手段来改善牙齿的现状。

4. 中年 30~45 岁

家庭与事业双丰收的年龄段,面对各种应酬、交涉、谈判、沟通等等,深知道谈笑风生、言谈举止中牙齿的重要性。如果把这部分人群争取为口腔诊所的忠实顾客,直接创造三代人市场空间。作为父母,他们会关注子女牙齿的健康状况;作为子女,他们会关心老人的牙齿健康状况。

5. 老年 55 岁以上

牙齿开始松动,个别人就开始脱落。这部分人群主要推广全瓷牙、种植牙,也可以根据不同经济结构、年龄结构,根据情况推广其他义齿。这部分人群大部分经历了中国经济最困难的时期,节俭、朴实是这代人最大的共性。其中不乏改革开放后,努力致富的群体,但由于传统观念和价值的影响,自身对牙齿材料选择上没什么太大要求。例如:最近市场上出现一种专门为义齿清洗的商品,可见市场上的活动性义齿占有很大的空间。如果他们是子女陪同就诊,恰好子女经济能力相对优越的话,就很容易推广全瓷牙和种植牙。所以要在这部分人群推广上有所成就,就必须灌输一个"孝"字。中国人习惯问老人,最近饮食怎么样? 老人吃好身体才会好,这就是老年保健用品市场热销的原因。不要认为谁消费,谁就会去购买。例如:在保健用品市场中,老人是保健用品主要的消费人群,而购买保健用品的主流人群却是 30~45 岁的中年群体,目的就是为了孝敬老人。例如:山西红十字口腔医院宣传主题以"要想老人吃得好,健康牙齿不能少"为理念。塑造带老人去看牙医,也是孝敬老人重要体现,从而形成良好的社会风气。

第二节 口腔医疗服务影响因素

影响因素是指口腔医疗服务所处的外部条件或所面临的周围环境的总称。口腔医疗服务环境的影响因素可分为直接影响因素和间接影响因素两大类:

一、直接环境影响因素

口腔医疗服务的直接环境影响因素包括:口腔医疗市场需求因素、口腔医疗服务竞争因素和口腔医疗设备资源因素三个方面:

(一)口腔医疗市场需求因素

口腔医疗市场需求因素对口腔诊所经营情况的影响越来越大,也日益受到人们的重视,尤其随着医疗保障制度的改革,口腔医疗市场情况和口腔医疗市场需求对口腔诊所经营影响重大,并将会上升为口腔诊所受环境因素影响的最重要的内容。

口腔医疗市场将最终成为决定口腔诊所生存发展的最重要环境因素。从2003年开始,我国进入人均收入1千美元的阶段,消费升级已势成必然。随着我国中等收入阶层的崛起,中国消费率将不断上升,从2002年的58%上升到2010年的65%,2020年达到71%,接近发达国家水平。当前随着城镇居民生活水平总体上实现从温饱到小康的跨越,居民消费热点已逐步转向住房、教育、旅游、电子、信息产品、医疗保健服务和轿车方面。社会的消费结构将会向发展型、享受型升级,不仅汽车、电脑、高档电器进入家庭,人们对于保健的重视以及对美的追求也推动着口腔医疗市场的快速发展。

未来10~20年将是我国产业结构升级换代的大发展阶段,而教育、医疗、旅游、电信、信息和家庭娱乐商品的更新换代产品都将成为消费支出中增速较快的项目,与口腔保健相关的医疗市场,正面临前所未有的市场机遇。

(二)口腔医疗服务竞争因素

口腔医疗服务竞争因素是指来自其他口腔诊所的竞争和挑战,新建或扩建的其他口腔诊所的技术水平、人员数量和素质、新的服务项目的开展、资金实力的加强等,都具有竞争影响。目前口腔医疗服务的竞争对手可分为国有综合性大医院、境内民营医院或个体诊所和外资投资机构。

目前在我国的许多地区,口腔医疗的服务模式仍然沿用50年代逐步建立起来的口腔医疗服务模式,即主要通过综合医院来提供口腔医疗服务的模式,不但成本高而且不能满足人民群众的需求。尤其是近年来,随着人民生活水平的提高,人们对口腔卫生特别是牙齿的医疗保健重视得到加强,在我国城市口腔医院和医院口腔科接受服务的人数不断上升,口腔医疗服务供不应求,但不少患者因不大的牙齿疾患,却往往需要数次前往医院,十分不方便。另一方面,口腔医疗服务模式提供的仅仅是口腔临床治疗,而没有包含口腔卫生保健及口腔健康教育、健康促进等公共卫生方面的内容,无法体现全方位的口腔卫生服务。因此,我国现行口腔医疗的服务模式已不适应时代的要求,探索适合我国国情的新的口腔医疗的服务模式已势在必行。

从私营口腔诊所角度看,口腔医疗市场迅猛发展,个体、私营、外资等同类诊所、医院不断涌现,特别是一些私人诊所,其投资成本只有几十万元,在经营方式的灵活性和区域便利优势方面都有优势。

(三)口腔医疗器械设备资源因素

口腔诊所经营活动过程实际上也是利用各种资源的过程,通过物化劳动和活劳动将其转化为产品(即诊疗护理服务),在这个过程中,口腔医疗器械设备资源的供应,新的先进仪器设备的诞生和供应,都对口腔诊所经营产生重要作用。

长期以来,我国口腔医疗体系整体器械设备水平落后,市场空间有限,再加上国家财政对口腔医疗的投入长期不足,使我国口腔医疗设备生产和装备水平与发达国家有较大的差距。尽管近年来我国口腔医疗设备和材料得到不断发展,但根据中国医疗器械行业研究小组于2006年撰写的《2006中国医疗器械市场调查与投资咨询研究报告》,目前中国医疗机构的整体医疗装备水平还很低,全国17.5万家医疗卫生机构现在的医疗仪器和设备中,有15%左右还是20世纪70年代前后的产品,有60%是20世纪80年代中期以前的产品。由于整体装备水平仍然相对较为落后,直接进口国外产品将导致口腔医疗成本较高,而国内的很多口腔医疗器械设备又无法在技术上满足人们的需求,这两方面都会制约人们对口腔医疗的需求。

二、间接环境影响因素

口腔医疗服务的间接环境影响因素包括:卫生政策因素、社会文化因素、专业技术因素、经济体制因素、专业教育因素等五个方面。

(一)卫生政策因素

任何一个国家,卫生体制的改变和卫生服务部门的组织形式,都受到卫生政策因素的影响。任何政府意识形态的改变都将直接影响到卫生政策的变化。例如:美国是发达市场经济国家中唯一没有实行全民健康保险的国家。共和党执政采取以私立保险为主的个人筹资机制,服务提供采取私立制,卫生服务价格靠市场调节,在经营与管理上政府很少参与。但民主党执政后,强调政府的干预,建立了老年人医疗照顾和穷人医疗救助计划。政府控制卫生服务价格,推行有管理型医疗保健,以增加保险覆盖面和控制费用上涨。例如:英国工党执政时,将卫生服务视为"公共产品",认为政府有责任组织和提供卫生服务,反对卫生部门的私有制,建立中央集权型的国家卫生服务制,由中央政府提供资金,向全体居民提供免费医疗。而当保守党执政时,则强调市场机制的优越性,反对政府过多干预,卫生部门采取放权管理和鼓励私立医疗机构发展为导向的改革,建立新型的、以内部竞争为特点的卫生保健"内部市场(internal market)"。

口腔医疗服务的政策环境因素是口腔诊所经营的环境因素,我们是社会主义国家,口腔医疗服务必须认真贯彻政府的政策、法规和法令,坚持口腔医疗服务与经济发展水平相适应的发展原则,坚持从国情、地域情出发合理配置资源的政策,坚持物质文明和精神文明两手抓的方针。总之,政策因素是关系口腔医疗服务发展方向的重要因素,口腔医疗服务必须高度重视国家的政策形势和各项方针、政策对其产生的各种间接影响。

例如:留日博士刘泓虎医师虽早已抱定"回中国创业"的理念,但真正让他义无反顾放弃日本优越条件,回国开私人口腔门诊的,还是政策的力量。在日本时,他遇到了上海卫生局赴日本吸引留学人员回国创业代表团,得知上海在全国率先出台了《上海市鼓励出国留学人员来上海工作的若干规定》等一系列政策措施。刘泓虎博士满怀希望回国考察,最终选定在徐汇区成立了自己的私营口腔诊所。一流技术、上佳的服务、先进的设施、优美的环境为他们赢得了众多的患者,成为我国口腔医疗改革的一个样板。

根据国务院于 2005 年颁布的(国发[2005]3 号)《关于鼓励支持和引导个体私营等非公有制经济发展的若干意见》第 1 条的规定:"允许非公有资本进入社会事业领域。支持、引导和规范非公有资本投资教育、科研、卫生、文化、体育等社会事业的非营利性和营利性领域。"国务院体改办、卫生部等八部门《关于城镇医药卫生体制改革的指导意见》第 4 条的规定:"鼓励各类医疗机构合作、合并,共建医疗服务集团。"而一些经济较为发达的沿海地区则在鼓励民营机构涉足医疗产业的政策方面更是走在了改革的前列,例如,杭州市人民政府杭政办[2004]7 号《关于鼓励民资外资兴办医疗机构的实施意见》第 2 条规定:"为全面开放医疗市场,构筑多元化投资兴办医疗机构的新格局,民资、外资只要符合条例,符合区域卫生规划,均可创办医疗机构。"杭州市人民政府杭政办[2004]11 号《关于杭州市属公立医疗机构产权和用人制度改革的实施意见》第 1 条规定:"实行市属分立医疗机构产权制度改革,通过产权制度改革,成为多元投资主体的医疗机构。"应该说,上述有关政策的出台在客观上推动了我国口腔医疗行业的快速发展。例如:厦门市政府将厦门市口腔医院迁建工程列为 2010 年市政府社会事业民生工程重点项目。厦门市口腔医院是一所集医疗、教学、科研、预防、保健为一体的公立三级口腔专科医院。2008 年为切实解决医院发展中的困难与问题,口腔医院的迁建工程获准立项,该项目总用地面积 11 139m^2,项目总投资 6500 万元。届时厦门市口腔医院迁建项目将新建综合医疗大楼,新增建筑面积 9000m^2,增加牙科诊椅 100 多张、病床 60 多张,预计 2012 年底完成整体搬迁并试营业。

医疗机构受国家政策的影响越来越大。随着医疗卫生体制改革的不断深入,国家对医疗卫生行业的改革、监管的力度将会逐步扩大;随着城镇职工基本医保制度、药品招标采购制度以及调整医疗服务价格、拉开不同级别医疗机构的医疗服务价格档次,引导患者合理分流等有关规定、措施的实施,都将对口腔医疗行业产生较大的影响。

例如:台湾实行是全民健保,所有口腔诊所都加入这一体系中,居民做基础口腔疾病诊疗,不需要自己花一分钱,因此口腔诊所之间拼命比装修和购置高档设备,CT、激光治疗机、显微镜比比皆是。因为居民看病在哪都不用花钱,当然要选择好的口腔诊所了。

(二)社会文化因素

社会文化、人们的生活和行为方式都会对口腔医疗服务带来影响,民族传统、宗教信仰、社会时尚、家庭结构、婚姻状况、妇女地位、人口政策和人口结构、儿童教育等对口腔医疗服务也会有各种间接影响。例如:台湾民间相传有牙缝会漏财的说法,有些求财心切的民众对此说法坚信不疑,在春节之前涌入口腔诊所要求补牙缝的人明显增加,以期待新年财运旺盛。牙缝是否造成漏财,虽为民间面相之说,没有任何科学依据,但牙缝也确实会造成一些负面影响。比如,牙缝可能会造成发音不准或咬食困难,尤其是心理因素不适,以为别人都在注意他的牙缝而显得不自在,甚至产生退缩性的行为,可能会不太愿意交朋友或在社交场合尽量不开口说话,尤其交异性朋友或商场谈判时容易缺乏自信等。

由于牙科疾病是不直接威胁个人生命的疾病,一般也很少让患者丧失劳动力和生活自理能力,"牙病不是病"的观念长期以来已深入我国民众的潜意识中,牙科医疗长期以来并未排在医疗发展序列的前列,这是束缚我国口腔医疗市场发展的重要原因之一。尽管随着我国经济水平的发展和居民收入水平的提高,上述状况已有所转变,但口腔病的性质决定了其治疗需求只有在人民生活水平有了较大幅度的提高,意识上从防病、除病的初级牙科意识,上升到保健、修复、美齿阶段后,口腔医疗才有可能获得真正意义上的大发展。

(三)专业技术因素

近几十年来,口腔医疗技术发展迅速,口腔医疗技术水平明显提高,其十分重要的因素之一是技术因素,即科学技术的发展。新技术、新产品、新材料如雨后春笋,层出不穷,使口腔诊所的经营环境得到明显改善。口腔诊所是知识密集型的科技单位,技术发展的环境因素会使口腔医疗技术发生大的变化,电子计算机的诞生和材料工业的进步,使口腔医疗装备发生明显变化。因此,口腔医疗服务决策应当密切注视新技术发展,注视知识经济的到来及其挑战,及时引进和应用新技术,这是口腔诊所经营管理的重要因素。

新材料技术的突破和创新,极大地推动着口腔修复技术和材料研究的进展。例如,计算机辅助设计和计算机辅助制作技术系统极大地提高了义齿制作效率,制作一个嵌体或全冠,仅需 30~110 分钟,一次完成,自动化程度很高;且人造冠外形精确,与牙体高度密合。CAD/CAM 系统(计算机辅助设计与制造系统)使口腔修复学摆脱了传统的方法,跨入现代高科技领域。正烤瓷熔附金属修复体(简称 PFM 修复体)融合了瓷的美观和金属的高强度双重特性,使得其在口腔修复领域得到了迅速的推广。

随着日益增长的美学要求,又出现高强度铝瓷挤压成形技术和铸造玻璃瓷技术,铝瓷材料和铸造玻璃陶瓷材料在生物相容性和美学效果方面又胜一筹。高分子粘结材料和技术的普及,鉴于钛具有良好的生物相容性、耐腐蚀性和综合工艺性能及价廉、来源广泛等优点,加之目前研究中所取得的良好的结果,在不远的将来钛材很可能会替代镍基合金和贵金属合金而成为牙科主要的合金材料。

近年来粘接剂的问世,取代了正畸带环,医生只需将托槽直接粘合在牙齿上,这使固定矫治技术得以简化。正是由于这些新材料和新技术的出现,使得口腔医疗的功能更为齐全、设计合理、便于操作和维修、缩短治疗时间,减轻患者痛苦和降低医生工作强度的目的。以上这些新技术、新产品的推广应用,对口腔医疗市场的发展带来了广阔的前景。

(四) 经济体制因素

卫生服务除受政策因素影响外,还受经济体制和经济发展水平的影响。尽管并非所有市场经济体制的国家都采用市场型的卫生体制,但所有计划经济体制的国家都采用计划型卫生体制。我国自 50 年代以来,一直强调计划经济。但自 80 年代以后,随着社会主义市场经济体制的建立,卫生部门开始改革传统的计划管理体制,向社会主义市场经济体制接轨。根据卫生服务需要,供给和卫生资源的调查,制定卫生发展规划。

卫生主管部门则通过卫生发展规划来调整卫生资源的配置,调控卫生服务市场的运行。从国际卫生改革的发展趋势来看,卫生领域不能完全依赖于计划,也不能完全依赖于市场。卫生服务领域需要引入市场机制以提高资源的分配效率和使用效率,同时也需要计划。卫生计划要承担指导和监督卫生服务市场的作用。对于需方,卫生计划要起到利用导向和抑制过度利用的作用。

尤其是国家宏观调控对口腔医疗服务会带来影响,物价趋势、金融政策、市场销售情况、民众的购买力水平、国民经济发展水平、国民经济结构调整、国民收入分配中积累和消费比例的变化等,都会对口腔医疗服务市场环境产生重大影响。

(五) 专业教育因素

数十年来,我国口腔医学教育一直是依附于医学院进行的。然而医学院传统以医学为主体设计的教学模式下,口腔医学的养成教育及研究方向与医学是不尽相同的,因而难以培养出全方位的现代口腔诊所的口腔医师;纵观世界口腔医学的发展史,口腔医学始终独立于医学的发展史之外。在医学的发展史及其细分科别的制度上,均未将口腔医学或牙医学包含于其中;临床医师的养成教育,着重于医学院的实习及其一系列的培训计划,而口腔医师的临床养成及经验的累积,除了教学医院的实习与训练外,更加偏重于口腔诊所的临床与管理等经验累积。

在传统教育模式下培育出来的口腔医师往往不知如何主动求知与终身学习,以至于常自我设限,变成只重口腔而忽略全身器官系统重要相关症状的口腔医师。多数高等院校毕业的口腔医师集中于报酬高的国立医院工作,很少参与口腔诊所及社区口腔卫生服务工作。我国没有为口腔诊所培养口腔医师的专门教学机构,以致在 21 世纪之初,我国大部分口腔诊所仍为传统师承者所占有,低质量的口腔医疗水平,严重影响了大众口腔健康。

第三节 口腔医疗服务市场预测

彼得·德鲁克曾说过:"预测未来就好比夜间在没有路灯的乡间小道中行驶,并不时地透过后视镜看外面的风景。"预测并非易事。正确的预测掌握着通向完美计划大门的钥匙。市场预测就是在市场分析的基础上,利用各种信息和资料,通过科学的方法和手段,对市场的未来因素、条件及其发展趋势,进行估计和判断,从而为经营决策提供依据。口腔医疗服务市场的预测过程由输入、处理、输出三个环节构成。

一、市场预测的步骤

(一)确定目标
明确规定预期达到的目标、预测期限以及预测的数量单位。

(二)收集信息资料
信息内容包括:资源方面的信息,如人才、资金、设备、建筑等;政策方面的信息,如货币政策、物价政策、技术政策、预算拨款、引进技术政策等;市场方面的信息,如患者来源、某种技术服务在市场上的占有率、口腔医疗消费行为的变化趋势等;有关竞争的信息,如竞争对手的服务质量、经营状况等。收集信息时要注意信息来源的多渠道,使信息具有广泛性、完整性。

(三)市场预测
提出预测模型,选定预测方法,进行市场预测。提出预测模型,是指选择一种或几种适用的科学预测方法。对定量预测可建立数学模型;对定性预测可建立设想性的逻辑思维模型。当证实了所选定的预测方法有效时,可进行预测。

(四)分析评价
分析预测与事实之间可能产生的误差、误差的大小以及产生这一误差的原因。

(五)修正预测值
如果经过分析,发现预测没有达到预期的目标,或者预测结果不理想,应回到前面的程序,重新选择预测目标或选择其他预测方法。这样往复多次,直至取得理想结果为止。

二、市场预测的方法

(一) 定性预测法

定性预测法是指预测人员依据信息资料进行主观判断和推测,又可分为"集体判断法"和"专家意见法"。集体判断法就是围绕某一预测课题,召集有关人员开展集体讨论,进行判断预测。专家意见法(即 Delphi 法)就是聘请一批专家各自写出判断意见,然后请另一批专家对这些意见进行评价,也分别写出自己的意见,再反馈给第一批专家,以此往复。后一种方法更能避免集体判断法的主观误差。

(二) 定量预测法

定量预测法是依据信息资料,建立一定的数学模型进行预测。常用的数学模型有:平均数法、时间序列法、回归分析法等。

三、口腔医疗市场决策分析

建立口腔诊所是一笔不小的投资,经营者必须事先做好市场调查,拟定可行性报告,罗列支出开销预算表,预测患者量及日常收入,小型口腔诊所应争取 2 年内回收成本,并能支付日常开销。若 3 年以上仍无法收回成本,应考虑降低投资总额或暂缓实施该项计划。市场调查的实施,关系到开业前如何有效地展开空间设计、医疗项目、主要顾客以及经营方案的测定,它可以影响到口腔诊所以后的发展,所以,务必收集口岸情报,通过分析完成开业前的周密准备。

进行口腔医疗市场决策分析应坚持以下原则:

(一) 最优化决策原则

以较少的劳动耗费和资源消耗获得最大的社会效益和经济效益;同时,具有可行性和较小的风险。

(二) 机会成本原则

分析备选方案时,以舍弃原方案的"潜在利益"衡量所选用方案是否最佳。其"潜在利益"就是选定方案的机会成本。

(三) 沉入成本原则

沉入成本即历史成本,是既成事实和无法补救的成本,存在于会计账目中。在经营决策分析时,可作为未来期望成本的对照参数,并考虑选定方案可能形成的沉入成本。

(四) 稳健原则

稳健原则就是要留有余地,以应付不可预见情况的发生和各方面的不确定性问题。

（五）资源限制性原则

资源限制性原则就是要充分估计所需资源及实有资源的限量，实事求是，量力决策。

第四节　口腔诊所市场定位

"定位"这个词儿最初来源于美国。1972 年，里斯和特劳特为专业刊物《广告时代》撰写了题为"定位时代"的系列文章。1981 年，他俩又联合写出了著名的《定位》一书。从此以后，"定位"就逐渐成为全球企业界经常使用的一个词了。

在市场经济不断发展和成熟的过程中，社会也呈现出多姿多彩的分化。这种分化不但表现在经济生活的层面上，也表现在文化观念和价值取向上。不同的人群也必然表现出不同的口腔医疗的需求。任何一个口腔诊所都只可能为某一特定的人群提供他们所需要的诊治服务，企望满足所有人的需求是不现实，不可能的。所以口腔诊所应该有比较明确的定位。

市场定位则属于口腔诊所发展的范畴，目的是为了贯彻有所为、有所不为的开业方针，是为了明确经营方向和经营目标，是为了改变现状，是为了坚定信心，从而实现口腔诊所迅速而又健康的发展。

一、市场定位策略

所谓市场定位，严格地说，就是根据顾客对于口腔医疗服务的重视程度，把口腔诊所予以明确的定位，规定它应于何时、何地、对哪一阶层的消费者服务，以利于与其他口腔诊所的服务竞争。口腔诊所定位策略，是在口腔诊所广告活动中通过突出服务符合消费者心理需求的鲜明特点，确立口腔诊所在竞争中的方位，促使消费者树立选购口腔诊所的稳定印象。这一策略的特点就是突出服务的个性，即同类产品所没有的优异之处，而这些优点正是为消费者所需求的。口腔诊所提供的服务能否符合消费者的需求是成败的关键。

口腔诊所定位策略的具体运用主要分为两大类：实体定位策略和观念定位策略。

（一）实体定位策略

所谓实体定位策略，就是在口腔诊所开业中突出服务的新价值，强调与同类口腔诊所的不同之处和所带来的更大利益。实体定位策略又可分为功效定位、价格定位、品质定位等。

功效定位是在开业中突出口腔诊所的特异功效,使该诊所在同类诊所中有明显区别,以增强选择性需求。它是以同类诊所的定位为基准、选择有别于同类诊所的优异性能为重点的。

价格定位则是因口腔诊所的品质、性能、造型等方面与同类口腔诊所相近似,没有什么特殊的地方可以吸引消费者,在这种情况下,口腔诊所便可以运用价格定位策略,使服务的价格具有竞争性,从而击败竞争对手。

品质定位是通过强调口腔诊所具体的良好品质而对产品进行定位。

(二)观念定位策略

观念定位是突出口腔诊所的新理念、改变患者的习惯心理、树立新的口腔健康观念的策略。具体有两种方法:逆向定位和是非定位。

逆向定位是借助于有名气的竞争对手的声誉来引起消费者对自己的关注、同情和支持,以便在市场竞争中占有一席之地的广告产品定位策略。大多数口腔诊所的服务定位都是以突出服务的优异性能的正向定位为方向的,但逆向定位则反其道而行之,在广告中突出市场上名气响亮的口腔诊所的优越性,并表示自己的服务不如它好,甘居其下,但准备迎头赶上;或通过承认自己服务的不足之处,来突出服务的优越之处。这是利用社会上同情弱者和信任诚实的人的心理,故意突出自己的不足之处,以唤起同情和信任的手法。

是非定位则是从观念上人为地把口腔诊所市场加以区分的定位策略。它是根据口腔诊所的营销策略、服务差别化、市场细分化、产品生命周期阶段等状况,确定最有利的诉求位置的一种有效策略。该策略应用的好坏,直接影响到经营效果。

二、市场定位元素

口腔诊所定位,就是根据自己的能力确定目标患者群,建立一个独特的口腔诊所形象,精心设计口腔诊所的整体形象,不遗余力地传播口腔诊所的形象,从而在目标人群的心中占据一个独特的,有价值的地位的过程和行动。其着眼点是目标人群的心理感受;其途径是对口腔诊所整体形象的设计;其实质是依据目标人群的种种特征设计医疗行为属性和传播口腔诊所形象,在目标人群心中形成一个刻意塑造的、独特的口腔诊所形象。

这就要求我们在开设口腔诊所前先明确口腔诊所的定位,也就是确定诊所在口腔医疗服务市场中的位置,口腔诊所定位的元素有以下几个方面:

(一)目标人群确定

口腔诊所定位,首先要搞清楚服务的对象,确定诊所服务的目标人群,要知道目标患者主要来源于哪一个阶层,不同的诊所服务人群有不同的需求。每个行业都会有收取最高价钱的人,即市场定位不同。

在市场经济时代,大众的经济收入和价值取向也呈现出多样化的格局,有人追求高级消费,也有人满足于温饱而已。口腔医疗服务市场也不例外,社会有不同的需求,口腔诊所就应该适应这样的变化,提供不同层次的服务。要想在一个诊所内取悦所有的患者,满足所有患者的需求,让每一个患者都满意,是不现实的。

（二）诊所面积确定

口腔诊所的面积和口腔诊所的规模有各种各样的,因为口腔医疗本质上是一对一的家庭作业性质,口腔诊所面积的确定,既要根据口腔治疗的需要,又要根据投资额的多少来决定。首先算出候诊室、诊断室、技工室、办公室等必要的面积,再决定雇用医务人员的数量,一般以牙科椅 2~5 台,建筑面积 $90m^2$ 左右的小规模为宜,口腔诊所的规模不宜太大,这样可以避免不必要的过多投资。

（三）装修标准确定

在确定口腔诊所定位的时候,应该对自己的特点、能力、水平、偏好有一个比较正确的估计,对诊所所在地区的历史、现状和发展有一个比较全面的了解。根据口腔诊所的定位,再来确定诊所的装修标准和风格,选择牙科设备器材的种类和档次。

（四）技术特长确定

一般来说,口腔诊所的规模都不会很大,口腔诊所的口腔医师应该向患者提供全方位的、系列的口腔医疗服务。但由于受到原工作条件的限制,现在开设口腔诊所的医师往往在业务上有比较明显的倾向性。不同的口腔医师有不同的特长和个性。所以每个口腔诊所都可以在满足患者不同要求的同时,充分保留和发挥自己的特色。

（五）收费标准确定

收费标准对口腔诊所运行无疑是非常重要的。为了在维持高标准服务的同时适当地降低收费标准,唯一的办法就是降低口腔诊所的运行成本,提高临床操作技巧,科学地安排患者的就诊时间,规范设备和器械的保养维修,加强采购和库存的管理等都是有效的措施。

（六）诊疗科目确定

口腔诊所开业时往往会根据口腔医师的专业、患者的来源等决定口腔诊所的诊疗科目,相应的大部分的口腔诊所也是以一般口腔治疗为主要诊疗科目的。

（七）营业时间确定

劳动者有一定的休息时间是非常重要的,一方面可以消除疲劳,另一方面还可以与家人团聚。更重要的是根据劳动法,业主给予雇员一定的假期是业主的义务。每天的诊疗时间一般控制在 7~8 小时左右。例如:一年的诊疗时间在日本齿科医师平均为2000小时左右,明显高于欧美的1500小时。

为了更好地满足不同的患者群体的需求,口腔诊所也可以在服务方式上作出相应的调整。老年人习惯于早起,开设在社区内的诊所应该提前服务时间,满足这部分特殊人群的需求。在中小学校放假期间延长服务时间,放弃常规的节假日,一定能够吸引更多中小学学生,同时又会带来他们的长辈。

三、利润模式定位

作为一位开业口腔医师,必须选择理想的利润模式定位,选择为较少患者提供优良的口腔护理,借此减少人手,以便更有效地管理业务,工作更觉愉快,而且确保有利可图。许多口腔医师对本身的事业感到沮丧,都是因为他们对利润模式的定位失去控制。可能诊治很多不同身份行业的患者,但患者是否到口腔诊所求诊,绝对是他们的选择。再者,每天诊治这许多患者,需要多聘请人手帮忙,但每名患者所得的诊治却相对地不足。表3-2列出三种不同口腔诊所利润模式定位,试将他们逐一比较。看看选择哪一种做法,作为理想的口腔诊所利润模式定位。

表3-2　三种不同口腔诊所利润模式定位

每月总收入 (元)	员工数目 (人)	患者数目 (人)	牙科 手术椅(位)	员工花红 (元)	口腔医师 净收入(元)
口腔诊所甲 20万	8	400	8	无	4万
口腔诊所乙 10万	5	250	5	650	4万
口腔诊所丙 5万	3	150	3	330	3万

由上表可见,口腔诊所规模多大并不重要,最重要是我们的时间、努力、学识和投资能赚回多少利润。很多时候,一个较小的业务模式比一个较大业务模式的效益更高。口腔医师不一定要有许多患者方能获利丰厚。若口腔诊所每周有20名身份理想的成年人作为新患者,为他们提供优良的口腔医疗,便是很理想的业务模式。吸引需要专科医术的患者到来求诊,便可以大大降低经营成本,对于口腔诊所提供的口腔医疗服务感到满意。员工也会获得更大报酬,而患者会获得他们想要的、应得的心理关怀和医疗服务。

四、市场定位注意问题

在口腔诊所的筹备阶段,根本没有收入,完全是投入,必须做好节流的工作。这个时候,最容易犯的错误是不考虑口腔诊所的定位,不去主动适应市场,不去主动选择,最后就会被市场做出无情的选择,市场会迫使口腔诊所固定在某一个适当的位置上。

(一)口腔诊所不一定要城市开业

事实的确如此,大中城市人口多、素质高,口腔健康意识好,相对有钱,也舍得花钱在口腔医疗上。可为什么在很多大中城市多如牛毛的口腔诊所中,开业经营的好的口腔诊所凤毛麟角,而大多数口腔诊所的生存空间越来越小。所以,在选择设立口腔诊所时一定要根据自身的条件,即专业条件和经济条件,再结合当地或社区的情况看看有没有自己服务的人群等,进行综合评估后,确定口腔诊所开业地区的定位设计。

(二)口腔诊所不一定要规模经营

口腔诊所规模经营、连锁经营,在很多城市不乏这样成功的案例。可这并不适合于任何人。"我要再增加两把椅子,旁边诊所的扩充把我整的没办法了!"。这种"形势所迫"盲目地去扩大规模不在少数,最后使自己背上沉重的经济负担,也使得开业者的竞争出现白热化,利润的降低,使一个行业恶性循环,严重地阻碍了口腔医疗事业的健康发展。一定要知己知彼,要知道自己的能力有多少、自己的长处在哪里,去分析对手的实力是什么、对手的弱点在哪里? 进行客观地分析,冷静地思考,再去做出决定,只有这样制订的计划才是切实可行的。

(三)口腔诊所不一定要趋利经营

口腔诊所趋利经营,什么挣钱搞什么是有很多成功的先例。但开业口腔医生一定要头脑冷静,切合自己的实际,切合当地的实际,慎重地选择要开展的项目,一点一滴的积累,不要想有什么天上掉钱的项目。伴随着越来越激烈的竞争,同质化的现象司空见惯,差异化变得越来越难,而价格大战似乎也总是在愈演愈烈当中不断地推进。于是人们看到了这样的现象,在新兴市场上,似乎到处都是机会,可是真正把握住机会的幸运儿却少之又少,而对很多口腔诊所来说,多元化是他们发展和壮大的一条道路,但与此同时我们看到,掉入多元化陷阱当中的口腔诊所也比比皆是。中国已经加入世贸组织两年多了,可是真正在世界的舞台上能够与狼共舞的中国企业依然很少。所有的这些事实告诉我们,在激烈的竞争当中战略变得越来越重要了。

(四)口腔诊所不一定要装修豪华

千万不要看到别人的口腔诊所设备那样高档,装潢如此豪华,收费那么昂贵,经营那样出色,就把自己的口腔诊所也向他看齐,选择与他同一层次的患者,以为自己也能和别人做的一样好,那就大错特错了。误认为口腔诊所装修诊室档次提高了,价格也就好要了。口腔诊所在定位时应正确评价自己,量力而行,雷同是口腔诊所定位中的大忌。

【基本理论】 **市场细分理论**

　　这个概念在市场营销学中被广泛接受和运用。所谓市场细分,就是根据顾客购买习惯和购买行为的差异,将具有不同需求的消费群体,划分成若干个小市场。在口腔医疗服务市场中,把市场细分作为选择目标市场的基本环节,其作用是十分有益的。首先,市场细分有助于发现市场机会。通过市场细分,可以分析每一细分市场消费者的偏好,分析各种医疗保健服务项目满足消费者偏好的程度。凡是市场需求尚未满足或满足程度低的市场,都有可能成为口腔诊所的目标市场。如果我们把口腔医疗服务市场细分为学校口腔医疗、家庭口腔医疗,进而发现学校市场尚未得到满足,就应当向这一市场领域拓展。其次,市场细分有利于研究和掌握各种市场的特点,从而采取有针对性的经营策略占领某个特定的市场。各级各类口腔诊所应根据主客观条件,确定自己选择开发哪一层次的服务市场,以便把人力、财力、物力、技术集中到最为有利的市场。

　　仔细研究口腔诊所所涉及的每个细节,定位好自己未来 10 年的从医之道、治疗手段、面对的患者、社区形象、诊疗标准、收费标准及与患者的交流策略,计划得越详尽,就会取得越大的成功。

第五节　口腔医疗服务特点

　　在明确了口腔诊所市场定位以后,再让我们了解一下口腔医疗服务的特点:

一、口腔医疗服务的垄断性

　　口腔医疗服务不同于一般的商品或服务,它具有很强的专业特点,只有通过严格的口腔医学训练,掌握口腔医学专门知识和技术的人员,方能成为口腔医务人员。口腔医师还需借助一定的医疗仪器和设备对患者进行治疗,整个过程是非常正规而且严格的。口腔医疗服务的需方基本缺乏这方面的专门知识,对自己的病因、病情、需要什么样的治疗方法、需要多少费用知之甚少。这种供需双方的信息不对称决定了供方占据主导地位。口腔医疗服务的决策由口腔医师完成,供方能够支配需方,供方通过诱导需求可使患者接受不必要的检查或治疗,需方无法讨价还价。

二、口腔医疗缺乏可替代性

　　市场经济的有关原理告诉我们:当某种商品缺乏时,由于价格的上升,该商品的消费量下降,而其替代品的消费量上升。当人们患病后,若所需的口腔医疗服务比较短缺且又十分昂贵,人们仍不可能通过别的途径来解决自己的病痛问题,不得不设法去获得自己所需的口腔医疗服务。

三、口腔医疗服务不能储备

有形产品的生产与消费过程是分离的。而口腔医疗服务则同时进行,即口腔医生提供医疗服务给患者(顾客)的时刻也就是顾客消费医疗服务的时刻,二者在时间上不能分离。口腔医疗服务提供和消费存在同时性,由于口腔医疗服务不能储备,亦不能运输,导致人们一就医,即形成消费,无法对不同的口腔诊所提供的口腔医疗服务进行相互比较,这就决定了患者作为特殊的消费者在就医过程中不能获得有关信息,来比较服务的性质、质量和价格。

四、人们能带病坚持工作

绝大多数的牙病为慢性疾病,形成口腔病灶,缓慢而长期地影响口腔功能,影响口腔健康与全身健康。牙病除了非常严重的炎症外,并不直接威胁患者的生命,龋病、牙周疾病、牙颌畸形病死率几乎为零,所以,牙病常常不易引起人们与社会的广泛的重视。牙病绝大多数局限于口内,牙病对全身功能的影响也是缓慢的,所以,人们往往能带病坚持工作。有人曾对四川省口腔临床现状作调查,发现口腔疾病患者就诊率,城市为23.3%,农村为5.15%,牙病未治疗的主要原因是不方便及太忙。

五、牙病具普遍性和持续性

口腔疾病的患病率极高,据相关资料显示:龋病及牙髓病、尖周病、牙周疾病、牙颌畸形,口腔黏膜病,失牙修复等口腔疾患在社会群体中患一种或者数种并患的几乎占到90%以上。由于牙病具有广泛的普遍性,而且龋病和牙列缺失、缺损具有不可自愈性,必须人工医疗修复,才能恢复形态与功能,因而口腔医疗是将给人类带来极大的社会经济负担。又因为,口腔医疗往往要反复多次,有些口腔患者几乎终生需要口腔医疗,所以,口腔医疗必须是就近医疗。

六、牙科诊疗项目多样性

口腔疾病患病率高,其中可在口腔门诊治疗的占91.7%。很多诊疗项目涉及美容性质,甚至有些修复治疗选用金钯合金等贵金属,消耗成本高,非一般医疗保险计划所能够全部涵盖的。同时也造成口腔医疗的选择性,在国外,牙医保险常常作为医疗保险以外的一个特殊保险。

七、牙科执业水平差异化

由于口腔亚专业、医生学历及医生所在口腔医疗单位综合水平等差异,不同执业口腔医师提供的医疗服务水平不一样,医疗服务的技术与服务含量不一样,所提供的医疗服务的价格也就不一致。差异化的服务是口腔医疗服务的灵魂,因为它的主客体(患者和医生)都是具有高度独立人格和素养以及高级身体感应的人,口腔医疗服务的质量标准难以统一和实施;口腔医疗服务手段也因人而异。由于口腔诊治技术水平的差异,在不同的口腔医疗单位消耗的人力资源和材料、技术成本不一致,从分散人群求诊的密集度考虑,应该分级设定不同的保险费率控制人群的流向。因为口腔医疗服务技术的差异化,它是不可能形成大规模的、严格化的"服务工业化"生产的。这是目前大规模牙科连锁机构发展的瓶颈。

八、牙科精细操作复杂性

临床牙科技术操作是口腔疾病诊疗的主要内容,口腔疾病诊疗室容检查、诊断、保健和治疗为一体,其诊疗方法大多为单人局部手工作业,极少全身系统检查和系统用药,和临床医学的检诊体系有明显不同。口腔疾病的保健和治疗对治疗设备的依赖大大超过对辅助诊疗手段的依赖。

九、口腔医疗服务的无形性

产品是一种有某种具体特征的物品,而口腔医疗服务是无形的,口腔诊所对于其服务的展示、服务的质量评估、服务的成本估算等都有很大困难。而就诊患者在购买口腔医疗服务之前,对其也是看不见、摸不着的,如关心、恐惧、疼痛、效果、时间等。对于就诊患者而言,无形的服务很抽象,很难描述;甚至很难说明自己想要什么样的服务。因此,就诊患者在购买口腔医疗服务之前所面临的风险,要比他们购买一般产品所面临的风险大得多;从消费者的角度看,他们会非常慎重。口腔医疗服务的无形性相对增加了口腔诊所经营中市场推销方面的难度。若想发挥服务在口腔诊所经营中的作用,我们需要尽量使我们的口腔医疗服务有形化。

十、人们牙科审美的变化性

完美的牙齿——洁白、笔直、排列整齐——这也许是美国人的观念,但是每个人的审美观不同。日本女性正狂热地追求由突出的尖牙带来的拥挤、歪曲牙齿的笑容,称为虎牙貌。东京的牙医流行进行一种美学治疗——通过在尖牙上粘结暂时性迷你尖牙,做出虎牙(yaeba)的效果。在邻近东京银座高档市场的

Dental Salon Plaisir 里是一项广受欢迎的治疗项目,这也许是电影《暮光之城》的粉丝们引发的潮流,Dr Kashiyama 已经将价格提升到 390 美元。 与通常意义上的吸血鬼嗜血形象不同,这个锋利尖牙外观是为了使笑容更像小孩,复制了滞留乳牙形成的特有的笑线。

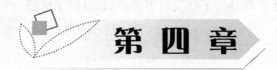

口腔诊所营销策略

　　菲利普·科特勒先生写《营销管理》,从 1967 年第 1 版一直出到如今的第 12 版,经济环境与形态都发生了天翻地覆的变化。科特勒先生承认:"自从我最初写这本书到现在很多事情都改变了,当时我认为公司必须以顾客市场为导向,这个理念理所当然,但今天看来,却忽视了市场的动态性。当时没有提及细分、目标营销和定位,没有互联网,也不存在下列名词,如信用卡、智能卡、移动电话、个人数字助理、过度竞争、电子顾客、顾客权益、顾客价值分析、客户关系管理、价格透明、价值网络、交叉渠道、供应链管理、病毒营销、整合营销传播和移动营销。"营销领域的新理论、新状态层出不穷,如脱缰的野马一般,从传统的 4P 理论中衍生出去。

　　"走正确的路比正确地走路更重要",在今日口腔医疗行业竞争激烈的环境里,如何强化口腔诊所的营销策略应是必修的课题。一个口腔诊所能否成功地开展营销活动,一个重要方面取决于其适应和影响环境变化的能力。口腔诊所营销环境的互动因素有:患者、口腔医疗器材、牙科设备厂、保险公司、公众、政府和竞争对手。

　　现在,口腔诊所发展迅速,设备越来越高档,装潢越来越豪华,投资人对口腔诊所的回报要求也变得更高。有的大中型口腔诊所与商业投资人结合,借鉴企业的运作模式成立了营销部,通过营销手段来促进口腔诊所的发展。

　　由于我国经济的快速发展以及医疗保险的实施,带给口腔诊所很大的冲击,因此,口腔诊所必须根据社会与患者的需求做适度的调整和修正,进行市场营销才能得到新的发展,才能立足于快速变化中的社会。口腔诊所开业属于赢利性医疗机构,口腔诊所要在竞争激烈的市场中求生存,就离不开营销策略。营销策略贯穿于口腔诊所的筹备、成立和经营的整个过程,所以口腔诊所必须有一个完整的营销策略。

一个成功的口腔诊所首先要建立一定的营销监控体系,不断地观察每个月的营业额、市场份额、初复诊量、患者来源以及患者的满意程度。营销监控体系的有效运作,能够为正确的分析提供可靠的资料,可以及时发现整个口腔诊所营销过程中的不足和差错,及时提出更正方案。

市场营销的成功,60%是遵守品牌营销规律的成功,30%是工作到位和实力投入的成功,10%是创新的功劳。口腔诊所的营销是科学与艺术的综合体,管理者若要使经营的口腔诊所达到其应有的功能,对口腔诊所各结构功能设计及行为系统运作,均须有清晰而正确的观念,如此方能创造出一个高效率且人性化的口腔诊所,从而实现利润最大化。

第一节　通用经营竞争策略

随着我国城市建设进程,城市高端产业和高素质人才的聚集不断增加,不同人群对口腔医疗服务的需求日益呈现多层次、多样化和个性化的趋势。以前,患者是由于口腔急症而接受治疗。如今,看口腔医师只是一种选择,就如同其他随意进行的消费,比如度假、买一辆自行车或者买一个新的厨房台面。今天,消费者购买产品和享受服务是为了增加心理上的幸福感。口腔医疗工作就应当深入到营造感情和刻画梦想中去,而不仅只是简单地提供一种产品。

营销策略是口腔诊所成功的秘籍和法宝。就诊患者的数量固然是一个非常重要,非常显著的指标,但这不是唯一的指标。更加重要的是要看口腔诊所的投入和产出的比例是否适当,初诊患者的复诊率是否比较高,口腔诊所是否有一个不断增长的忠实的患者群体。口腔诊所要通过对口腔医疗市场的分析,寻找自己生存与发展的方向,这就要求我们"知己知彼",制订切实可行的口腔诊所营销策略。

哈佛大学教授迈克尔·波特(Michael Porter)在1985年所著的《竞争战略》提出了使企业制胜的三大战略,即通常所称的通用经营竞争战略。波特的三种竞争战略分别是:低成本竞争战略、差异化战略和集中型战略。波特认为,企业只有在其经营领域内选择上述三种战略的一种,企业才能发展,才能在竞争中获胜。

从波特竞争战略中,我们可以发现其基本观点:口腔诊所营销策略的关键是确立竞争优势。今天的小型口腔诊所管理者,需要认真思考波特的三个竞争战略,结合口腔诊所的实际加以运用,口腔诊所必须根据自身的优势、劣势、环境的情况变化实施相应的竞争战略,而不能盲目的、一味地贪大求全,向高精尖、大而全的大型口腔诊所规模发展。

一、低成本竞争战略

低成本竞争战略即指口腔诊所在提供相同的产品或服务时,其成本或费用明显低于行业平均水平或主要竞争对手的竞争战略。低成本战略的意义是通过成本优势使口腔诊所在相同的规模经济下,取得更大的盈利,或积累更多的发展基金,或在不利的经营环境中具有更强的生存能力。

对于小型口腔诊所而言,低成本竞争战略尤为重要,小型口腔诊所面对的是常见病、多发病的诊治,人才、设备难于与大型口腔诊所相比,通过降低成本,减轻患者的负担,给患者提供优质的常规口腔医疗服务,使其具有一定的竞争力。为了达到这些目标,就要在管理方面对成本给予高度的重视。尽管质量、服务以及其他方面也不容忽视,但贯穿于整个战略之中的是使成本低于竞争对手。该口腔诊所成本较低,意味着当别的口腔诊所在竞争过程中已失去利润时,这个口腔诊所依然可以获得利润。

赢得总成本最低的有利地位通常要求具备较高的相对市场份额或其他优势,诸如与口腔设备材料供应方面保持良好联系等。在口腔诊所经营中,低成本是一个相对的概念,对有房产的口腔诊所开业者,口腔诊所用房产就是低成本的,对有口腔医疗技术好的开业者,口腔医疗技术就是低成本的,对于善于管理的开业者,管理就是低成本的。例如:建立连锁口腔诊所,可实现技术和人力的低成本。总成本领先地位非常吸引人。一旦口腔诊所赢得了这样的地位,所获得的较高的边际利润又可以重新对新设备、新材料进行投资以维护成本上的领先地位,而这种再投资往往是保持低成本状态的先决条件。

就诊患者的数量固然是一个非常重要的指标,但这不是唯一的指标。更加重要的是要看口腔诊所的投入和产出的比例是否适当,初诊患者的复诊率是否比较高,口腔诊所是否有一个不断增长的忠实的患者群体。口腔诊所要通过对口腔医疗市场的分析,寻找自己生存与发展的方向,这就要求我们"知己知彼",制订切实可行的口腔诊所拓展方法。

低成本竞争战略不是价格手段的简单应用,降价竞争是恶性竞争,不是降低成本,低成本竞争战略的目标是为了提高利润空间。不同的竞争要素组合,不同的时期,口腔诊所的不同发展阶段,要采用不同的价格策略,比如,口腔诊所初创时期,又无明显的技术优势,以较低的收费价格介入市场,吸引被其他口腔诊所忽略的消费层次较低,口腔保健意识不强的消费者,先解决生存问题和初级患者链问题,然后再考虑以后的发展,面对高层次的竞争。如果有强大的资本和技术人才优势,当然要定位高端市场,以较高的收费标准,不同的竞争环境要采用不同的价格手段。

【案例】　美国西南航空公司的低成本战略

[来源:高志坚编.管理故事会.北京:人民邮电出版社,2007]

　　美国西南航空公司实行低成本战略,西南航空公司的飞机不设头等舱,也从来不实行"对号入座"。公司把飞机当作公共汽车,鼓励乘客先到先坐,大大缩短了乘客的登机时间。一般来说,这个时间在半小时左右。为了节省乘客等候领取行李的时间,公司将飞行员都用上了。人们常常可以看到飞行员满头大汗地帮乘客装卸行李。为了配合公司"国内线、短航程"的市场定位,西南航空公司全部采用波音737客机。这使得任何一名空乘人员都熟悉飞机上的设备,保证机组的出勤率和配备率始终处于最佳状态。这一点让很多大型航空公司难以模仿,它们的飞机型号齐全,长短途兼营,没有办法和西南航空公司一样拥有机型一致所带来的优势。为了节省成本,西南航空公司还将飞机上能省的地方都省去,最大限度地降低飞机运行成本,并将这一结果转移给乘客,为乘客创造更多价值。

　　[分析]　美国西南航空公司有一句名言,那就是"飞机只有在天上才能赚钱"。为此,公司专门计算过,如果每个航班的地面时间节省5分钟,每架飞机每天就能增加一个小时的飞行时间。西南航空公司使用多种办法,让飞机尽可能地长时间飞行。西南航空公司的低成本战略,曾经被同行嘲笑为"斤斤计较",而现在,它已经成为全球各大航空公司研究和学习的对象。美国西南航空公司之所以高出一筹,不仅在于它大张旗鼓地实施低成本战略,更重要的是它能够把市场吃透,只提供基本的、必需的服务。

二、差异化战略

　　口腔医疗是一个巨大的市场,任何一家口腔诊所都不可能满意整个市场的所有需要,随着医疗市场的变化,众多口腔诊所往往无法满足同一疾病的不同患者的需要。广东华南口腔医院欧尧院长在珠三角地区对民营口腔医疗服务的调研中感觉到,凡是经营得有声有色的牙科诊所,都是有自己的个性和特色的诊所。以特色服务确立自己在激烈的牙科医疗市场的竞争中的位置,打造特色品牌,营销诊所特色,已成为许多牙科诊所开拓业务的法宝。我们认为这种特色服务就是差异化战略。我国民营口腔医疗机构要么满足于普通人群最基本的社区卫生服务需求,与政府社区卫生服务中心形成互补;要么技术服务一流,具备很强的市场竞争能力,满足于高端人群的口腔医疗需求,与公立口腔医院形成互补。

　　差异化战略是指口腔诊所通过向客户提供与众不同的产品和服务的竞争战略,业务结构与同行形成错位竞争。处于同一细分市场的不同口腔医疗机构,必然要通过产品、价格和营销通路使自己的产品或服务相对于竞争对手的产品或服务形成差异化,一方面吸引对手现有的顾客购买自己的服务,另一方面也借此挖掘出市场中潜在的顾客。美国盐湖城的一家牙科实验室,专门提供"牙齿文身"。这家实验室主人本身就是位油画家,而他们的服务又主要通过手绘方式对牙齿进行装饰,因此进行一次牙齿文身的价钱大约在75~500美元左右。

这种战略要求口腔诊所在品牌设计、医疗技术、顾客服务、销售渠道等增加口腔诊所技术和服务的竞争战略。管理专家们指出,要实现和突出差异化,就应该具备两个特点:一是不同,二是更好。用通俗的话说,那就是别人没有的,我有;别人有的,我比别人的更好。这种战略要求口腔诊所在医疗价格与成本的差额,不仅可以给口腔诊所带来高于同行竞争对手的利润率,同时,也避开了激烈的价格竞争,由于医疗服务的独特性,增加了对患者的吸引力,减少了患者对价格的敏感性。

对大型口腔诊所,应该走差异化的战略道路。集合自身学科齐全、人才济济、设备先进的综合优势,在口腔医疗技术方面要有独创和特色,在本地区创造出独特性和相对优势,增加对患者的吸引力。例如:建立以重塑美为特色的"微笑牙科",建立以关注儿童牙病为特色的"天使牙科",建立以种植"人类第三套牙齿"为亮点的"种植牙科",建立以温馨、安全为特色的"家庭牙科"。

"错位竞争"是目前口腔诊所生存的空间所在,即瞄准公立口腔医院服务范围以外的客户,为了体现服务品质,它们相互争打服务牌(图4-1)。美国牙科咨询专家James Bryant认为:"如果你真的希望实现你的梦想,就放弃要被所有人喜爱的企图。如果顺从每个人的希望是你的最高目标,你就会丧失自己的独特之处,并因此丧失你的优点。"

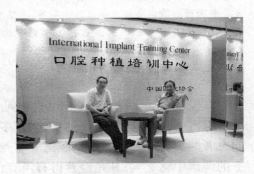

图4-1 差异化战略—设立口腔种植培训中心(来源:北京昊城口腔诊所)

作为一位口腔医师,只要选择理想的业务模式,选择为较少患者提供优良的口腔护理,借此减少人手,便可以更有效地管理业务,工作更觉愉快,而且确保有利可图。只需为特定患者提供极为卓越的服务,利润自然会滚滚而来。例如:坐落在静安区一幢大楼里的区牙防所门诊部,隔壁不足50m,突然开了一家私立口腔诊所。卫生局是怎么批的?公立医院隔壁开私立口腔诊所,抢地盘?医生、护士很气愤,悄悄地到那家诊所一看,他们不说话了,为什么?那家私立口腔诊所看的都是外国人,讲的都是外语,用的都是高级品,这就叫差异化竞争。

各口腔医疗机构必须在与竞争对手差异化的基础上,通过不同的沟通组合宣传和放大这种差异化的效果来与自己的消费者和各种公众进行沟通。例如:杭州口腔医院以多层次群体作为服务对象,分别设立了总部服务大众人群,庆春路分院服务高层次人群,中山路分院服务低收入人群。

为了实现我们的梦想,必须与众不同并且将自己与其他人区别开来。不可能通过试图满足任何人的任何需要来到达与众不同。做到与众不同的一个很好的方法是专长于杰出的服务并且为患者提供选择。这些选择是彻底的诊断和完成服务的能力所获得的直接结果。

【案例】 英国伦敦"赤脚鞋店"
[来源:深圳青年,2010,(8):B9]

在英国伦敦市的一条大街上,新开了一家叫"罗毕"的鞋店。鞋子的款式丰富,质量也不错,但是这条街上的鞋店实在太多,同质化现象严重,竞争非常激烈,因此这家鞋店的生意一直平平淡淡。

一天,店里进来两位时尚女性。她们挑了一双又一双的鞋,试穿了一次又一次,最后终于买了一双。付账的时候,只听买鞋的顾客对同伴说:"今天购物真是辛苦,一次一次地脱鞋,又烦又累。"店老板心想,既然许多顾客在选购鞋子时,常抱怨换鞋太麻烦,若能让顾客赤脚进店就少了不必要的麻烦,顾客购起物来就要轻松多了。但如何能让顾客自觉自愿赤脚进店呢?放上许多拖鞋?肯定不行,仅仅一双拖鞋是不可能让顾客自觉地脱鞋的。那该怎么做呢?

后来,店老板从一些重要场合地上铺的红地毯得到了启发,遂决定在店内铺放名贵地毯。铺好地毯后,他将店名改为"赤脚鞋店",又在门口设置鞋架。做好这些后,他召集所有员工,郑重地宣布:顾客脱鞋进店后,由服务员代为擦鞋。员工更是丈二和尚摸不着头脑,但老板这样决定,也就只好执行。然后,老板在门口贴出一份告示:店内铺有名贵地毯,顾客须脱鞋进店购物,并由本店代为擦鞋。

告示公布后,许多顾客慕名而来。顾客进店后,感觉既随便又亲切,而且又有人给擦鞋,结果鞋店销售额大增。

三、集中型战略

集中型竞争战略指企业在某一经营领域主攻某个狭窄的特殊顾客群,某一产品系列的一个细分范围或一个地区市场,在这个狭窄的领域内或实施低成本,或实施差异化,或是二者兼而有之的竞争战略。对于小型口腔诊所,必须坚持在集中型战略竞争上下工夫,切不可分散注意力,失去自身的优势,只有这样,才具有竞争力。通常"小而全"是小型口腔诊所的特点,但每个口腔医师的能力、精力是有限的,如果什么病例都接诊的话,会对口腔医师产生很大的制约。不要勉强去做自己的弱项,可以介绍给当地这方面强的同行。从长远看并不是失去,而是得到了很多。例如,在口腔诊所众多的社区,可以开一个儿童牙科诊所,把服务对象集中在社区儿童上(图4-2)。中小型口腔诊所要有发展,要有自己的"拳头产品"和"当地名医",即口腔诊所里某个口腔医师就某一项技能在当地有相当高的水平。培养专科口腔医师,让他们经常外出学习、参观,掌握前沿动态,辅助配套的广告宣传,造就"当地名医",扩大社会影响。所以一定要做自己的强

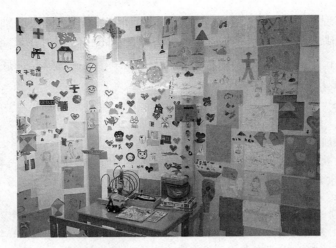

图 4-2　集中型战略——口腔诊所墙壁上粘贴儿童图画（来源：北京华景齿科诊所）

项，抓住时机，舍得投入。小型口腔诊所管理者一定要着眼于专项的发展，增加竞争力和生命力。任何一个口腔诊所与其竞争口腔诊所相比都可能有无数个长处和弱点。

【案例】　*洋诊所收费样样贵*

［来源：现代快报 2004-06-14］

　　今年 52 岁的澳大利亚的牙医 James 2001 年来南京，2003 年获得了南京市卫生局的行医许可设立了南京友联口腔诊所。这家"洋诊所"不大，但环境极为高雅、温馨，舒适的沙发旁边摆放着饮料、报纸和杂志，诊室都是独立且不受干扰的，以保证患者的绝对隐私。与国内医院的挂号费相比，这家"洋诊所"要高出上百倍，这里的挂号费每次是 50 美元。James 的同事说，50 美元的挂号费与国内的挂号费所包含的内容不同，"客户"挂号之后，就可得到会诊、检查、咨询以及建立健康档案等多项服务，而且半年之内不论来看多少次病，都不需要挂号。这里各项手术的费用也不低，国内医院补一颗牙需要一二百元人民币，而在该诊所则需要 500元人民币左右。据工作人员介绍，施行手术的材料均是国际上质量最好的。虽然该诊所的挂号费属于"天价"，但一年多下来，固定的患者却快速增多。James 说，目前该诊所的固定"客户"已经由去年的 100 多人变为四五百人，最近还不断有新客人前来。就诊的客人中，90% 是在南京的外籍人士；南京人仅一成左右，大多是收入较高的白领。

　　我们认为大型口腔医院应该走集中型竞争战略道路。集合自身学科齐全、人才济济、设备先进的综合优势，要致力于综合防治口腔疾病技术能力的提高，在疑难口腔疾病的医治方面要有独创和特色，在本地区乃至全国创造出独特性和相对优势，增加对患者的吸引力，同时不断加大口腔医学科学研究的力度，保持其可持续性发展。对于小型口腔诊所而言,低成本竞争战略尤为重要,小型口腔诊所面对的是常见病、多发病的诊治,人才和设备难于与大型口腔医院相比,通过降低成本,给患者提供优质的服务,使其具有一定的竞争力。在所有的竞争手段中,医疗质量必须放在第一位,说到底患者最终认可的是一个口腔医生或一个口腔诊所的口腔医疗技术水平。创业初期,在无技术优势的条件下,可以使用适当的营销手段,走过生存期后,必须回到口腔医疗技术水平的提高上来,因为这是口腔诊所长远稳定发展的根基。

第二节 口腔诊所经营决策

口腔医疗市场是一个巨大的市场,任何一家口腔诊所都不可能满足整个市场的所有需要,就是其中一个较大的部分也同样如此。解决这个问题的有效办法是将市场细分,然后从中选择目标市场,并根据每个细分市场的具体特点,制订相应的营销方案,使营销更具针对性,也更有效。

经营是指某一具体经济实体自主地适应和利用环境,面向市场,以商品生产和商品交换为手段,旨在实现自身经济目的的经济活动。现代的经营是一门科学,它包括经营思想、经营策略、经营方式方法和经营范围,据此建立系统的有效结构和运转秩序。经营与管理的概念既有联系,又有区别。经营必然存在着管理,但就管理的含义而言,它是在人们共同劳动中,旨在放大集体功效的活动,而经营则主要指商品经济中,旨在提高经营效益和经济效果的经济活动,带有开放、市场竞争的性质。口腔诊所经营管理是从它所具有的经济实体性的角度,将内部的经济管理与医疗服务管理有机结合,使社会效益与经济效果相统一的经济管理活动和过程。搞好口腔诊所经营管理是口腔诊所生存的现实需要。

决策就是对未来的行动确立目标,是口腔诊所管理者的首要功能。在现代口腔诊所管理中,决策占有核心地位,决策是否科学,直接关系到口腔诊所的成败与兴衰。按决策层次可分为战略、战术与业务决策。决策程序大致分可为五个阶段:

1. 明确目标 确定目标是决策的起始性工作,如属多目标系统,应确定诸多目标是决策的起始性工作,如属多目标系统,应确定诸目标的优先次序,根据价值标准,决定取舍。

2. 信息处理 在调查研究、收集资料的基础上,进行信息处理,为科学决策提供准确数据。

3. 设计方案 对决策的内部、外部因素进行全面、系统分析,提供管理者的预选方案。

4. 评比选优 采用评估法,对预案进行定性、定量分析,评价可行性、时效性,选择其中最优方案。

5. 组织实施 制订进度,具体分工,确定完成时间,定期反馈实施中的问题,及时予以修正与调整,以期保持其正确运行。

一、随机决策

随机决策属经验决策范畴。管理者每日接触的就诊、检诊、治疗、人际关系、行政管理等多种工作中,必须及时做出各种决策。在日常大量的事务性决策中,如果件件都按科学决策程序办,未免过于繁琐。因此,经验决策仍然是解决大量日常工作矛盾的有效方式。我们所指的经验决策,并非经验主义,而应该认为它也是一种科学决策,只是缺乏定量分析,故有一定局限性。在经验决策中,一定要实事求是,尽力排除非理性思考。特别要防止以下几点错误倾向:①成见行事:把员工之间的隔阂、利害冲突,带到决策中去,这是十分有害的;②感情行事:将知心者的意见取代理性思考,最易导致决策失误;③先入为主:决策前缺乏调查研究与集思广益,缺乏认真对比与权衡利弊。把"先入"作为真理,排斥正确方案,将决策引向歧途;④感情冲动:这是理性思考的大敌,往往导致管理者一意孤行,造成失误。

在行随机决策时,要求管理者必须富有敏锐而机智的判断能力,综合分析能力和敢担风险的魄力。

二、分权与授权

管理者均应授予职位、职权、职责。职位是指管理者对口腔诊所拥有的领导地位。职权是指挥全体员工行为的权力。职责是履行的义务与承担的责任。在现代管理中,管理者的重要职能在于决策和用人,不必事必躬亲,管理者不可能承担一切任务。因此,必须将一部分职权授予他人,这就叫分权与授权。

所谓分权是指管理权的分配与委托,按总属职能划分管理范围。所谓授权是指执行权的下放,就是管理者委授下级以一定的权力与责任,授权者对被授权者保持指挥与监督之权,被授权者对授权者负有报告与完成之责,分权管理不是放弃领导,授权决不是撒手不管。管理者做到有效地授权应遵循下列原则:

(一) 单一隶属关系

有利于责任明确,有利检查、考核。

(二) 责权一致

可避免推卸责任,有利于培养下级创造性气氛。

（三）适当控制

要制订控制方案、报告制度与补救办法。

（四）量力授权

视下级能力高低,决定授权的大小。

（五）保留权责

关键性权责必须保留,不能放弃,不能失控。

（六）相互信赖

上级对下级不能处处干预。下级对上级也不必事无巨细地请示报告。

三、决策领导

随着当今口腔医学技术的发展,现代化口腔诊所已逐步成为多系统、多结构、多功能的口腔医疗单元。因此,必须要求管理者成为一名决策领导,对口腔诊所工作做好如下决策。

（一）目标性决策

管理者的首要任务是确定口腔诊所的总体目标,描绘口腔诊所发展前景的蓝图,对口腔诊所内外环境进行充分调查,深入了解口腔诊所的性质、任务、编制、技术装备、员工素质、医疗对象、诊疗指标等。发动员工,集思广益,反复论证,制订口腔诊所建设规划,把全体员工的思想、行动统一在口腔诊所的奋斗目标上。

（二）例行性决策

即科学管理中经常性决策,亦称程度性决策,把口腔诊所的业务工作与医疗活动制订成例行的程序与规范。如服务态度、医疗作风、安全工作、患者管理、卫生制度、质量管理等,把工作程序条理化、规范化、使之惯性运行,逐渐由人管人过渡到制度管人。

（三）探索性决策

又称非准确性决策或风险性决策。即指人们对决策对象还缺乏完整认识时,对决策后果没有绝对把握,只能作出一个试验性的尝试,边实践边摸索,一旦捕捉到有利战机,便加快步伐,实现决策总体目标的一种决策方式。

此种决策较为复杂,因对事物发展中的变化因素不能完全控制,只能根据某些可能性来进行初步估计。因此,对此类决策必须及时观察,反馈信息,随时修正,小心从事。但不能优柔寡断,贻误良机。

在当今的改革时代,许多决策均属于探索性决策。这是因为:一方面,当今社会口腔医疗市场形势变化迅速,事物的不确定性也增大,如果过分强调完整规划,就可能脱离现实。一般来说,决策必须以事实和资料为基础。但在此,我们还必须强调,决策不能单纯机械地依赖事实和资料。

第三节　口腔诊所营销理论

营销理论作为企业进行市场经营决策的指导思想,提出以消费者需求为中心的观念,给口腔诊所市场营销策略指明了方向,回答了"以患者为中心"的理论根据。无论是经营管理大型口腔门诊部,还是小型口腔诊所,其成功必然和营销产生某种千丝万缕的联系。事实上,营销行为在日常经营活动中都在自觉或不自觉地应用着。可以这样说,没有成功的营销,就不会有成功的经营,而成功的经营,必须要有成功的营销策略。

一、营销的概念

市场营销学大师菲利普·科特勒(Philip Kotler)曾经说过一句被公认为经典的营销定义的话:营销的目的就是使得销售成为不必要。新的营销概念可概括为 4C 理论,即消费者需求(consumer wants and needs)、成本(cost)、消费者便利(convenience)和沟通(communications)。新营销理论要解决的问题是怎样在一个竞争者众多的环境下,一个并非在本领域内占据绝对领导地位的企业在市场上站住脚的问题,如何使这一个企业区别于从规模、产品和销售上都一致的其他企业的问题。

营销的概念来源于市场经济。从某种意义上说,现代营销是一种经营理念、经营哲学和思维方式。它适用于营利性组织,也适用于非营利性组织。菲利普·科特勒对营销解释为:营销就是分析、计划、实施并控制一系列精心准备、目标明确的组织活动,以实现与目标市场的自愿价值交换,从而完成组织的预期目标。营销行为既可在一般商品销售中应用,同样也能应用于服务性行业。新的营销理论认为,营销已经远远超出了企业的销售部门的范围,深入到了整个企业。

口腔医疗服务作为一种特殊的技术型服务性行业,营销活动同样贯穿于口腔诊所的整个经营与口腔医疗活动中,从打算开始筹备建立口腔诊所起,营销已经对口腔诊所的成功与否起到关键的作用。可见在我国口腔医疗服务正在走向市场,走向开放。我国卫生行政部门已经承诺向世贸组织成员开放牙科服务,我国的口腔诊所也正如雨后春笋般不断涌现。可以预见口腔医疗服务市场竞争必将愈演愈烈,这种竞争不仅限于国内的口腔机构,也包括了来自一切看好中国口腔这一巨大市场的国外竞争者。生存和发展将是摆在口腔诊所经营者面前的严峻课题,营销将对我们所经营的口腔诊所能否生存、能否发展起到决定性的作用。

1. 营销是一项经营管理活动。因为营销活动包含了分析、计划、实施和控制等管理实践。

2. 营销是一项经过精心策划，目的明确的组织活动，而不是随心所欲的行动。比如诊所的广告，并不是什么时候想要去做了就去做，这等于是在"烧钱"。为什么要做广告？做给谁看？想要传达一个什么信息？等等，都应该事先有一个明确的目的和策划。

3. 营销追求的是价值的自愿交换。我们无法强迫任何人来口腔诊所补牙，而要人家来我们这里补牙，必须要有足够的吸引力（比如价格比别人便宜，不用排队等很长时间等），使患者自愿来这里接受补牙治疗，实现彼此的价值交换。

4. 营销意味着目标市场的选择。社会上，每个人的生活经历、收入、生活习惯、个性、爱好、信仰均不相同，因此各人的价值体系和需要呈多样化表现。另一方面，任何一家口腔诊所的资源和能力也是有限的。没有任何一个口腔诊所可以满足所有人的不同需要，为所有的人服务。因此，必须为口腔诊所选择合理的目标市场。

5. 营销的目的是为了组织的生存和发展。口腔医疗服务正在走向市场，即便是国有口腔医疗机构，国家也不可能包揽一切；对私营的口腔诊所来说，生存和发展全在于自己。

6. 营销是依据目标市场（服务对象）的需要和期望来提供我们的服务，而不是我们个人的偏好。例如：华美牙科连锁医院向市场做出"三年不满意，做种植牙全额退款"的技术承诺。这在牙科市场引起不小震动，这显然会吸引一个很大的市场群体，有意向做种植牙的顾客也许会纷纷倒戈，投向华美牙科遍布全城以及郊县的连锁门诊。

7. 营销的实施需要一系列的措施，称之为营销组合，如服务设计，价格定位，患者沟通，资源分配等。任何一种单一的营销方式都无法收到理想的效果。只有将一系列的营销措施加以组合应用，才能收到良好的效果。

例如：美国商人里力在创制口香糖的初期，销势清淡，顾客稀少，仅有少许的儿童顾客。口香糖是不是没有赚钱盈利的商机呢？肯定不是。里力决定用心机来创造商机，他找来一本电话簿，按照簿上的地址，给每个家庭免费寄去4块口香糖，他一口气寄去了150万户，共600万块。此举令其他商人大感不解。谁知几天以后，这一出奇的谋略奏效了，孩子们吃完里力赠送的口香糖，都吵着还要吃。聪明的里力紧接着走第二步棋：回收口香糖纸，换取口香糖。孩子们为了多得糖纸，就动员大人也大吃口香糖。这样，大人小孩一起吃，没过多久，口香糖就被里力炒成了畅销世界的热门货。

二、现代市场营销观念

现代营销观念认为实现组织诸目标的关键在于正确确定目标市场的需求和欲望,并且比竞争对手更有效、更有利地传送市场所期望满足的东西。与推销观念相比,现代营销观念要求口腔诊所营销的出发点是患者,而不是口腔诊所自身;重点是患者需要的口腔医疗服务,而不是口腔诊所所能提供的口腔医疗服务;采用的方法是整合营销,而不是促销和推销;目的是通过患者的满意获得利润,而不是通过增加患者数量获得利润。与质量观念相比,现代营销观念是从患者和竞争的角度考虑质量,涵盖并提升了质量观念。

从现代口腔诊所管理要求,必须树立"一个中心,四个坚持"。

"一个中心":

口腔诊所要以"一切为了患者,为了患者的一切"为中心。从口腔诊所管理者到口腔诊所经营者的转变,使全体员工树立起全新的现代营销观念,并使之贯穿于日常的工作中。

"四个坚持":①坚持认为口腔诊所医疗营销的核心是患者,而不是口腔诊所本身;②坚持认为口腔医疗营销的重点是口腔诊所提供的是患者最需要的口腔医疗服务,而不是口腔诊所所能提供的服务;③坚持认为口腔医疗营销是一个综合性的系统工程,而不是一个个松散的、相互独立的部门的单打独斗;④坚持以人为本的宗旨,明确要靠增加口腔诊所在患者心中的满意度、美誉度来获利,而不是靠通过增加患者的人数来获利。

(一) 以患者需求为中心的观念

首先要满足患者对口腔医疗技术的基本需求,"增长"="新",这在管理者当中是一种常见的偏见。太多口腔诊所将增长的希望押注在非核心业务上,对于仅需要向核心客户提供更好的基本服务就能获得更多利润的核心业务中蕴涵的增长机遇却熟视无睹。

其次要满足患者对口腔医疗服务的全部需求,口腔医疗市场营销观念通过口腔医疗服务整体概念来实现这一要求。即患者在购买某种口腔医疗服务时,需要满足多方面的需求和欲望,在服务品质、方式等方面(图 4-3),只有满足患者需求,口腔医疗技术才能被市场所欢迎。

最后,满足患者不断变化的需求,市场营销观念通过口腔医疗技术服务寿命周期理论来实现这一要求。满足不同患者对不同口腔医疗技术服务的需求,市场营销观念通过市场细分战略来实现这一要求。

广告宣传必须以患者需求为中心,强

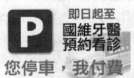

图 4-3 台北市维美牙医诊所停车服务
(来源:国维牙医诊所联盟)

调口腔医疗服务给患者带来的最大的利益,突出口腔医疗服务比竞争口腔医疗服务的优异之处,才能取得预期的广告效果。例如:杭州萧山牙科医院推出向患者免费赠送人造琥珀的活动。牙科医院把拔除的牙齿制成琥珀手链、挂件等小饰物,免费送给患者。这样的口腔诊所,谁不喜欢去?

(二)长期利润观念

在生产观念和推销观念下,衡量口腔诊所经济效益的一个唯一标准是利润,这实际上是一种短期利益行为。现代营销导向强调长期发展,不是注重每一个患者都赚钱,在市场竞争中也不是只用利润这一衡量标准,而是以口腔医疗服务的市场地位、市场占有率、投资收益率等来全面地衡量口腔医疗服务满足患者需求的程度,衡量口腔诊所的获利能力。

例如:天津"爱齿"齿科诊疗中心,它一开始就定位在中高档服务范围内,专门以台资企业和外籍人士为服务对象,长期的良好经营及一贯的服务方式使"爱齿"已经成为天津中高档齿科诊所的标榜,至少短期内无人能超越。

(三)适应环境与发挥优势的观念

现代市场营销学提出"生态营销"观念。这种理论强调,口腔诊所只有像自然界的生物适应自然环境那样适应市场环境,才能求得自身的生存和发展,特别是在口腔医学技术不断进步、新的研究领域和市场领域不断被开发、专业化分工更加精细、社会经济与文化发展变化加速的环境下,口腔诊所与外界的依赖关系越来越密切。所以,口腔诊所在确定营销管理决策时,必须既考虑市场需求,又要判断自身的人、财、物力在这个市场上能否充分发挥优势,并利用这种市场机会能获得比其他的口腔诊所更大的收益。

例如:深圳福华中西医结合医院口腔"魅力微笑·口腔计划"2009在深圳市范围内启动,该活动的一大亮点是:切实服务市民口腔健康,向深圳市民免费赠送总价值100万元的口腔健康券。每张面值100元,每位市民(包括全市的中小学生在内)均可持券前往该院进行口腔诊疗,并可抵用相应的诊疗费用。时值暑假,对于不少需要做口腔治疗的学生及其家长来说,无疑是一大利益,全家看牙都可以使用口腔健康券,这样能从中节省一些钱。不断增加新的服务项目是促进口腔医疗机构成长的明智之举。例如:北京珠江帝景小区昊城口腔劲松门诊与大郊亭社区携手联合举办了《关于中老年人爱牙口腔保健知识讲座》,使中老年人提高了口腔健康意识。从而促进昊城口腔专业口碑的传播和社区口腔医疗需求的提高。

(四)整体市场营销组合观念

1964年美国哈佛大学的鲍郭教授首次提出"市场营销组合是市场营销观念的重要体现"后,受到市场学理论界和企业界的普遍重视和广泛应用。这种理论认为,影响企业市场营销的要素可以分为两类:一类是外部环境因素,如市场竞争、国家宏观经济政策、法律等,相对来说,这些因素都是企业决策者不容易控制的。另一类是企业内部资源及各种营销因素,通常这些因素对企业来说都是大致可控的。

口腔诊所要贯彻市场营销观念,满足患者的需求和欲望,必须运用系统的方法针对不同的内外环境,把口腔诊所可以控制的各种营销手段,包括技术开发、定价、推销、广告等手段进行优化组合,相互协调,扬长避短,综合运用。菲利普·科特勒最先对这种更为复杂的营销环境下企业如何开展市场营销工作在理论上做了概括,他指出:企业市场营销人员不能仅是消极被动地顺从和适应环境,因为这样企业可能将永远被贸易保护主义拒于"市场大门"之外,而必须采取积极有效的措施,使环境朝着有利于企业的方向发展。

例如:成都华美牙科通过引进现代的医疗康复理念和先进的医疗技术设备,为客人提供优雅的环境、周到的服务、精湛的技术和满意的治疗。建立了口腔医院、口腔门诊部及牙科诊所的三类服务模式;公司以人为本,诚信敬业,以客户满意为目标。拥有一批包括博士、硕士在内的顶级专家。义齿加工厂由美国加州大学提供技术支持、(香港)华美科技股份有限公司提供进口设备和原材料形成牙科临床的坚强后盾。近几年来,规模不断发展壮大,在业内和社会享有较高的声誉。

三、营销学的核心概念

我们认识营销的时候,最重要的是要把握它的核心概念,因为它是营销的基石。概括起来讲,营销的核心概念有五个方面,即:有效需求、客户价值、客户满意、客户忠诚和客户关系。

(一) 有效需求

有效需求就是指在具备了消费能力的情况下,对口腔医疗服务的消费欲望。有效需求有三个构成要素,即①有消费能力(支付能力);②有满足患者消费欲望的服务技术;③有接受服务的消费欲望。同时具备了这三个要素时称为有效需求,而没有完全具备时则称之为潜在需求。在口腔诊所经营中,我们的任务就是要很好地满足有效需求,同时要充分挖掘潜在需求。

(二) 客户价值

客户价值就是在口腔诊所经营中,患者在接受口腔诊所提供的服务中所获得的利益和他/她为取得该服务所付出的成本之比。客户价值可以用如下公式表示:

$$客户价值 = 客户获得利益 - 客户成本$$

消费行为学告诉我们,消费者总是依据最高客户价值来决定是否实施消费行为的。就像买一台电视机,顾客会货比三家,选出一家他认为最有价值,获得利益最高的商户,在那里购买。

在口腔诊所患者的利益主要表现在以下四个方面:

1. **服务价值** 这是客户利益的核心内容。在口腔诊所经营中,服务价值包括医疗质量、服务质量、服务内容等。

2. **员工价值** 患者希望和高素质的员工打交道,如果员工的工作效率高,业务素质过硬,为人亲切和善,那么患者就会认为员工价值很高,也就乐意在这里接受服务。

3. **环境价值** 毫无疑问,舒适的环境对每个来口腔诊所就诊的患者都是一件令人心情舒畅的事情。

4. **形象价值** 口腔诊所在社会公众中的总体形象表现所产生的价值就是形象价值。如果口腔诊所在社会上有良好的形象,患者就会乐于光顾,因为这样可以提高患者自身的形象。

客户成本主要包括货币成本、时间成本、精力和精神成本。对不同的客户而言,这些成本构成所占的比重是不同的。比如高收入客户更看重的是时间成本和精力、精神成本,而相对低收入客户,更看重的是货币成本。

口腔诊所应该为每一位治疗后的患者建立完整的档案,经常保持联系,知道患者的需要,同时也让患者及时了解口腔诊所在口腔医疗和服务方面的变化。

(三) 客户满意

满意,是指客户对其需要和期望的满足。客户满意的水平,也就是通常所说的满意度,可以划分为三个层次,即:不满意、满意、很满意。

研究表明,客户的满意度来之于实际感受和期望值之间的比较。通俗地讲,就是我们实际为他/她所提供的服务和客户在接受服务之前所期望得到的效果之间的比值。当实际感受效果小于期望值,客户的评价是不满意;当实际感受效果等于期望值,客户的评价是满意;而当实际感受效果大于期望值时,则感到很满意。

任何客户都带有一定的期望值,即他/她期望解决的口腔问题,期望得到的服务和接待等。客户的期望值来源于过去的经历,家庭、朋友、同事等各种社会关系的意见和介绍,来自我们自己所做的宣传和承诺。

在口腔诊所经营中,如果能有效地管理好患者的期望值,对于提高患者的满意度将起积极的作用。满意度是一个比较复杂的心理变数,患者满意度既是我们工作的目标,同时也是改进管理和服务的工具。只有掌握了满意度的变化方向,才能调整和改进工作方式和方法,从而赢得患者,赢得市场。

增加客户价值是提高患者满意度的有效工具。在口腔诊所的经营活动中,通过减少患者的货币和非货币成本,通过增加患者所获得的价值,对提高满意度将起到极大的促进作用。

（四）客户忠诚

通俗地讲，客户忠诚就是患者对于口腔诊所所持有的一种认同和联系。客户忠诚通常表现为：①重复消费。比如患者这次在这里做洁齿，下一次还是来这里做，并一直保持着这种关系；②进行其他的消费行为。比如患者做了根管治疗，还继续接受烤瓷冠修复治疗；③与你的服务关系持续存在；④乐于向家人、朋友和同事推荐。

毫无疑问，客户忠诚是我们的追求目标。然而，要建立并维持患者的忠诚也实非易事。患者满意是建立客户忠诚的必要条件，只有在较高满意度的水平上，才有可能建立起客户忠诚。要维持客户忠诚也需要做出艰苦的努力，这就涉及客户关系管理。

有人认为，建立和维持客户忠诚是一件很伤脑筋的事情，不如把精力放在吸引新患者上，这样或许会容易一些。然而，事实却并非如此。研究表明，开发新患者的成本远远高于保持现有患者的成本。Barnes 归纳了维持客户忠诚，保持现有患者可以得到如下的收益：①减少寻找新患者的成本；②患者对我们服务的支出份额增加；③彼此间的交往都感到很舒适；④正面的口头宣传；⑤更能容忍我们服务中的小小过失；⑥提高工作效率；⑦对价格的敏感度较低；⑧服务成本相对较低；⑨更大的利润贡献潜力。

（五）客户关系

客户关系管理（customer relationship management，CRM）是近年来得以重视的营销概念，是新经济时代的产物。CRM 的具体目标可归结为"提高客户满意度、降低客户流失率"，从而在一对一服务的基础上，获得并保持客户，最终获取客户的终身价值。通过 CRM 系统，口腔诊所可以把各个渠道传来的患者信息集中在一个数据库里，并以此为基础，对患者进行分析，从而采取更加个性化的服务，让患者得到经常性的关怀，在长期的关系发展中获得价值。

在当今口腔诊所服务内容日趋同质化的今天，以患者为中心已经成为无法抗拒的选择。患者的选择决定着口腔诊所的命运，因此，患者已成为口腔诊所经营最重要的资源，完整的患者档案或数据库就是口腔诊所价值的资产。对口腔诊所与患者间可能发生的各种关系进行全面管理，会显著提升我们的经营业绩、降低成本、控制好整个服务过程中可能导致患者抱怨的各种行为。

四、建立品牌创立效应

品牌是指消费者对产品及产品系列的认知程度。品牌是给拥有者带来溢价、产生增值的一种无形的资产，他的载体是用以和其他竞争者的产品或劳务相区分的名称、术语、象征、记号或者设计及其组合，增值的源泉来自于消费者心智中形成的关于其载体的印象。

营销就是针对目标市场确定和建立一个独特的品牌,并对品牌的整体形象进行设计和传播,从而在目标顾客心中占据一个独特的,有价值的地位的过程或行动。营销的艺术手段就是建立品牌,创立口腔诊所的品牌效应。例如:南京市口腔医院树立"质量就是生命,医德就是本钱,品牌就是效益"的观点已成为全院职工的共识,积极发展重点专科,培养专科人才,打造自己的品牌成为医院工作的重点。

科特勒曾经说过:一个好的品牌能够描述一个过程。顾客记住的是麦当劳,他们会走进有麦当劳标志的餐厅,站到柜台前,购买麦当劳制作的食品,拿着托盘,坐下来享用。好的口腔诊所,让患者记住的是口腔诊所,而不是某一位口腔医师。

有人认为只要口腔医师有名,就能创立品牌。事实上,这种品牌是建立在个人效应基础上的,患者仅仅记住了某一位口腔医师,一旦这个口腔医师离开,整个口腔诊所就会面临严重的危机。现代营销创建的口腔诊所不是这样的。毫无疑问,口腔诊所需要名牌口腔医师,但更需要口腔诊所的整体形象,要让患者相信这家口腔诊所的任何一位口腔医师都是优秀的,都是可信的。

对口腔诊所来讲,必须在患者心目中树立起自己的医疗服务的鲜明形象,这就是口腔诊所的品牌宣传。在口腔医疗市场上,同类诊所的竞争日趋激烈,买方(患者)逐渐成为主导的时候,品牌更是影响诊所成功的重要因素。口腔诊所要善于分析患者对口腔医疗需求的心理特征,通过理性的、感性的,甚至情感的品牌宣传方式来塑造和宣传口腔诊所的整体形象,保持可持续发展的状态。从这个意义上说,口腔诊所要善于"攻心"。

一个口腔诊所只有不断地创新才能有持续的发展,发挥品牌优势最重要的就是创新,再好的品牌,如果没有创新,那只是昙花一现,不断实施品牌创新,有利于口腔诊所的可持续发展战略,使口腔诊所在市场经济的大潮中立于不败之地。未来竞争是非常激烈的,没有品牌的口腔诊所很难在竞争中获胜,品牌的创新在未来竞争中起决定作用,但品牌又不是一朝一夕就能形成的,它是一个不断积累和不断创新的过程。所以,对于品牌的建设,要在不断积累中进行不断的创新,只有这样,才能保持品牌的长盛不衰。

无论是加盟口腔诊所的口腔医师还是选择口腔诊所就诊的患者,应该说都是基于对口腔诊所品牌的认可。

【附录】 新办民营专业口腔医院服务营销策略浅析——以江西亚美口腔医院为例

[来源:薛翔.现代商业,市场营销]

一、引言

口腔医疗行业是我国医疗行业的一个重要的分支。90年代末以来,我国准许外资可以参与中国的医疗机构建设方案和准许国外的医师在华行医、香港及澳门、台湾的医生可以参加中国内地的执业医师考试。这些政策给中国的医疗体制改革注入了活力。国家把医院的类型确定为营利型医疗机构和非营利型医疗机构，从政策上决定着，私人开业行医是我国医疗机构中一个重要的部分。由于中国的口腔医疗行业发展非常迅速，投资前景很好，因此很多的商家看好。近年来，一些投资机构和口腔医疗机构整合，组建新的口腔医疗机构，由投资公司负责投资，口腔医疗机构负责日常事务管理，以连锁经营模式，进行现代化企业制度的建设。

江西亚美口腔医院正是一所新办的拥有高科技医疗设备，集医疗、科研于一体的现代化全数字非营利型口腔医疗机构，坐落在江西省南昌市黄金地段中山路138号商会大厦二楼，也是江西省市场上第一家高端连锁制专业口腔医院。本文试图从服务营销的角度来探讨江西新办民营专业口腔医院的营销策略，并以江西亚美口腔医院为例，提出一些具体可行的对策。

二、民营口腔医院营销面临的问题

(一) 医务人员营销意识薄弱

虽然有些民营口腔医院已经认识到医院营销在医院经营中的重要性，成立专门的营销机构，做了大量的对外营销工作，但与此同时，这些医院却忽视了对客观上存在的内部医务人员营销意识的培养。医务人员和其他部门工作人员对医院营销活动不关心，参与营销活动的积极性不高，没有在医院内形成全员营销的氛围，营销计划在医疗服务环节上没有得到落实。由于营销活动只重视外部宣传却忽视内部发动，医院营销整体效果不理想。江西亚美口腔医院在开业初期也遇到了类似的问题，医院设置了专业的营销策划部门，开展了一系列的社区义诊活动，但是由于医生和销售人员无法在理念上达成共识，配合程度有限，导致收效甚微。

(二) 忽视医院品牌，虚假广告泛滥

有些民营医院的管理者为了追求医院的经济效益，扩大患者来源，不惜以医院的品牌作为牟取利益的工具，利用各种手段对医院的规模、技术水平或治疗效果等进行夸大和欺诈宣传。目前，全国约有80%的医疗广告是针对民营医院进行宣传。然而，其中一部分医疗广告的内容严重失实，这不仅误导了消费者，损害了消费者的合法权益，同时还破坏了民营医院在消费者心中的形象，有的民营医院还为此丧失了生存权。因此，民营医院必须摆正医院品牌和诚信在医院经营中的地位，做到取信于民，取信于社会，从而使民营口腔医院产生良好的社会效益与经济效益。

(三) 医疗市场的开放程度不够，缺乏市场营销的手段

在公费医疗体制下，很多单位均指定一些公立医院作为职工的定点医疗保健服务机构。这在一定程度上为民营医院设置了市场障碍，减弱了民营医院的市场竞争力，妨碍了正常的市场秩序的建立，弱化了民营医院的营销管理。同时，民营医院在医疗市场运作过程中，既缺乏与其药品、仪器设备供应商的联系和结盟，也缺少与同行业相关部门的密切合作，这样很难降低医院内部的采购成本和医疗服务实施成本，致使大多数民营医院的医疗服务价格偏高，较难扩大其在医疗市场上的份额。以江西亚美口腔医院为例，其最有力的竞争对手就是江西省口腔医院以及各大公立医院的牙科，因此亚美更有必要在市场营销方面下足工夫。

三、服务营销的概念和组成

营销学家麦卡锡在 1964 年提出的 4P 营销组合,即产品、价格、促销及销售渠道,一直以来广被全球的学术界与营销人员采用,且历久不衰。但由于市场环境的变化日新月异,近年来许多业界的学者专家均一致认为,4P 营销组合已不足以适应现代多变的营销环境,尤其是服务业,因而在 1981 年两位营销学家布姆斯与毕特纳提出了 7P 营销组合策略的观点,是在传统的营销组合策略的基础上再导入 3 个 P:人员(People)、有形展示(Physical evidence)和过程(Process)。这样,原来的 4P 加上新增加的 3P 就构成了服务市场营销的 7P 组合。

人员:在营销组合策略里,是指"人为元素"扮演着传递与接受服务的角色。换言之,也就是公司的服务人员与顾客。人员也包括未购买及已购买服务的顾客。营销人员不仅要处理公司与已购顾客之间的互动关系,还得兼顾未购顾客的行为与态度。

服务环境:可以解释为"在一个购买环境里,服务得以传送,任何有形的商品透过服务传播及表现而更完整。"服务环境的重要性,在于顾客能从中得到可触及的线索,去体认你所提供的服务质量。因此,最好的服务是将无法触及的东西变成有形的服务。

过程:这里的过程是指"顾客获得服务前所必经的过程"。

四、江西亚美口腔医院的服务营销对策探讨

传统的 4P 策略不在本文赘述,这里主要阐述新增加的 3P 策略。

(一)人员策略

在服务利润链概念中,顾客满意和顾客忠诚取决于企业服务为顾客创造的价值,而企业服务为顾客创造的价值能否让顾客满意,又取决于员工的满意与忠诚,只有满意和忠诚的员工才可能提高他(或她)的服务效率和服务质量。此外,由于服务的不可分离性,服务的生产与消费过程往往是紧密交织在一起的,服务人员与顾客间在服务生产和递送过程中的互动关系,直接影响着顾客对服务过程质量的感知。由于口腔医院服务环节较多服务流程涉及面广,并且都是由医务护理人员来完成的。这就要求全体医务人员要有医院营销意识,进而在工作中落实营销理念,使得"顾客至上"的宗旨体现在整个诊治过程中。由于医患关系贯穿于整个医疗服务过程,因此,医院营销不仅是营销部门的任务,更需要全体医务人员树立医院营销意识,需要医院所有部门相互配合、共同参与,进而在医院内部做到事事营销、全员营销,将每个环节上的营销拓展到全方位营销,更好地为广大消费者服务。

(二)过程管理策略

由于服务不是一种有形体,而是一组由一系列活动组成的过程,在这个过程中,生产和消费同步进行,所以企业只有对这一系列过程加以管理,才能真正实现优质服务。

1. 不断优化医疗程序,提高医疗质量 医疗质量管理的责任不仅要由医院管理人员承担,更主要的是医护技术人员广泛参与,江西亚美口腔医院应建立一套完整的就医过程标准,把每个就医动作层层分解,为每位就医的消费者量身定制医疗方案,以书面的形式公布让消费者亲身感受到服务的精细化,并为每位病患建立就医档案,全程跟踪医疗状况。

2. 建立医疗质量评价体系,改善就医过程 医疗质量过程指标是现代质量管理的重点评价方法,它反映医疗质量实时控制的管理思想。江西亚美口腔医院可以尝试采用的过程指标主要有:人均门诊量、患者平均医疗费用支出情况、误诊率、治疗方案错误发生率、医疗投诉率等反映诊疗质量、医疗效率、医疗费用合理性及社会满意度。通过对这些指标的收集,并通

过数理统计方法进行处理,找出医疗过程中的不合理之处,加以改进。

（三）服务环境策略

江西亚美口腔医院的服务环境作为医院服务的有形线索,它能够提示它所包含的信息。如先进的诊疗设备、豪华的装修提示医院的服务档次情况,整洁的环境提示认真、仔细和严谨的服务态度,柔和的灯光和放松的音乐提示细腻的服务,医护人员的言谈举止的文明性提示着医院格调的高雅等。因而说明医院的服务环境包括物质环境和人文环境,医院建设需要软、硬环境相互促进、共同发展。

1．打造特色就医环境　医院应抓好硬件建设,加大技术设备投入,多渠道、多角度融通资金,争取拥有一批高精尖的现代化医疗设备,充分运用现代高新技术,采用电脑网络化管理,保证服务的高效和优质。积极营造舒心的就医环境,通过医院形象设计,改善医院的整体形象,充分体现以人为本的经营理念,在布局上,坚持以方便患者治疗疾病为原则,在装饰上以适应患者的特殊心理感受为基准,使患者处处感受到重视和关爱。牙病患者往往都有拒医心理,就诊后延续的病痛往往让很多潜在的顾客畏惧就医,为不同的顾客营造不同的就医环境是医院在前期投入的时候就应该考虑到的,并在实践中不断改善,例如为等待就医的顾客播放轻松的电视节目,为儿童患者提供能转移注意力的玩具,为贵宾客户提供专享休息室等。

2．树立良好的医院形象　医院形象是指社会公众和医院员工对医院的整体印象和评价。良好的医院形象是吸引顾客、扩大市场份额的保证。同时,也是吸引人才,进行社会公共活动的条件。良好的社会形象可以转化成医院的无形资产。江西亚美口腔医院应导入医院形象塑造系统,全面开展公共关系营销,树立医院开拓进取、与时俱进、科学管理、优质高效的形象。在导入时应遵循以下原则:

（1）容易识别的原则:如标志应容易辨认,色调具有冲击力,医院精神、广告导语等容易记忆和理解,医院行为容易让人接受。

（2）容易认可的原则:江西亚美口腔医院的形象创意要接近患者和社会公众,与社会时尚相协调,与社会公众审美观相适应,与社会传播媒体相沟通。

（3）统一性原则:江西亚美口腔医院的上下、内外、前后形象要保持一致,以凸显医院的整体性、一致性。

（4）要有个性化:既要突出医院"以人为本、彰显关爱"的服务理念,又要向患者推介江西亚美口腔医院的重点强势项目,以便在消费者心目中树立医院专业、优质的形象。

第四节　口腔诊所市场竞争

优胜劣汰是自然生态系统最基本的法则,在口腔医疗领域同样如此,不同的口腔医疗机构,都存在着不同形式、不同程度的竞争。多少年来,不同口腔医疗机构之间的竞争此起彼伏,无论从技术还是产品,竞争总是一种挥之不去的原动力。口腔诊所市场竞争包括公立口腔医疗机构之间的竞争,民营口腔医疗机构之间的竞争,公立口腔医疗机构和民营口腔医疗机构之间的竞争。竞争内容包括规模档次、管理模式、技术水平、设备条件、沟通能力、广告传播、医疗价格等等。

一、规模竞争

引进先进的设备和器械,对各地口腔医疗行业有积极的促进作用,这几年我国各地口腔诊所快速扩张,有的扩大面积,添置设备,从口腔诊所升格成口腔门诊部,从口腔门诊部升格成口腔医院。有的见缝插针,开连锁店口腔诊所。这就是鲶鱼效应,几条鲶鱼搅和了一池春水,你不发展就要被淘汰,老患者会流失,纷纷扩大规模,增加椅位。这就叫与时俱进,形势逼人。一家开展种植技术,另一家开展冷光漂白。一家投入了巨资,引进芬兰犬数字口腔全景机,经营了几年,收回了成本,抢占区域性口腔医疗行业发展的先机。

二、人才竞争

口腔医疗行业扩张,需要人才,大型口腔医疗机构一是从全国招聘人才,二是从当地同行挖墙脚,哪个给的待遇高,口腔医生就被挖走,被流动。现在用人成本越来越高,谁的待遇稍微低了一点,加薪迟了点,已培养多年的员工,就可能会离开你。

口腔诊所的发展是阶段性的,不同阶段需要不同的人才,不同的阶段工作方法也应有所变化,所以,口腔诊所的人才管理是要变化的,人才也是阶段性。每个阶段对员工的要求是不同的,口腔诊所创业初期要奉献型员工,口腔诊所成长期需要开拓型员工,口腔诊所稳定期需要执行员工,口腔诊所衰退期需要创新型员工。口腔医生的名气和经验都不是最重要的,只有实用与实效才是最重要的,只有能够满足口腔诊所实际岗位工作需要,才是用人的唯一标准。

三、价格竞争

价格竞争是指企业运用价格手段,通过价格的提高、维持或降低,以及对竞争者定价或变价的灵活反应等,来与竞争者争夺市场份额的一种竞争方式。一般说来,在口腔诊所发展的较低级阶段,应用价格竞争较为盛行;而在口腔诊所发展的较高级阶段,应用非价格竞争较为普遍。口腔医疗机构越来越多,密度越来越大,有的口腔诊所甚至紧挨在一起,社区居民看牙,选择的余地越大,有的口腔医疗机构为了占领市场,实行低价策略,影响了整个城市的口腔医疗收费价格,口腔诊所利润下降,口腔医生和牙科护士工作很辛苦,收入降低,但给患者带来了实惠。

四、广告竞争

广告竞争是因口腔诊所竞争而在口腔诊所之间产生的不同服务与策划的

第三类竞争方式,是一种利用广告的手段对口腔诊所本身进行宣传,以夸张与一些打击性为内容的商战竞争手段。大型口腔医疗机构都有广告投入,甚至打广告战,有的大张旗鼓的在媒体上做广告,有的在报刊上,见缝插针,细水长流,潜移默化地做广告。有的以公益的形式做广告。有的干脆在公园这里支起帐篷,量血压,免费检查口腔,做各种广告。"八仙过海,各显神通"。目的就是扩大知名度。

五、管理竞争

引进上海、北京、广州等大城市高端口腔医疗机构的管理经验,从口腔诊所装修格调色调、服装式样色彩、财务管理方式、患者就诊流程、内部岗位设置等进行改造,脱胎换骨,提升整体管理水平。作为口腔诊所的管理者,压力增倍,只有不断学习,努力创新,学人之长,与时俱进,才能跟上我国口腔医疗行业日新月异、不断发展的步伐。

六、技术竞争

很多口腔诊所可能认为,自身不是高技术企业,因此没有必要过度关注新技术发展动向。这是比较危险的信号,因为有些技术是足以影响口腔医疗行业的。就算无直接相关,高技术口腔诊所之间的竞争经验,对于口腔诊所的生存和可持续发展是有利无害的。在当前全球如火如荼的技术创新环境下,任何口腔诊所都要加快自身学习的步伐。

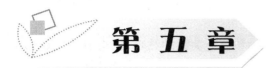

第 五 章

口腔诊所营销方法

销售有两种不同的方式,即 push(行销)和 pull(拉销)。push 是以营销、广告等方式向潜在客户介绍服务和产品,形成客户对品牌的基本认知;pull 大都是品牌影响力形成以后,客户慕名而来的购买行为。口腔诊所需要通过越来越正式、越来越有创新性的手法,使出浑身解数来获得消费者的关注,并且把自己的品牌产品注入到消费者的日常生活中,最终获得认知和认可,这是一个艰难的过程。

口腔诊所营销方法需要仔细思考和计划,以便吸引适合的患者群,而不只是患者数量。仔细考虑怎样做才能最大限度地改变口腔诊所的现状,以吸引那些需要的不仅是治疗最坏牙齿问题的患者。有一整群患者有更高要求,但不知道去哪或谁能够提供这样的服务。去成为他们需要的人,我们应去建设他们所需要的口腔诊所。

市场营销的宗旨在于创造客户,假如没有足够的患者、领先的设备、完美的技术、周到的服务、合理的定价,将一无所获。口腔诊所营销活动跟利润之间有很高的相关性,营销活动是通过以下几个方面来影响利润的:①营销活动包含价格体系的制订,价格影响收入额,进而影响利润;②营销活动决定患者数量,患者数量影响收入额,进而影响利润;③营销活动是要投入的,有投入就有成本费用,成本费用影响利润。

第一节　口腔诊所营销策划

营销策划(Marketing Plan)是在对口腔诊所内部环境予以准确地分析,并有效运用经营资源的基础上,对一定时间内的口腔诊所营销活动的行为方针、目标、战略以及实施方案与具体措施进行设计和计划。管理者只有首先制订口腔诊所的目标才谈得上具体的吸引患者的营销技巧,任何技巧都是由核心理念而产生,因此说,没有一个为社会服务的目标和前景是不会有好的技巧,但有了服务的目标就必须掌握一些营销技巧问题。

口腔诊所提供服务的方式,处理人际和社会关系的技巧,则会成为口腔诊所业务发展,建立稳定患者的基础。这里又要说一句老话了,即患者的感受是口腔诊所生存的关键。卓越的服务必须具备更好、更快,与众不同这三个要素。关键在于超出一般人的预期,提供超凡的服务。

整合营销是口腔诊所所有部门相互协调,全体员工共同参与,而不只是营销部门及其人员进行的营销活动。口腔医疗服务与其他服务或有形商品有很大的不同,在口腔医疗服务的提供过程中,患者与非营销人员的接触远远超过与营销人员的接触。所以,营销不单单是营销部门的事情,没有其他部门的配合不可能有好的效果。为了激励所有部门的团队精神,口腔诊所既要进行外部营销,又要进行内部营销。外部营销是对口腔诊所外部人员的营销,而内部营销是指成功地聘用、训练和尽可能地激励员工很好地为患者服务的工作。

【案例】 会员制家庭保健服务计划

[来源:上海市静安区西典齿科,2005]

一、会员家庭齿科保健服务方案计划

A级—个人会员计划   B级—双人会员计划   C级—家庭会员计划

二、加入方式及所获权利

A:个人会员计划——需预先支付 5000 元人民币

①免费牙科检查(每年两次);②有预约优先权;③可获得 250 元人民币的赠送金额,即可使用的总金额为 5250 元人民币;④储存金用完后可继续获得 5% 的治疗折扣。

B:双人会员计划——需预先支付 10 000 元人民币

①免费牙科检查(每年两次);②有预约优先权;③可获得 800 元人民币的赠送金额,即可使用的总金额为 10 800 元人民币;④储存金用完后可继续获得 8% 的治疗折扣。

C:家庭会员计划——需预先支付 15 000 元人民币

①免费牙科检查(每年两次);②有预约优先权;③可获得 1200 元人民币的赠送金额,即可使用的总金额为 16 200 元人民币;④储存金用完后可继续获得 8% 的治疗折扣;⑤赠送牙科保健品。

第二节　口腔诊所模仿策略

模仿别人口腔诊所成功的地方也是一个营销策略。你是否买过一件家具,或者做过某些室内的装修,随后惊奇地发现我们的邻居也模仿我们的做法。我们的邻居这样做既可能使我们反感,又可能使我们有受到恭维之感。

如果是前者,是因为人们总希望自己的主意绝无仅有,独具特色;如果是后者,是因为你的邻居明确表示了你的主意比他长期持有的想法棋高一着。不管你喜欢不喜欢别人仿效,仿效者毕竟在承认你的智慧。

一、明确模仿目的

如果我们打算模仿某个成功的口腔诊所,而这个口腔诊所的活动空间同我们的经营不发生冲突时,那么他或许会把他获之不易的经营手法与我们分享。我们可以亦步亦趋地照他的方式去做,也可根据自己的目的,只把他的方案当做样板来参考。如果对方知道我们在使用他的设计方案而又乐于帮助我们,我们的感觉会更佳,模仿的效果也会更佳。这时我们可以通过同他交流,掌握更多的细节。我们可以自由自在地向他询问有针对性的问题,征求具体的建议等。

二、不要盲目照搬

某些因素对某些仿效对象有用,却未必对我们的口腔诊所也有用。因此,模仿应该掌握一般性原则,不要把每个具体细节都不加选择地照搬。例如,仿效对象是通过其公关才干来扩大病源的,那么,就要认真考虑他那种方法是否会对我们有用。要把与业务有关的一切具体细节都掌握了,然后再试一下适合的方案。条件是:方案要适合我们的个性。总之,模仿别人对我们有用的东西才是明智的做法,如果也照搬同自己气质不协调的东西,那么就愚不可及了。这是模仿时要切记的要点。

三、有所创新发展

不但要从仿效的原型中尽可能汲取更多的东西,并把这些当做改善口腔诊所业务的基础,而且还要加上我们自己的改进设想。即使模仿对象能提供十分完善的方案,还是要设法加上自己的创新。当我们感到由于加进了创新以后,新方案比原方案有了发展时,不妨邀请仿效对象或者有关专家来评价一下,从而获得裨益。

四、加强联系交流

为找到一个恰当的值得仿效的口腔诊所,可能要花很多的工夫。必须随处留意获得卓越成功的口腔诊所,及时追踪在社交场合中得到的有关信息。如果偶然听到有人讲起哪里有一个经营很好的口腔诊所时,那就不要放弃这一时机,也不要担心别人认为我们是在窥探商业秘密。要尽可能多找到一些有关的信息。例如,这个口腔诊所是如何做到这一步的? 她的经营是不是像大家所认为的那么成功? 要对所得的信息提出疑问,可能的话,也不妨直接询问当事人。如果她确实像传说的那样经营很好,那么她就应该深知交流信息以及建立网络的价值,对于我们虚心求教如何开展口腔诊所经营的合理要求,她也就不会置之不理。

应该设法了解他们正在做些什么而你没有做,他们有些什么有利条件而我们没有,也要弄清楚模仿对象是否确实值得我们钦佩。总之,仿效对象如果确实是用自己力量创业的成功者,那么对于我们的发展肯定很有帮助。不过即使他们不是,那也不要紧,只要我们自己心中有数,在仿效时适当修正就可以了。不然照着他所用的方法去经营,对自己的经营就可能会不够现实。如果一个口腔诊所有强有力的后台,我们却没有,那我们模仿他而又要成功就实在太难了。

第三节　口腔诊所赠送礼品

中国历来有馈赠礼品的传统。广告礼品作为一种现代新颖的广告载体,具有图案设计不受限制、结构可任意选择、美观耐用和质优价廉等诸多优点,已成为口腔诊所广告宣传的一种重要形式。免费礼品营销是一门艺术,通过向消费者提供良好的礼品体验,之后慢慢获得收益。免费礼品营销的关键在于营销活动的发起者要意识到,如果消费者要得到免费礼品,他们必须为此付出一些时间作为代价。很显然,并不是每一个企业都能够承担得起大规模免费发放礼品所带来的成本。这就像一场爱情马拉松,跑到最后才知道付出是否值得。

收到礼物或捡到便宜的人一般乐于向别人展示自己的所得、炫耀自己所得到的便宜,并且乐于谈论赠品者是谁、赠送地点或谈论事件过程,同时还会鼓动他人参与。如果口腔诊所巧妙地利用人们这一特点,可以收到良好的口碑效果。赠送一个讲究的礼品包,让求诊患者可以在将牙刷、牙线和牙膏带回办公室或家里的同时为我们做广告。就像在飞机的头等舱里一样,为求诊患者提供温暖的并洒有香水的毛巾。例如:杭州口腔医院为减轻儿童看病恐惧心理,在圣诞期间把医院布置成具有圣诞氛围的童话世界开设圣诞特色门诊,同时在 24 日下午和 25 日一天给前来就诊的小朋友送上圣诞小礼物。

赠送礼品一般可分为赠送有形礼品与赠送无形礼品。有形礼品一般指赠送礼品、赠送广告礼品等;无形礼品指赠送信息、赠送服务等。无论是哪种赠送行为,赠送的目的是诱导消费者,不但要达到对受赠者的忠诚度的培养,还要利用受赠者的口碑达到扩大消费群体、提高服务品牌知名度、忠诚度、增加服务销量的目的。

这些广告礼品的广告效果相对于传统的媒体广告有四点优势:①流动性大:走到哪里,广告就做到哪里;②性价比高:投入成本低,制造周期短;③功能实际:各种各样的广告礼品具有普通产品的实际功能;④广告时效长:广告礼品的使用寿命有多长,广告时效就有多长,可对口腔诊所进行长期的广告宣传。

一、赠送产品或广告礼品,引导顾客体验消费

口头宣传模式得以推广,在大多数情况下依赖于患者能够清楚地向他人表述某个口腔医疗技术的优势所在。所以,如果患者可以直接以实物形式向他们的朋友推荐你的产品,鼓励朋友进行尝试,那么我们就会更容易赢得良好的口碑。

赠送口腔护理用品:一种方式是随着就诊赠送,在就诊时附带小包装牙刷或牙膏赠品,以赠品作为诱导,吸引患者再次就诊。这种方式主要目的是让患者感受到实惠后,在第一目标群体中引起强烈的连锁反应。以此来达到良好的口碑效应。

赠送礼品:礼品也分为两类,一种是广告礼品,既具有一定的实用价值,又具有一定的广告价值;另一种是与本产品无关的纯粹礼物。赠送广告礼品不但运用了口碑营销方法,而且融入了针对目标群体的广告。它以礼品的实用性为载体,达到口碑和广告的双重目的。做广告礼品不宜太广告化,而应实用性、艺术性为主,例如:刷牙杯,尽量淡化口腔诊所或品牌意识,因为太广告化的东西患者根本不方便使用,因为使用广告品一般会被他人认为是没钱才用这种免费的东西。

二、赠送信息或服务手册,培养顾客的保健意识

许多口腔诊所在电话中对初诊患者做好了预约安排后,还及时寄去表示欢迎和感谢的信函,附上有关诊所和口腔健康知识的手册。一封传达基本信息和你的服务观的欢迎信或小册子对新患者总是很有用。这既可通过实物的形式也可通过网页来完成。可以印刷定期的通讯来告诉患者关于口腔健康信息、职员、设备、技术及提供的新服务等有何新进展。

赠送口腔行业或服务的相关信息是让口腔行业的目标消费群清楚地认识口腔行业的情况,诱导其对口腔行业服务的消费意识。生活有用信息指对消费者生活有帮助的知识、常识、技巧等,这些信息一般都与口腔诊所有一定的关联度,消费者在获得有用信息的同时加强对口腔健康的了解,达到扩展口腔诊所知名度的目的。

所有这些信函资料都不应该带有商业色彩,而仅仅是口腔健康的信息资料,应该是有针对性的、精心挑选的,而不是随意插进信封里的。这种做法的目的,在于进一步确立、巩固和发展口腔诊所与患者之间的友好关系。另一方面,可以用调查表来找出在口腔诊所的服务中患者有哪些不满意,并为他们提供一个说出不满的渠道。给提意见人写感谢卡也总是一项热情服务技巧。其他场合的卡片,如圣诞卡、生日卡、慰问卡、爱牙日卡等,也有助于与患者保持良好的和谐关系。赠送信息、服务等活动的最终目的是为了树立良好的品牌形象,形成品牌良好的口碑效应。

三、赠送产品或广告礼品制作

口腔诊所耗费财力人力赠送广告礼品,目的是要起到广告效果,如果广告礼品不能被消费者使用,就达不到广告的效果。如果仅凭广告品上面硕大的品牌标志或者广告语来吸引消费者,何必要耗费资金制作礼品呢,印刷 DM 单就足够了。

口腔诊所在制作广告礼品的时候,要充分考虑口碑效果与广告效果的孰轻孰重。产品或广告礼品是口腔诊所与患者的一种沟通工具,主要包括会员卡、宣传手册、口腔护理用品、雨伞等(图 5-1)。

(一)会员卡

会员卡的设计要丰富多彩,可根据患者的不同需求,做各种相应的优惠措施。如会员卡包括家庭成员卡、朋友连带卡等,使每一位来治疗的患者可以得到一张会员卡,这样就可以发展一系列客户成为您的忠诚顾客。

(二)口腔诊所宣传手册

患者不会只因为口腔诊所宣传手册的质量去选择口腔诊所和口腔医师,但一本精美的手册却起着非常重要的作用,能传递口腔诊所最重要的信息。首先要明白宣传手册的目的:是让潜在患者决定就诊,因此涵盖的内容除了名字、地址、电话号码和服务内容,还应包括激发患者的兴趣的内容。

以此推销口腔诊所的优势之处及与其他口腔诊所不同之处。而且为了吸引顾客,文字要精辟,必须简单和易懂,标题需要吸引人,最好能列出口腔诊所的成功病例。

(三)口腔保健手册

与宣传手册不同,口腔保健手册则是注重口腔的美容和健康的宣教,它包括从刷牙方法教导、口腔常识、口腔保健教育。因为口腔健康日益重要,人们不只是在口腔有疾病时才会去治疗。

(四)牙刷或牙膏

牙刷或牙膏是口腔护理用品,属于日用消耗品。牙刷或牙膏可以制成口腔

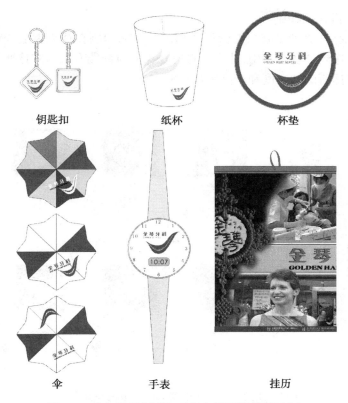

钥匙扣　　　　　　纸杯　　　　　　杯垫

伞　　　　　　　手表　　　　　　挂历

图 5-1　广告礼品(来源:成都金琴牙科联盟医院)

诊所专用,牙刷柄和牙膏筒上是很好的信息载体,还可以印上口腔诊所的电话。像牙膏牙刷一样天天陪伴就诊患者,因为人们每天都得刷牙。

(五) 广告礼品伞

广告礼品伞作为一种现代新颖广告载体,具有流动性大、色彩鲜艳和良好的视觉效果,图案印刷采用热转印技术,效果逼真、色彩艳丽、不掉色;可以根据不同的功能选择布料,阳伞、雨伞、两用伞。其图案设计不受限制、结构可任意选择以及美观耐用、质优价惠等多种优点,成为口腔诊所广告宣传的一种重要形式,广告伞具有其他形式广告不可比拟的优势,受到消费者的广泛好评(图 5-1)。

(六) 广告礼品钥匙扣

广告礼品钥匙扣有突出的广告位置,是口腔诊所理想的广告促销礼品。广告礼品钥匙扣种类繁多,比如卡通造型、品牌造型、牙齿造型等等,材质也很多,如铜质、铝制、橡胶制、塑料制等等。为了达到更好的广告效果,材质尽量好一点,设计精美一些,否则保存价值低,达不到宣传目的(图 5-1)。

(七) 广告礼品扑克

广告礼品扑克就是将口腔诊所的形象或产品印刷在扑克牌上,然后以促销礼品的方式送到消费者手中,让人们在打扑克的时候能看到口腔诊所的品牌,从而提高口腔诊所的知名度和产品销量(图 5-2)。

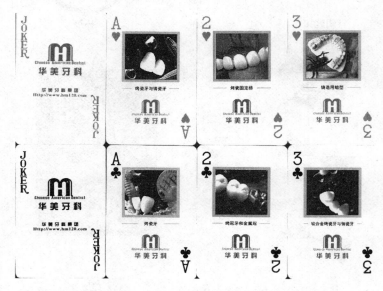

图 5-2 广告礼品——扑克(来源:成都华美牙科)

四、赠送服务

赠送服务是指额外奖励给部分人群的免费服务,例如:免费洁牙、免费口腔健康检查等。其至还有赠送的茶水、点心服务,真周到啊。赠送服务可以是针对自己的新老患者,也可以是潜在的消费人群。

实践证明,向广泛目标人群赠送服务不但可以制造新闻效应、扩大品牌知名度、赢得良好的口碑,还是影响竞争对手客户的有力武器,能迅速壮大自己的顾客阵营。

第四节 口腔诊所服务扩展

口腔诊所主要业务是以口腔医疗为主,但人们在口腔卫生服务中的需求是多方面的,在口腔诊所还有很多能为患者提供的扩展项目,其扩展项目的收入比例在口腔诊所的总收入中越来越多。例如:资料显示 3 年前的北京口腔医疗市场,预防和保健的比例是15%,口腔急诊占35%,牙齿美容占50%。目前的比例是,预防和保健的比例占25%,牙齿急诊明显减少,变成20%,牙齿美容达到55%。随着大众越来越注重生活品质,人们对口腔美容、保健方面的支出也越来越多。

一、美容项目

向患者推荐和提供牙齿美容项目有水晶牙饰,牙齿美白等。例如:东京的牙医流行进行一种美学治疗——通过在尖牙上粘结暂时性迷你尖牙,做出虎牙(yaeba)的效果。在邻近东京银座高档市场的 Dental Salon Plaisir 里是一项广受欢迎的治疗项目,这也许是电影《暮光之城》的粉丝们引发的潮流,Dr Kashiyama 已经将价格提升到390美元。日本女性正狂热地追求由突出的尖牙带来的拥挤、歪曲牙齿的笑容,称为虎牙貌。 与通常意义上的吸血鬼嗜血形象不同,这个锋利尖牙外观是为了使笑容更像小孩,复制了滞留乳牙形成的特有的笑线。

【案例】 水晶牙饰美容项目开展计划

水晶牙饰一经推出就受到了年轻一代的青睐,展现个性,突出自我,青春的气息锐不可当,而对于事业有成的人更增加了一种自信和魅力。牙饰的兴起,使就诊者不再是真正意义上的患者,从治疗到保健、再发展到现在的美容,人们对牙齿认识的提高是人们意识水平提高的另一表现。在身体的各个位置上装饰,富于创新的现代人想尽其能。

这种牙饰是从瑞士来的舶来品,看起来像一颗小小的圆形钻石,但它其实是一种高级玻璃物质,取材于天然水晶,有透明、红、蓝等颜色,直径在1.8mm和2.5mm之间,可以镶嵌在牙齿表面。由于只在牙釉质层面进行操作,因此此不会破坏牙齿。戴一段时间后,如果感觉腻了,可以摘下来保存,想戴时再镶上。由于是进口货,价格不算低。

钻石牙饰的兴起来源于欧洲,品牌来自于瑞士和韩国。先进国家的牙齿保健观念很早就深入人心,发展至今人们对一口整洁牙齿的要求,萌生出了牙饰的念头。在牙齿上贴上钻石形状的水晶,能给人们带来更为灿烂的微笑。目前在北京、上海等地,钻石牙饰已经风靡。

投资情况:相关的镶牙、洗牙设备和器械需10 000元左右。购置一部分水晶牙饰、粘合剂,花费5000元。

效益分析:根据不同颜色、直径大小,每颗收取不同的费用。以目前市场上的最低价格50元计算,平均每天有1人来做,每人只做1颗,则在1个月内就能收回投资。

材质:高级玻璃

颜色:透明、红、蓝等

大小:直径1.8~2.5mm

价格:60~600元/颗

经营建议:装水晶牙饰和洗牙、补牙等一样,要求有一个清洁过程,使用的器械、粘合剂是否消毒无菌至关重要。对于有明显口腔疾病的人,建议其治疗好以后再来做,以免产生纠纷。

如果能够聘请到专业的牙科医生则更好,可以同时开展洗牙、镶牙、矫正牙齿等业务。

根据个人喜好,在门牙左边或是右边第二颗牙上,光敏粘接剂将"钻石"粘上去。所谓的"钻石",只是一种由瑞士或者奥地利产的水晶石,有1.5mm大小,一般在500元至600元之间。也有不少水晶牙饰是以人造水晶为原材料的。水晶牙饰是利用光线的折射原理,使粘附在牙齿表面上的"小钻石"在日光或灯光的照耀下发出闪烁光芒,所以,牙饰一般都是做在侧门牙上。因为根据牙齿排列的自然弧线,侧门牙恰恰处在产生光线折射的最佳角度,让你的笑容倍添光彩。来镶牙饰的都是女孩,喜欢追求另类和个性,不少人打算向演艺界发展。

佩戴此牙饰的方法非常简便:先清洁牙齿表面的污垢,吹干后,用光固化树脂,将水晶石粘结在牙齿上即可。整个过程只需短短10分钟,毫无痛苦和不良反应。此牙饰表面光滑,薄而小,佩戴后无任何不适,且粘结牢固,吃饭刷牙一般都不会脱落。由于操作是在牙釉质表面进行,所以水晶饰牙不会损伤牙齿。还可以定期更换不同颜色形态种类的水晶钻石。去除牙饰也很容易,去除后的牙齿表面跟以前一样,毫无损伤。

二、预防项目

向患者提供推荐和牙齿窝沟封闭、局部应用氟化物等预防项目。

(一)窝沟封闭剂

窝沟封闭(pit and fissure sealant)是指不去除咬合面牙体组织,在其上涂布一层粘性树脂,保护牙釉质不受细菌及代谢产物侵蚀,达到预防龋病发展的一种有效防龋方法。当牙齿的窝沟被封闭之后,原来存在于窝沟中细菌的营养来源被断绝,这一方面起到了预防龋病发生的作用,另一方面也阻止已存在龋患的发展,窝沟封闭在提供有效高质量的牙科预防中起到非常重要的作用(图5-3)。

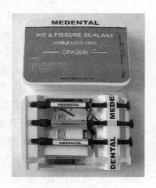

图5-3 沟隙封闭剂

(二)含氟泡沫和含氟涂膜

氟离子能够跟牙齿的钙和磷结合,形成抗酸的成分,因此能够降低蛀牙几率。市面上也有一些氟化物的补充品。例如:氟化泡沫是以气泡或附着膜的形式附着在牙齿的表面,连续不断地释放出氟化物,以确保牙釉质达到最大的氟化物吸收(图5-4)。

三、相关项目

美国盐湖城的一家牙科诊所,专门提供"牙齿文身"。这家实验室主人本身就是位油画家,而他们的服务又主要通过手绘方式对牙齿进行装饰,因此进行一次牙齿文身的价钱大约为75~500美元。有人觉得给牙齿做"文身"很酷,如今世界各国都有不少牙齿文身爱好者。

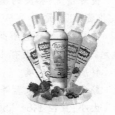

图5-4 含氟泡沫

给牙齿做文身分两种类型:临时性和永久性。临时性的牙齿文身,就像贴纸一样,可以先设计在牙齿模板上看看感觉,再贴到牙齿上,或者画到牙齿上——不喜欢时,可以用特殊药水洗掉重来;永久文身则是在牙齿上钻孔——虽然过程并不会很痛苦,但一旦这样做,就不能后悔,除非换颗义齿。通常牙齿文身的首选地区是上侧切牙、上犬齿、前臼齿和臼齿。

如今在美国已有许多专门从事牙齿文身的牙科诊所,而美国人很喜欢将崇拜的名人头像或者自己心爱的人的头像文在牙齿上。有些人还喜欢将自己讨厌的人的模样文在牙齿咬合面,想必这样天天咬牙切齿,应该"很过瘾"。

第五节　面对行业竞争策略

口腔医师第一个口腔诊所往往是据自己的喜好和经验开办的,同一地区类似口腔诊所越来越多,经营方式趋同,同时口腔诊所已由供不应求向供大于求的方向转变,相信不久的将来口腔诊所的竞争将进一步加剧。由于患者对专业的了解非常有限,所以他们往往用非临床的角度来看口腔医生和口腔诊所。绝大多数患者都无法对口腔医生的临床水平和专业技能作出正确的判断,而习惯于用他们能够理解和掌握的标准,如口腔诊所环境氛围是否理想、对待患者的态度有没有等级差异等。

即使竞争真的来临,罗斯福总统的名言也是对的——"没有什么是值得恐惧的,除了恐惧本身。"阻碍我们知己知彼、审时度势的,除了狂妄,就是恐惧。面临的危机是,竞争对手的出现让我们的客户部分流失,而且这种流失看起来不可逆转。有些看似具有强烈竞争关系的产品和服务其实并没有竞争关系,盲目的恐惧让我们看不到它们之间的价值主张其实是错位的。作为口腔诊所,有些时候应该非常坚定的坚持自己的原则,虽然有时很难,但是不要忘了,保护了患者就是保护了自己。医患之间永远是一对矛盾体,怎样能更好地处理两者之间的矛盾,是需要我们大家都应该好好思考的问题。

口腔诊所竞争表面上看是医疗质量、价格等技术和经济实力的竞争,实质上是技术能力与管理水平的竞争,归根结底是员工素质和企业软实力的竞争。

一、找到避让空间

避开巨龙胜于屠杀巨龙。不怕对手有优势,就怕对手没弱点。关键在于,当一种新竞争对手出现的时候,现存的业态能否找到可以回旋和避让的空间,重新定义自身的业务内涵和价值主张,成功实现战略性转身,而不是在慌乱中痛失良机。人的消费需求是多维而非单维的——功能性消费之外,还有体验性消费和符号性消费,而且后两种消费的定价模式是"情感定价",这种不遵守"性价比"规律的定价模式让口腔诊所具有弹性巨大的赢利空间。正如咖啡馆的经营者不用担心速溶咖啡会抢走他们的顾客,酒吧的经营者也从不会焦虑家用式酒柜会让它们门庭冷落,因为他们明白,让顾客盈门的其实并不是所出售的杯中液态物。

二、拒绝价格战

业内价格战的枪声一响,应对的方式有以下几种:

你降我也降。没什么好说的,杀敌一千,自损八百,一直战到一方退出为止。也有两家同胞兄弟做戏打假"价格战"的,故事里有,真实市场中鲜见。玩儿得起这个的,实力得雄厚;实力雄厚的,不屑于玩儿这些假"价格战"的把戏。

不降,固守。价钱不降下来,利润保住了,但自己的市场份额却一点点被稀释掉。保住有生力量,不争今日一城一池之得失,但求他年战略大胜利。坚持到底,或许也有胜算。

不降,追求附加价值。你降价,我提价,在医疗品质上下工夫;你没有的,我有;你有的,我比你的好;你比我的好,那我就弄新的东西出来。不管怎样,变着法儿地用医疗品质优势打他的价格优势。你卖的是货币价格,我卖的是医疗品质价值。这需要口腔诊所有强大的医疗技术和配套服务,凭的是口腔诊所的真本事。

三、学会赞美同行

要学会赞美同行,当每一个口腔医师都能说出对同行的赞美时,我们得到的是患者对整个口腔行业的信任,而当我们在患者面前贬低同行的时候,并不能起到抬高自己效果,反而降低了患者对整个口腔行业的信任度,因为从患者的角度来讲他受了别的口腔诊所的欺骗,也同样可能受到他面前的这个口腔诊所的欺骗。

暴露所谓"行业内幕"的时候往往愿望是好的,希望口腔诊所的从业人员更加规范,但有时候起到的效果却不是促进口腔诊所的改进,而是首先影响了口腔诊所形象,降低了用户对口腔诊所的信任。

自古"同行是冤家",抓住对手的弱点或把柄借题发挥,推波助澜,不失时机地奚落、揶揄一把,甚至主动"营造"竞争对手在公众心目中的负面联想,趁乱抹上一把灰,虽然不是君子所为,但却从来都是生意场上的常事。打击对手是一门分寸感极强的技术活,例如:"蒙牛伊利"事件提供了一个绝佳的反面教材。口腔诊所永远不能忽视这种做法的分寸,否则一旦"越界",超越商业竞争的道德底线,就会变成恶意的中伤和陷害。在这个越来越透明的法制社会里,口腔诊所很可能被自己的做法反噬,试图抹黑对手却让自己深陷泥潭。而相互攻击一旦展开,也往往会演变成冤冤相报何时了的恶性循环,甚至让整个口腔医疗行业走上万劫不复之地。

四、政府和行业协会担负起管理责任

一个不容忽视事实,就是在某些地区的某些口腔诊所的口腔医疗技术落后,一心向钱看,为了钱可以不惜违反医疗和道德原则,当类似"路边补牙嘴里埋'杀机'"、"怕染上艾滋病、女大学生牙痛不敢治寝食不安"、"私立口腔诊所8成消毒不合格、目标中低端消费者"、"京城1400个口腔医疗机构90%未通过质量认证"的报道广为流传的时候,看到的直接效果是社会对口腔诊所信任度的大幅下降。患者的第一反应是口腔诊所不仅是给我们看病而且可能会带给我们更加严重的疾病,不能再相信他们了,结果导致很多人得了牙病不去看牙,更不要说预防和保健。针对当前部分口腔诊所极端功利主义带来不良影响,以及大众对口腔诊所普遍存在的世俗偏见,急需政府和行业协会担负起管理责任。

【案例】 "看牙记"征文启事

[来源:常州现代口腔医疗保健网,2006-01-16]

又到一年伊始时,年长增寿幼添齿。说起牙齿,有人咬牙切齿,打小就与牙痛相伴,痛苦时喝凉水也塞牙;有人唇齿双寒,歪牙错齿,非黑即黄,轻易不敢启唇露齿。随便翻阅外国杂志,封面的俊男靓女,满口好牙又白又齐,其实靓齿很少浑然天成,大都经过整容、修复和保养。牙齿是人体唯一没有再生能力的器官,所以对牙齿比对其他器官更费心思。临渊羡鱼,不如退而结网。摒弃"牙病不是病"的落后观念,把牙齿当成最好的装饰品和提高生活品质的保证,是都市幸福男女成熟的一种心态,一份情趣,甚至是一种理性的思考。为此,常州现代口腔门诊部将联手常州日报健康周刊推出"看牙记"的征文活动。您可以描述记忆中最为深刻的看牙经历?介绍好的牙医与大家分享,将痛苦的经历警示众人。

征文要求:

一、征文内容:我最难忘的一次看牙经历。要求文字生动,故事性强,内容有启发性。文章题目自定,字数不超过千字。

二、征文时间:2006年1月17日—2006年12月26日

三、奖项设置:一等奖(1名):1000元

二等奖(3名):500元

三等奖(5名):300元

所有参与者将获得免费牙齿保健一次。

四、来信地址:延陵西路投资广场22楼常州现代口腔门诊部(邮编:213003)

电 话:0519-8120611 传 真:0519-8127832

电子信箱：corp@czmdc.com
联 系 人：费医生

【案例】 争当蓉城"健齿王" 啃兔头大赛敲响战鼓
［来源：腾讯大成网，2011-09-19］
由腾讯大成网、腾讯微博等多家知名媒体协办的首届"华美杯"啃兔头比赛9月17日在八宝街新城市广场拉开序幕。

伴随成都高速发展，除北上广，天府之国已然成为中国第四城！全民GDP飞速上涨，私家车数量更是跃居全国第二。日益富饶的成都平原，聪明善良的成都人在工作之余，更是懂得生活中的享受。工作时不含糊，休闲中吃喝玩乐样样精通。兔头——属川菜特色美食，更是时下会餐、闹趴、宴席中不可缺少的一道美味，深受广大市民朋友的喜爱。护牙的同时尽享美味兔头。

虽说活动当日秋风阵阵、细雨霏霏，但依然无法阻止大家对啃兔头比赛的热情。现场上百位身着整齐比赛服的参赛选手分为三组一字排开，在裁判员的一声令下，手捧CCTV榜上品牌"宣兔头"卖力地啃了起来，为了争夺蓉城"健齿王"，大家都将自己的牙齿当成最锋利的武器。俗话说，牙口好，胃口就好，自然美味的兔头想啃多少就啃多少。来自腾讯大成网的资深网友雪儿说，为了参加此次的比赛获得优胜，她不仅在牙齿健康方面做足了工夫，提前去牙科检查了解牙齿以及牙龈情况，而且还上网搜集资源，研究了一整套的快速啃兔头又不伤牙的好方法，赢取蓉城"健齿王"，她信心百倍。 而本次啃兔头比赛的奖项也是非常丰厚和吸引人的，凡是参赛选手均可获赠华美牙科爱牙大礼包一份(牙膏、牙刷、牙线、漱口杯等精美礼品一套)。优胜奖前11~30名奖励价值1000元家庭洁牙卡套装1份、华美牙科会员银卡一张及价值3000元种植牙优惠券一张。健齿王奖：前10名获得1000元的现金奖励、华美牙科会员金卡以及价值万元的种植牙套餐。

第六节 口腔诊所联合营销

联合营销也叫合作营销，是指两个以上的企业或品牌拥有不同的关键资源，而彼此的市场有某种程度的区分，为了彼此的利益，进行战略联盟，交换或联合彼此的资源，合作开展营销活动，以创造竞争优势。

【案例】 口腔诊所联合营销策划方案
一、合作单位
(一)口腔诊所
本市最高档次的新开专业口腔诊所，技术设备和环境为本市之首。
(二)药业公司
本市最大的一个老牌连锁药店，其铺开的网点遍布本市的每个大街小巷。
(三)纯净水公司

本市运营 9 年连锁纯净水供水公司,其供水站遍布各大小社区。

二、合作契机

(一)口腔诊所

1. 口腔诊所提供广告礼品给合作公司各个网点,配合合作公司的促销活动送出。

2. 口腔诊所免费提供 VIP 卡给合作公司员工,让合作公司员工及其家属能够享受到高档次的各种口腔医疗优惠服务。

3. 优先购买合作公司提供的产品,口腔诊所宣传手册加入印制合作公司(药业公司、纯净水公司)的标志。

4. 电视广告加入合作公司(药业公司、纯净水公司)的标志。

5. 参与策划和操作联合营销的各种大小联合活动,活动炒作前期,三方共同出资选择电视、报纸、户外、网络广告媒介投入广告宣传预热。

(二)药业公司

1. 允许口腔诊所在其任何一个连锁药店门口做宣传活动。

2. 优先购买纯净水公司提供的产品。

3. 参与策划和操作联合营销的各种大小联合活动,活动炒作前期,三方共同出资选择电视、报纸、户外、网络广告媒介投入广告宣传预热。

(三)纯净水公司

1. 允许口腔诊所在其任何一个连锁供水站门口做宣传活动。

2. 纯净水外包装印制合作口腔诊所与药业公司的标志。

3. 参与策划和操作联合营销的各种大小联合活动,活动炒作前期,三方共同出资选择电视、报纸、户外、网络广告媒介投入广告宣传预热。

三、执行方案

合作三方拟出一项详细的合作意向书,签订合作意向,一式 3 份,三方各执 1 份。合作意向书内容包括:合作的方式,合作的费用,合作的物品提供与使用,合作三方产品的长期互相订购消化,合作活动的广告执行等。

口腔诊所在签订上述合作意向书之后,开始向两家合作公司供应广告礼品,以及给其员工办理医院 VIP 卡,然后选择有利的网点进驻口腔诊所人员,开始进行营销推广活动。

后继联合营销活动可灵活多变的予以操作,三方资源互补,将活动效果炒做到最佳效果。

四、合作效果预测

本方案已经在执行初期,合作三方开始尝到了联合营销带来的甜头:

(一)口腔诊所用上了药业公司的部分药品,以及纯净水公司提供的优惠桶装水。

(二)药业公司员工及其家属享受到了口腔诊所 VIP 会员的高档次服务,使用到了纯净水公司提供的优惠桶装水。

(三)纯净水公司员工及其家属在药业公司购买药品享受优惠,在口腔诊所得到了 VIP 会员的高档次服务。

(四)口腔诊所开始进驻药业公司部分有利的城市网点,开始进行口腔诊所的设点宣传和办理 VIP 会员业务。

(五)口腔诊所有效解决了城管这一大问题,配合口腔诊所其他广告宣传,让本市的民众很快就知道了该口腔诊所。

第七节　社会圈子营销策略

从社会学的角度看,我们都是生活在一个个的圈子当中的,换句话说,整个社会是由一个个的圈子组成的。社会越来越发展,人不可避免地要穿梭在各种社会圈子里。社会圈子是品味的选择和凝聚,人人都有自己的圈子。看一个人的电话联络本,我们就可以大致猜测出他所属的圈子,或者说他是在哪些圈子中活动的。口腔诊所做圈子营销,可以从以下几个方面来做深、做透:

1. 自己组建圈子,做好线上交流与线下的各类活动。比如某些口腔诊所通常都是自己组建品牌爱牙俱乐部,通过线上交流、线下交友、组队出游扩大了品牌知名度,并同时影响到了更多潜在客户,对扩大销量起到了极大促进作用。要注意圈子内不一定都是正面信息,如果服务不到位,负面信息扩展速度也会更快。

2. 与目标圈子群体进行合作,支持和赞助圈子活动。例如有些口腔诊所经常赞助各种登山、野营、"驴友会"等组织,扩大了品牌知名度,同时也取得了很好的营销效果。

3. 与部分圈子中的意见领袖合作,通过意见领袖传播品牌价值。每个圈子都有至少一两个意见领袖,口腔诊所必要时可以和这些意见领袖进行合作,他们在互联网的某些社区发表关于产品的基本信息以及使用经验和感受等,以实现低成本的营销。

4. 建立圈子数据库,做精准的客户营销。圈子营销是一种很精准的营销工具,因为同属某一类爱好人群,就很容易取得他人信任,并建立联系。按照他们的不同属性类别建立关联数据库,当有新技术信息或活动时,进行有选择发送,效果惊人。

第八节　高端客户营销策略

很多开业的口腔诊所都想做高端客户群,是不是有钱的就高端? 有多少钱才算是高端? 高端客户群有什么评判标准吗? 收入高的人不一定是高端客户,因为他(她)的受教育程度和对口腔健康的认识程度,与他(她)的消费额度和消费意愿成正比。而且有些时候,受教育程度和对口腔健康的认识程度比较低的"高端客户"往往会在冲动型消费过后,给你的职业生涯带来无穷无尽的烦恼甚至折磨。所以,对于高端客户的甄选,我们要有一个清晰而又明确的思路和认识。

高端客户对其社会属性和社会阶层非常敏感,往往都会选择与其相匹配的消费环境和服务人群,所以口腔诊所在将目标客户群体定位于"高端"时,也一定要加强和缩短自身与高端客户群体的素质与文化差距,只有处在更加接近的意识形态下,我们与目标客户之间的沟通才会更顺畅、融洽,其就诊的成功率和持久度才会更有保障。

事实告诉我们,不是把门诊装修得富丽堂皇、奢华舒适就是定位高端,不是想做高端客户就能做高端客户的,而是要通过不断提高医疗团队自身综合素质与服务质量水平,清晰明确目标客户群体判断标准和消费习惯,才能真正逐渐掌握高端客户心理活动特点和活动轨迹,有针对性地进行"个性化"定制服务与流程控制。

在中国中产阶级要符合7大标准:①个人及财富水平:个人年收入10万以上;②学历:具有中等以上高等教育水平;③劳动方式:从事脑力劳动为主的职业;④就业能力:具有专业技术资格,职业具有较高回报;⑤职业权力:有一定的调度权及发言建议权;⑥生活方式:中等以上消费水平,有丰富的精神文化需求;⑦中产阶级至少有一套房子,多数有一辆车子。

第九节　免费体验营销策略

体验活动的中心目的是参加体验的客户对口腔诊所有一个良好的印象,在以后有需要口腔医疗服务时,第一时间能够想到我们的门诊。免费体验作为一种萌芽于美国的营销手法,Advertrying由"Try"(尝试)与"Advertising"(广告)两个词组合而成,从字面上就生动反映了其内涵。通过规避传统广告形式的灌输性、疏离感,以试用的方式让潜在的顾客去亲身体验商品的独特卖点,进而赢得消费者的最终认同。Advertrying是在深入研究分析目标客户群体的需求以及生活习惯的基础上,通过在潜在的消费者经常出现的地点或者恰当的时机,非常有技巧性地将试用的免费商品送到消费者手中,使其获得消费体验,最终达到广告营销的目的。Advertrying的核心就是要锁定消费群体,了解消费群体的习惯。

整个社会被"免费"所萦绕,免费营销比以往的营销手段更强烈地吸引着消费者,各类免费产品、免费服务以及免费体验蜂拥而至。例如:口腔诊所对儿童免费口腔健康检查,吸引来的自然是带着儿童的父母。这种免费带出间接收费的策略关键是要设计出一套恰当的模式——既要能吸引免费的顾客,同时也要能以此为突破口,吸引更多顾客或免费顾客进行其他消费。成功的模式必须润物无声地让免费顾客接受消费,而非使其产生上当受骗的感觉。免费策略与消费者需求要实现无缝连接。

这种免费策略是先免费提供商品,而后通过商品的副产品消费或提供的服务获利。这种模式最早出现在网络上,网络游戏免费注册,但是要玩得尽兴就要花钱;软件免费下载使用,但是高级功能要付费使用等。先免费提供商品,而后通过该商品再慢慢赚取利润,成为现在商家常用的营销手段,而这种模式从线上移植到线下后,威力更加强大,而且较容易复制,如果创新得当,模式巧妙,应该会有意想不到的惊喜回报。

一、互利免费

这种先免费后消费的方式适用于面对最终消费者的口腔诊所。口腔诊所为消费者提供免费医疗服务,消费者在受益的同时,成为广告的接收者或传递者,最终促进收费医疗服务销售。

不仅口腔诊所与消费者之间可以互利免费,口腔医师与口腔医师之间也可以采取这种方式,比如以牙列修复为主的口腔医师可以向患者推荐以牙体治疗为主的口腔医师,而以牙体治疗为主的口腔医师则为需要牙列修复的患者推荐以牙列修复为主的口腔医师。这种互利形式使双方都可以免费得到广告宣传的机会,而这种建立于双方品牌影响力基础之上的相互背书式推荐宣传的效果,又远胜过硬性广告传播。

二、免费转嫁

这种转嫁就是让别人花钱提供免费产品,自己从中受益。口腔诊所扮演的是一个组织者的角色,找到和自身目标消费者相同但彼此不是竞争对手,而是互补关系的客户进行合作,在连接客户与消费者的过程中,将自己融入其中,达到免费促销自身商品的目的。这种免费转嫁的形式要注意,不要为别人做嫁衣,同时也不可过于喧宾夺主,那样很难找到愿意合作的伙伴,此时一个精妙的计划就很重要。

例:口腔诊所曾经在社区出色地搞过一次消夏晚会。组织者找到一家牙膏厂,一家汽车装饰店,进行合作,举行口腔健康与汽车知识问答比赛。牙膏厂提供奖品,汽车公司则负责前期的宣传品印制与邮寄工作,同时共享了汽车公司的客户资源。各合作企业都可以在现场摆放展板、发放宣传品和优惠券,同时又获得在电视台与广播电台曝光的机会。整个活动,这家口腔诊所花费不足千元,却红红火火地招待了消费者,同时也大作了一次广告,皆大欢喜。通过免费获得综合收益。

采取免费体验营销的口腔诊所,其思路必须要拓宽,要知道,免费不仅仅就是为了促销商品,如果那样将无法发挥免费的更大作用,其为口腔诊所所带来的价值也非常有限。其实免费还可以获得很多间接的收益,比如品牌知名度的提升、压制竞争对手、获得市场信息数据等。这样思考不仅扩大了免费的价值,同时扩宽了我们的思路,使实施方法更多样,更巧妙。

【案例】 AB齿科"百名儿童免费护牙行动"策划手记

[来源:成功营销杂志,2003. 作者:刘华]

如何才能将AB齿科的专业优势和技术高超有效显示于目标顾客的面前呢?在本次"百名儿童免费护牙行动"中,我们通过让AB齿科的专家为孩子们现场进行的专业护牙,以及为家长赠送专业的护牙手册、在孩子中开展的牙齿知识趣味问答,不仅让家长们切身感受到了AB齿科的专业优势和技术水平,也让AB齿科的顾客忠诚和品牌意识的建立率先起步。

抓住孩子就等于抓住了一个家庭,抓住一个家庭便抓住了与之相联系的整个亲友关系网络,由此产生了以点带面的连带性消费效应。

AB齿科差异性:关心下一代

经调查数据显示,虽然AB齿科在当地市场中的知名度很高,但是消费者的认可度和美誉度很不理想,明显的民意反差要求AB齿科必须无条件地实施顾客培育计划,从AB齿科的整体对外宣传到品牌形象识别、到顾客尝试消费,再到对客服务以及客户档案等各个方面,都要下足工夫,补上AB齿科在市场中"不及格的一课"。

免费为孩子护牙,并对他们进行爱心护牙教育,本身就是一个新闻热点,对于树立良好的形象,提高知名美誉度,获得社会认可,能够起到很好的现实促进意义。并且,"百名儿童免费护牙行动"的有效实施,将为AB齿科实施整体的顾客培育计划起着重要的前期铺垫和公关保障作用。

为什么抓住孩子不放?

在当时为AB齿科做本次促销策划是,小许就多次问我:"为什么总是抓住孩子不放?"相信各位读者也都会有这种疑虑:为什么选中了孩子作为促销的对象呢?

其实,抓住孩子就等于抓住了一个家庭,抓住一个家庭便抓住了与之相联系的整个亲友关系网络,由此产生的以点带面的连带性消费效应,能够进一步扩大市场份额,提高市场占有率。

瞄准市场中潜力较大、开发相对容易的一部分目标群体,理应是中小企业进入市场时的一种策略选择。否则,任何盲目竞争、擅自营销的举动都会遭到市场和竞争对手的即时性报复。

"赢"销主题

AB齿科此次促销活动的主题是"健康一生从护牙开始"——AB齿科周年庆典暨百名儿童免费护牙行动,本主题的好处有三:

首先,能够向人们有效传递本次活动的亮点信息即免费护牙而不是优惠或者有偿等,能够最大化的激起人们的参与热情;

其次,能够使消费者明白AB齿科举办本次活动是为了自己的周年庆典而非有名无实;

再者,百名儿童免费护牙而非百人护牙或是成人护牙,旨在结合AB齿科的企业实际,非一口吃个胖子,而是抓住一部分"有用"的目标群体。

同时,为祖国的花朵儿——儿童实施义务护牙,还能够充分增强本次活动的公益色彩,有效树立 AB 齿科的品牌形象。

"赢"销目标

1. 树立 AB 齿科在当地公众中的良好社会形象,有效提高 AB 齿科的知名度和美誉度,做好品牌的初步建设工作。

2. 借助活动的举办,以记者采访和新闻报道的方式,将 AB 齿科的品牌和活动内容及时传播给目标消费群和社会公众,进一步树立 AB 齿科的公益形象,同时加强 AB 齿科与新闻媒体的沟通交流,做好企业的公关工作。

3. 通过活动的开展和媒体宣传报道,有效拓展市场,起到直接促销的作用。

4. 有效转变当地市民尤其是少年儿童对牙齿健康的传统观念,向目标消费群灌输一种"健康一生从护牙开始"的牙齿健康新观念,增强消费者在牙齿方面的消费意识。

5. 为 AB 齿科走连锁经营之路打下良好的基础,助将来的市场扩张一臂之力。

"赢"销方法

本次活动选择在当地市区一中型商厦的露天广场举行,为 16 岁以下的学生和所有少年儿童进行免费护牙。其中,整个护牙庆典行动由"护牙活动"、"知识问答"和"新闻发布"三部分组成。

活动预热

为确保活动的顺利实施,实现活动效果的最大化,在本次活动实施前我们进行了适量的报纸广告投放,以此起到推动活动、促进宣传、扩大影响力的作用。媒体主要选择当地的主流强势报纸,面积不少于二分之一通栏。

礼品制作

为配合活动现场的活跃氛围,我们还特地请礼品制造公司模仿牙齿形状制作了若干"AB 小白牙"挂饰礼品和牙齿形状的大塑料泡沫展示物。展示物虽然需要一定的投资,但在活动结束后,这种可长期利用的展示物还可放于 AB 齿科的门店入口,供日常装点门面、吸引顾客使用,一举两得。

护牙内容:

1) 牙齿检验的所有工序;

2) 专家针对每个所测学生的具体情况提供的"专家护牙建议";

3) 为所测学生建立"健康牙齿档案";

4) 免费赠送包括护牙方法、护牙知识及公司详细介绍资料和导医指南在内的"综合护牙手册"一本;

5) 其他相关内容。

知识问答:

知识问答容易活跃整个活动现场的气氛、调动现场观众的参与积极性。

知识问答活动与护牙活动穿插举行,以一问一答的形式,由现场主持人向台下的观众进行提问,凡回答正确的学生均可得到特色礼品、护牙手册和 AB 齿科牙齿健康卡(即优惠打折卡)一份。

预期通过此形式,既能充分调动起参与者的积极性,活跃现场气氛,更能将相关牙齿知识、保护牙齿的意识及 AB 齿科的服务项目有效灌输到消费者的心理,增强活动的促销效果。

新闻发布会

为充分挖掘本次活动的新闻价值,我们以新闻发布会的形式,在当地"用最少的钱"展开了一次铺天盖地的新闻宣传,充分利用公关活动带来的良好新闻效应,让"AB齿科"走进了省会市民的生活中。

发布会以AB齿科举办"百名儿童免费护牙行动"和"AB齿科先进的经营理念、服务内容、专业医术"为主题,邀请当地部分报纸、电视、广播等新闻媒体的记者参加,以新闻报道的形式大幅提高了AB齿科的知名度和美誉度,树立AB齿科良好的公众形象,为接下来在当地和周边地市的市场扩张和连锁经营提供了良好的前提条件和公关保障。

如今,AB齿科的生意已是红红火火。2002年国庆节,我们又联合当地居委会和卫生防疫组织共同举办了一次"AB齿科,请您全家来护牙"的大型促销活动。

其实,不仅是齿科,各行各业的中小企业,作为市场经济的产物,都应该有效利用市场给予的拓展机会和消费的潜在需求,在经营实战中下足功夫,做好文章,"赢"销一把。

第十节　口腔诊所团购营销

目前,团购营销已经成为一种流行的销售模式,吸引了大量的商家和消费群的参与。面对团购,口腔诊所如何把握商机,实现销量品牌双提升,做好团购不能仅仅依靠低价吸引客户,必须结合以下三大要素进行突围。

一、营销前需有针对性策划设计

首先,塑造和找准口腔诊所要推出的团购的卖点和特色,仅仅依靠低价是难以打动许多挑剔消费者,让他们立刻购买的。值得注意的是,一些团购产品在销售之前往往默默无闻,品牌知名度很低,这样就导致不少消费者不敢购买该类产品,因此必须借助整合营销手段,尤其是在团购之前,在媒体上多些刊登口腔诊所和医疗服务的深度介绍、使用体验、注意事项,建立正向的口碑,将对销量提升具有很大的促进作用。

其次提高团购的附加值,设计组合套餐,单纯的产品团购往往触动不了消费者的心。而一些团购产品,仅仅就产品卖产品,带来的附加值和体验感并不高,例如,某牙科诊所推出的洗牙团购活动仅仅有300多人报名参加,为何出现这种情况呢?关键在于产品套餐设计和诉求方面出现了问题,如果仅仅是牙齿护理,吸引不了消费者的兴趣,缺少购买动力和迫切性,如果特别强调可以提升个人魅力和自信,帮助你找到更好的工作,或者男女朋友,再推出职场洁牙套餐和魅力情缘套餐,或许结果会有很大不同。

二、团购时机和商机的把握

目前有的口腔诊所陷入一种误区,为了团购而团购,而效果却不理想,和几十家团购网站合作,也花了不少精力和财力,效果却不理想。原因在于未能把握好团购的时机和商机。

对许多消费品而言,往往存在明显的淡旺季之分,把握时机和商机很重要,比如每年的 7~8 月份,儿童就诊数量占到全年的 80% 以上,把握好时机,精心准备,往往事半功倍,获得很好的效果。而对于商机的把握,需要口腔诊所不断在变化的竞争环境中和社会热点中创造和寻找。

同时,在团购网站上怎样发,时间节点的控制也相当重要。只有根据产品的特征和整体营销策略,选择合适的团购网站长期合作,才能建立多赢的模式,保证团购持久不衰。

三、团购仅是开始,服务须跟上

在实际工作中,团购售前会有大量的咨询电话和询问邮件,因此必须安排多台电话和联系方式,以及客服、帮助客户了解相关的信息和知识。而这些参与团购的消费者,他们的联系方式和个人偏好,也将成为口腔诊所宝贵的数据库,进行分类,提供周到的服务,提高客户的满意度和信赖感,使之成为品牌的长期粉丝。

此外,制订相应的服务手册和服务流程,非常有必要,这是许多口腔诊所的短板。任何行业,只要是和人打交道,都要提供服务,本质上就是服务业,提高服务水准和品质,是保证大批客户忠诚的法宝。口腔诊所应建立服务群和博客,为客户提供 24 小时的及时解答和交流,促进了客户自身的成长和对品牌的了解,甚至出现了老客户帮助口腔诊所,为新客户介绍口腔诊所的现象,形成了很好的口碑效应,使口腔诊所和客户之间消除了隔膜,成为朋友和知己。

口腔诊所可以借助团购的东风,让更多的消费者能够体验到产品的品质和价值,从而获得更高更快的发展。

第十一节　口腔医疗旅游营销

有旅游资源地区的大型口腔诊所或口腔医院,可联合当地旅游公司,开展牙科旅游营销。近年来随着我国各地口腔医疗技术水平的提高,越来越多的华侨、外籍牙病患者会选择专程来我国治疗,他们算了一笔账,就算加上来回的路费、生活费等,在国内看病总花费也要比国外便宜不少。例如,香港人深圳就医比例逐年增加,门诊香港人就诊率超过 10%,在邻近口岸的医院,可以高达 1/3,各科室皆有香港人寻医,尤其是牙科、中医和内科接待香港患者最多。

香港政府提供给市民的免费牙科服务只限于紧急诊疗的需要,目的是为市民在紧急情况下消除由牙患引致的疼痛。服务包括镇痛和脱牙。而不符合"紧急情况"牙科服务,至少要等半年才有可能在公立医院得到治疗。因此,在接受紧急诊疗服务后,市民一般须按情况自行前往私家牙科医生继续接受治疗,而香港私人诊所以贵出名,一颗"牙髓炎"需要3000港币才能治好。去深圳看牙,至少不用排半年,费用也会少很多。

【案例】 金融危机催生"牙科旅游"

[来源:民营经济报,发表时间:2010-05-10]

金融危机席卷世界各地,保加利亚作为欧洲的一个新兴市场,不可避免地受到冲击,包括旅游业在内的不少行业均陷入衰退。不过,其中却有一株奇葩在危机中悄然绽放,迎来一股发展热潮,这就是牙科旅游。

迎来发展

目前,越来越多西欧游客涌入保加利亚的牙科诊所,牙科旅游热悄然升温。为何保加利亚的牙科旅游业能够在危机中逆流而上?保加利亚的牙科旅游业的发展情况与现状到底如何?带着这些问题,新华社记者来到保加利亚牙科旅游联合会会长文齐斯拉夫·斯托耶夫位于索菲亚市中心的诊所。

斯托耶夫介绍,保加利亚的牙科旅游已有20年历史,大致可以分为两种业态。一种是传统方式,即外国人来保是以看牙为主要目的,然后顺道旅游。他说:"这种形式非常热门,而且在目前全球金融危机的情况下变得更热了。"

大多数来自西欧的牙病患者都是先通过网络上的宣传材料自己调查和分析,找到中意的牙医后再通过网络咨询,约好时间后专程赴保诊疗。这种方式也可称作"牙科自助游"。

另外一种则是"真正的牙科旅游",是一种有组织的、将治疗与旅游打包在一起的业态。这种业态又可以根据组织者的不同分为两种形式。一种是由牙科诊所自己组织的牙科旅游,他们在提供治疗的同时也组织患者到保加利亚各地旅游,这种形式在牙科旅游中所占的比例较小。更普遍的则是由旅行社,其中主要是国外的旅行社组织的团队牙科旅游。这些旅行社根据保加利亚的旅游条件和不同的治疗项目精心打造出形式多样的旅游线路,然后在西欧国家兜售。

斯托耶夫介绍说,牙科旅游是旅游业中发展非常迅速的一个细分行业,但遗憾的是,保加利亚目前在全球牙科旅游业中仅占有3%的市场份额,这"实在是太少了,尤其是看到保加利亚在牙科旅游中所存在的巨大开发潜力"。

优势多多

保加利亚在发展牙科旅游方面具有许多优势。一方面是保加利亚的自然环境优美,旅游项目多种多样,素有"玫瑰之国"和"上帝的后花园"之称。

另一方面,保加利亚的牙科医生无论从数量上还是素质上都有较大优势。目前,保加利亚共有大约7800名牙医,他们都受过专业医学教育,通常都掌握一门以上外语,而且拥有ISO质量认证证书。保加利亚的牙科诊所拥有高标准的牙科设备,使用优质的材料,牙科实验室也非常先进。

更为重要的是,保加利亚牙科的医疗消费水平很低,在这里看牙的花费只有西欧发达国家的1/5到1/10,即使加上机票和食宿等旅行消费,整体费用也会比在本国看病便宜许多。

保加利亚牙医有一套体系来保证医疗质量。外国患者也无需为售后服务担心,如果在保加利亚接受治疗回国后出现任何问题,保加利亚牙医在当地都有合作伙伴,他们将会对患者负责。

游客来到保加利亚后,主要集中在著名的黑海旅游城市瓦尔纳、首都索菲亚和第二大城市普罗夫迪夫市等地。这几个城市一方面交通便利,有航班频繁往返并有线路众多长途汽车和火车往来于保加利亚各地。其次是旅游接待设施完备,宾馆、餐饮等行业非常发达。更为重要的是,这些地方集中了保加利亚相当大比例的牙医,从而让游客有了更多的选择。

按照斯托耶夫的说法,"我们发展牙科旅游的特点就是,将高质量的牙科诊疗、非常有竞争力的医疗价格与保加利亚独特的自然风光完美结合在一起"。

患者满意

保加利亚的牙科旅游者主要来自英国,其次是意大利、德国以及瑞典、挪威等北欧国家,甚至还有来自美国和加拿大的游客。这些游客大部分都是各自国家中的中等收入人群,还有少部分是高收入群体。但是,最近两三年,这些国家的低收入者也逐渐出现在保加利亚牙科旅游者的名单当中,特别是来自德国的老年人不断增多。斯托耶夫举例说,例如在 4、5 月份,海边旅游业还没有进入旺季,各种消费仍处在较低水平,这个时候就是那些低收入者的最佳选择。

斯托耶夫说:"游客们非常清楚自己的需求。他们来这里最常做的是一些不需要很长时间的治疗项目,例如植牙、镶牙、牙齿美容等。"游客在保加利亚的逗留时间都是根据治疗需要而定,一般在 7~14 天之间,最长的也不会超过一个月。

此外,这两年还有一个新的发展,就是来自希腊的牙科旅游者大量涌入,他们主要集中在保加利亚西南部的温泉名城桑丹斯基和佩特里奇等地。据当地媒体报道,由于希腊患者太多,佩特里奇市的牙科诊所是用保加利亚和希腊双语标注工作时间。

【案例】 匈牙利牙诊所质高价低,欧洲人青睐治牙之旅

[来源:中国日报网站消息.转英国《星期日泰晤士报》,2004-2-27]

越来越多的英国人舍近求远,跑到匈牙利去治疗牙患,因为在匈牙利进行相同的治疗所用的花费仅为英国本土的十分之一。匈牙利首都布达佩斯的不少牙医已经不仅为那些前来治疗的外国人提供医疗服务,还为他们订购机票、联系食宿。这一切的费用加起来也比在英国国内治疗还便宜。远赴匈牙利治牙的英国人多半是进行补牙、牙冠和牙桥手术的。在英国做一个牙冠要 950 英镑,而在匈牙利只要 150 英镑。补一颗牙在匈牙利只要 580 英镑,而在英国要近两千英镑。匈牙利的牙科医疗技术以质优价廉著称,很多德国和奥地利人也都到匈牙利治疗牙病。

布达佩斯一家诊所的老板科诺特·阿提拉在接受采访时说,前来治疗的病人中,70%都是外国顾客。而报纸还采访了一个英国的室内装潢师,他有 17 颗牙要拔,若是在英国他要花掉 1.53 万英镑,而他跑到匈牙利进行了相同的治疗总共只花了不到 7000 英镑。而另一个到布达佩斯治疗的伦敦律师,他以为患有一种下颌后缩疾病,满口的牙只剩下了一颗。他和他的妻子一起到了布达佩斯,复杂的手术花费了他 1 万英镑,比英国医生开出的 3 万英镑节省了 2 万英镑,同时加上他三次到布达佩斯旅行,住宿的费用仅比在英国治疗多花了1500 英镑。

匈牙利边陲小镇肖普朗

匈牙利边陲小镇肖普朗的牙医医术了得、价格便宜,邻国的牙病病人从四面八方闻讯而来,肖普朗从而形成了特殊的"牙齿观光业"。这些"牙齿观光客"主要来自英国、德国、瑞士、荷兰等国,其中以奥地利的牙齿病病人为最多。低廉的价格、上乘的服务让外国病人趋之若鹜。近10年来,"牙齿观光业"已使肖普朗的市容焕然一新。以前坑坑洼洼的道路、破烂陈旧的农舍全不见了,出现在游人眼前的是林阴大道、人行道咖啡馆、各式各样的精品店。每逢周末,数百名奥地利人来到小镇看牙齿、装义齿,从上午8时直到晚上,诊所的牙医忙个不停。肖普朗人口5万,但全镇共有230家诊所、500名牙医师在提供服务,不出三步就有一家牙医诊所。换作相同人口的英国或其他西欧小镇,最多只有20名牙医。肖普朗"牙齿观光业"的兴盛程度,可从奥地利几乎每2人即有1人曾到此镇看过牙中窥见一斑。同时,入境匈牙利的外国人,每5人即有1人是去肖普朗看牙医的。这些人每年带给匈牙利约9亿美元的外汇收入。

匈牙利牙医生意之红火到了让奥地利同行觉得生计受到威胁的地步。奥地利牙医要求政府采取措施,禁止国民越界看牙。奥地利牙医说,去东欧的匈牙利看牙是件危险之极的事。匈牙利牙医则以进一步降价以及大规模的宣传作为应对措施。其价格之低廉让奥地利的同行看傻了眼。因"牙齿观光业"有赚头,与奥地利接壤的匈牙利边境现今至少有1000家牙医诊所,几乎所有的牙医都能够说流利的德语与英语。匈牙利的牙医曼科驳斥了匈牙利牙医全靠价格低廉吸引人的说法。曼科说,价格低廉固然吸引病人,但最终的原因应是奥地利本身的牙医并不好。他指出,匈牙利牙医比奥地利牙医受训时间更长,也更全面。虽然多数病人来自奥地利,但也有观光客从德国、瑞士甚至荷兰远道而来,就是明证。《环球时报》

【案例】 港人医牙上深圳

[来源:《人民日报·华南新闻》,2000-11-16]

北上消费及置业的港人近年不断增加,其中不少人光顾深圳的口腔诊所。据一家新开业的深圳大型牙科门诊负责人透露,由于当地牙科服务的收费便宜,约只相当于香港的一半甚至1/3,不少港人闻风而至。在假日,该诊所约有8成求诊病人是香港人,且呈上升趋势。踏足罗湖商业城,就可看到大大小小的口腔诊所十几家,虽然有的只摆放了几张治疗椅,设备简陋,但便宜的收费是吸引港人驻足的最大卖点。其中如镶牙,香港一般收费为8000至逾万港元,但在深圳却只需1000~4000元。针对港澳人士不但关注收费,也注重牙科门诊的卫生水平及医疗质量,一些口腔诊所不惜花费巨资,主要设备及材料均由外国著名牙科器械制造商提供,同时聘用高素质的口腔医疗队伍驻诊,所有口腔医师均在内地著名医科大学毕业,且曾在省市级以上医院从事多年口腔医疗工作,具丰富临床工作经验,务求给予病人充分信心。由三九企业集团在深圳开设的第二家连锁口腔诊所——深圳三九齿科门诊,开业至今前往就诊的牙科病人有不少是香港人。周六及周日等假日,生意特别旺,其中香港客人占了8成,平均每人消费约350元。

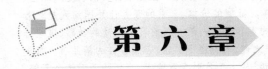

第 六 章

口腔诊所医疗价格

　　在国家计委和卫生部共同制定的《关节改革医疗服务价格管理的意见》中明确指出,非营利性医疗机构提供的医疗服务实行政府指导价,有一定的浮动幅度。价格从来是打开市场最快速的营销手法。私人口腔诊所的管理费用和成本都低于国立医院,只要保持一个合理的利润空间,收费应该宁低不高,使更多的社会大众能消费口腔医疗服务。与国外私立口腔诊所不同的是,国内私立口腔诊所目前仍无法与各大医疗保险机构实施保险补偿,患者的治疗费得不到丝毫报销,唯一能吸引患者的就是良好的服务。

　　患者通常有三个障碍影响继续治疗,它们是价格、时间和疼痛。当我们问患者希望未来10年的笑容会是如何,他们几乎总是说他们希望保持他们自己的牙齿,并且希望牙齿能更白。当患者看到"治疗前、后"的照片时,他们开始对自己的口腔健康负责了。他们希望感觉良好、外观漂亮并且笑容持久,他们更愿意在其价值体系得到认同时为服务付费。

　　增加财富的途径无非是开源节流,两者缺一不可,开源和节流是矛盾的两个方面,但它们又是相互密切联系的。举例来说,提高收费可以开源,但收费太高,患者不来了,口腔诊所收入就减少了,挑选收费低廉的技工加工所可以节流,但技工加工质量不好,经常要返工,口腔诊所声誉受影响,患者流失,口腔诊所收入也会减少。所以开源和节流要掌握好一定的度,在不同的时期,对不同的问题上要有所侧重。

第一节　口腔诊所价格策略

　　如何为一项口腔医疗服务项目制订一个合适的价格,如何根据口腔诊所的策略和竞争需要,根据市场竞争的动态变化管理价格,适时适当地采取价格变动,对口腔诊所来说确实是一个比较头痛的问题。因为对口腔医疗行业来说,价格是患者反应最敏感的营销变量。价格是口腔诊所提供的口腔医疗服务中可以观察到的组成部分,和口腔医疗服务本身相结合,它能使消费者购买口腔医疗服务,也能使消费者借口离开,同时直接影响每次口腔医疗服务的单位利润。

由于价格决策至关重要,而制定价格决策(包括项目定价和价格管理)所依据的外部事实通常难以精确判断或预测,使得价格决策非常困难并带有风险。很多口腔诊所在其营销实践中都发现了这样的事实:与其他的营销决策如口腔医疗服务观念决策、医疗服务组合决策、促销和沟通决策相比,价格决策前的分析往往较少,决策速度往往更快。口腔医疗机构倾向于根据成本本能地遵循惯例,例如:在很多口腔诊所里,制定价格决策的依据是由会计或财务分析人员提供的成本数据,较快地制订出收取多少价格的决策,即使是应对竞争者首先发起的价格变动而做出降价或提价决策时也是如此。

成本对价格决策的影响是毋庸置疑的,但与其他的营销决策一样,患者仍然重要得多,尤其是患者对口腔诊所所提供口腔医疗服务所感知的价值。患者并不了解或者根本不在乎口腔医疗服务的成本是多少,重要的是口腔医疗服务是否传递了患者认为值得所付价格的价值。

所以,成本虽然是制定价格决策时必要的依据和手段,但价格的目的却不在于弥补成本,而在于捕捉患者心目中口腔医疗服务的正面感受价值。价格决策之所以令许多口腔诊所业主头痛,最重要的原因恐怕就在于价格的决策与患者的心理行为和变化有着密切关系,而顾客实际感知到的价值是很难精确测定的。价格决策困难的另一个重要原因就是对竞争对手的价格相关因素的调研比较困难,而对竞争对手的策略、行为变化的预测就更加困难了。毕竟竞争对手也是人,而对人的未来行为谁都无法做到精确预期。

口腔诊所价格决策的目的既然是为了捕捉患者对口腔医疗服务的正面感受价值。对口腔医疗行业而言,价格的决策表现出更多的复杂性。首先,对基本口腔医疗服务而言,在一项口腔医疗服务实施过程中,价格构成要素包含了挂号、检查、诊断、治疗、手术、药品、护理等很多方面。检查和治疗方案的不同,会带来不同的患者支出。由于健康需求的特殊性和患者对疾病的恐惧心理,有时一个高的价格反而会赢得患者更大的心理满足,但人们还是担心有价格欺诈和暴利的事情发生。

其次,对于特需口腔医疗服务而言,价格决策的范围则要广泛得多。因为它提供给患者更多的是增值服务,由于特需口腔医疗服务面对的消费群体通常有较高的收入,他们所需要的口腔医疗服务已经超出了政府基本医疗服务的范畴。

政府采取了在一定监管的情况下，由提供特需口腔医疗服务的口腔诊所自由竞争的做法，对附加服务的价格没有限制。

在一项口腔医疗服务的价格决定过程当中，患者感知到的需求和欲望，患者对口腔诊所和竞争者提供口腔医疗服务的价值认知，口腔诊所和其竞争对手的营销目标和营销策略，口腔诊所和其竞争对手的实际成本以及对成本—收益的考虑等因素对价格的影响，同时也勾画出了口腔诊所通过其口腔医疗服务向患者提供的价值与竞争者口腔医疗服务之间的内在联系。如果我们动态地考察这个过程，价格决定的各影响因素与价格决定的过程会变得更加复杂。

【基本理论】 帕雷托原则（80/20 规则）

80/20 规则是所有时间和生活管理概念中最有用的概念之一。这一规则是意大利经济学家维尔弗雷多·帕累托奠定的，他在 1895 年首次提出这一规则。这一规则也被称作"帕累托原则"。帕雷托注意到，在他所在的那个社会中，人自然地分成"重要的少数"（以金钱和社会影响来衡量占 20% 的上层社会优秀分子）和"不重要的多数"（底层的 80%）。

后来的研究者发现，实际上所有的经济活动都服从这一帕雷托原则。例如，这一规则说，你 20% 的活动获得的成果在你所有成果中占 80%，你 20% 的客户占你 80% 的销售量，你 20% 的产品或服务占你 80% 的利润，你 20% 的任务占你 80% 的价值，如此等等。这就是说，如果你列出十项要做的工作，其中的两项的价值等于或超过其余八项价值加起来的总和。这是一项令人感兴趣的发现。这些任务可能要花同样多的时间去完成。但是，这些任务中的一项或两项任务的价值是其余任何一项任务的五倍或十倍。在清单列出的你必须做的十项任务中，有一项任务的价值，常常比其余九项任务加起来的价值还高。这个任务就是你应当首先完成的任务。

由著名的 80/20 规则推论，顶部 20% 的就医者创造了口腔诊所 80% 的利润，而这 80% 的利润的相当一部分，又给底部的就医者消耗掉了。这些具体数字肯定不准确，但它提醒口腔诊所要注意患者的盈利率分析，要关注创造大部分利润的小部分患者，这是口腔诊所正常运转的重要条件之一。当然，也不是要采取措施消除患者带来的亏损，而是要将这类患者控制在一个合适的比例。尽管大部分患者创造的利润较少，或者不创造利润，但也可以提升口腔诊所的人气，增加市场份额，有助于提高患者对口腔诊所的信任程度，扩大口腔诊所的知名度，并可以引起口腔诊所无形资产的增加。这有利于口腔诊所的长期发展。

工作卓有成效和富有成果的人总是锻炼自己先开始做摆在他们面前的最重要的工作。他们强制自己先做最重要的工作，不管那是什么样的工作，结果，他们获得的成就比普通人大得多，从而也比普通人快乐得多。这也应当成为你的工作方法。

第二节　影响医疗价格因素

口腔医疗服务供给受价格、口腔医师的数量、口腔医师投入的工作时间、口腔医疗辅助人员的数量、可以利用的口腔医疗服务资本及设备、提供口腔医师服务所需的其他投入费用等方面的影响。其中,口腔医疗服务价格是口腔医师服务供给最重要的因素之一。

在国家财政能力不十分充裕的情况下,放开那些不属于基本口腔医疗范畴的服务项目势在必行,国家无力长期提供低于口腔医疗成本的服务。因此,随着经济文化和卫生政策的变化,口腔医疗服务的价格亦应作相应的调整。随着口腔诊所市场经济地位的逐步确立,社会各界增加了对口腔医疗的资金投入,不同类型的口腔诊所从数量上或规模上有了长足的发展,人们看牙难、镶牙难的问题得到缓解。

一、服务成本

口腔医疗服务成本是指口腔诊所为提供口腔医疗服务而支付的各项费用的总和。首先口腔医疗服务成本是口腔医疗价格的主要组成部分,是口腔医疗价格构成中最基本、最主要的因素。一般来说,成本的大小在很大程度上反映了口腔医疗服务价值量的大小,并同口腔医疗价格的高低成正比。其次,口腔医疗服务成本是制定口腔医疗价格的最低经济界限。一般情况下,口腔医疗服务的价格与其价值大体相符。但由于供求关系的影响,或者是为贯彻国家的卫生政策,或者是采取一种营销策略,使某些口腔医疗服务项目的价格有计划地偏离其价值,这也是可以的。但无论价格怎样偏离其价值,一般不应使价格低于口腔医疗服务的实际成本。

口腔医疗服务成本是影响口腔医疗价格的重要因素,其本身则受以下几个因素的影响:

(一)口腔诊所发展规划

引进推广先进的口腔医疗技术和设备,提高服务质量和水平,减少物质消耗,有利于降低成本。同时,通过培训口腔医务人员,提高口腔医务人员的技术熟练程度,服务生产率得到提高,成本随之降低。

(二)固定资产折旧

提高口腔医疗设备的利用率,减少单位服务中的折旧费和其他固定费用,可以降低成本,包括卫生材料、水电、劳动的组织和利用情况。充分利用各种材料和资源,加强原材料的综合利用和组合替代,可以减少支出,降低成本。

(三)口腔诊所管理水平

管理者的素质高,管理能力强,能够发动口腔医务人员提高技术和效率,减少支出和浪费,达到降低成本的目的。

对于成本的分析,还要弄清机会成本的概念。机会成本是将一定的资源用于生产某种产品时,由于放弃最有效地使用该项资源而造成的收入损失。或者说,机会成本是指利用一定资源获得某种收入时所放弃的另一种收入。掌握这一概念,在做出任何决策前,可以做到权衡它的利弊得失,全面分析各种替代方案,在比较中做出最佳经济决策。

二、供求变化

价格与供求的关系,首先是价值决定价格,价格决定供求,然后供求又影响价格,价格又反过来影响供求。它们互相制约、互相影响。

从供给和需求单方面对价格的影响来看,在需求不变的情况下,供给增加价格下跌,供给减少价格上涨,供给变化对价格变动的影响是反方向的。在供给不变的情况下,需求增加价格上涨,需求减少价格下降,需求对价格的影响是同方向的。

从机制上来说,供求对价格的影响是通过供求的变化促使价格同价值趋于一致,或偏离价值,使价值规律发挥作用而实现的。当口腔医疗服务供求平衡时,价格同价值趋向一致;当供不应求时,价格向价值以上偏离;当供过于求时,价格向价值以下偏离。供求之间的不平衡程度,决定着价格偏离价值的程度。这样价格同价值趋于一致或发生偏离及偏离的程度,就取决于供求关系的变化及其状况。从长期趋势看,供求双方会基本一致,市场价格也会接近市场价值。

随着人民生活水平的提高,医疗保险的积极推进,人们受医疗保障的程度不断提高,对口腔医疗服务的支付能力大大增强,对口腔医疗服务的需求也在上升。需求的增加会引起口腔医疗价格的变化。因此,随着各种口腔医疗服务项目需求的变化,其收费标准亦应随之变化。当某些口腔医疗服务供不应求时,价格上升,刺激资金等的投入,以增加供给量,满足人们对口腔医疗服务的需求。当某些口腔医疗服务供过于求时,口腔医疗服务价格下跌促使口腔医疗单位限制这些项目的供给量,使口腔医疗服务的供求达到平衡。

第三节　医疗价格体系分类

口腔医疗价格体系从不同角度考察,有各种不同的分类:

一、按不同类别分口腔医疗收费价格

(一)门诊挂号费

根据诊断用病历、纸张、处方等用品的消耗及诊断器械折旧而制定的价格。

（二）治疗费

根据口腔医疗器械折旧、牙科修复材料消耗、前期准备所需成本而制定的价格。依据低值易耗品、药品、材料的消耗而制定的价格。

（三）检查费

依据口腔医疗设备的损耗、折旧、修复材料消耗、水电开支情况而制定的价格。

（四）化验费

主要内容涉及卫生试剂消耗、设备折旧等。

二、按不同等级形成的口腔医疗价格

尽管我国尚未形成比较完整的口腔诊所分级的医疗价格体系，但在某些项目上还是有所区别，以陕西省 2012 年颁布的《陕西省临床诊疗（口腔颌面）类项目价格》为例，一、二和三级医院的门诊全口牙病系统检查与治疗设计费分别为 15.00 元、12.00 元和 9.00 元。

三、按不同消费对象形成的口腔医疗价格

我国根据口腔医疗消费对象对口腔医疗服务价格的实际承受能力制定过不同的价格，例如公费医疗的挂号、检查、化验等项目的收费价格有别于自费医疗。

第四节　医疗价格与成本

口腔医疗服务成本是口腔诊所提供口腔医疗服务时支付的各项费用的总和，口腔医疗服务成本是口腔医疗价值构成中主要部分的货币表现。

成本与价值之间有着密切的关系。一般情况下，影响价值的因素也会影响成本，成本与价值保持同方向、同幅度变化。但是成本与价值又有区别。决定成本的要素是口腔诊所提供口腔医疗服务时的货币支出，而决定价值的是社会必要劳动时间，成本的变化不仅取决于劳动生产率的变化，而且还取决于生产资料价值和工资水平的变化。

在现实经济生活中，生产资料价格可能偏离其价值，工资水平也可能高于或低于劳动力价值。因此，在劳动生产率提高或降低、价值量减少或增加的情况下，也会出现成本不变或上升或下降的现象。

口腔医疗服务成本一般包括劳务费、业务费、固定资产折旧及大修理基金、管理费等项目。不计入成本的有基本建设投资、固定资产购置费用、医务人员奖金等。口腔医疗成本可以从不同角度进行分类：

一、按口腔医疗服务过程中费用要素

(一) 工资费用

包括工资、补助工资和福利费等。

(二) 业务费用

包括药品、卫生材料、水煤电、衣被洗涤等费用。

(三) 折旧费、大修理费

为固定资产折旧及大修理费用。

(四) 管理费用

办公费、差旅费等。

(五) 其他费用

二、按提供口腔医疗服务数量依存关系

(一) 固定费用

如固定资产折旧费、修理费、管理费和医务人员工资、奖金等。固定费用不随业务量的变化而变化,每单位业务量中的固定成本随着业务量的增加而递减。

(二) 变动成本

药品、材料和水电煤等的费用,随着业务量的增加而递增。

三、按计入口腔医疗成本的方法

(一) 直接成本

医务人员工资、药品费等。

(二) 间接成本

管理费、辅助科室发生的费用等。

第五节　确定合理收费标准

口腔诊所的财务来源就是口腔医疗服务的收费,按照国家规定,营利性医疗机构实行服务价格放开,依法自主经营,照章纳税的管理办法,而且有些地区还规定3年内免税的优惠,以鼓励和支持营利性医疗机构的发展。

收费标准对口腔诊所运行无疑是非常重要的,为了在维持高标准服务的同时适当地降低收费标准,唯一的办法就是降低口腔诊所的运行成本。为合理利用口腔医疗资源,提高其利用效率,减少不必要的消耗,应科学地调整口腔医疗

价格,让口腔医疗价格来管理、调节口腔医疗的供求关系。提高临床操作技巧,科学地安排患者的就诊时间,规范设备和器械的保养维修,加强采购和库存的管理等都是有效的措施。

按照经济学价格的理论,服务的价格与服务的利用量呈反比例关系,即当口腔医疗价格下降时,医疗服务的购买或使用增加。在口腔医疗服务中,医疗服务的价格与医疗服务量的关系较一般商品复杂。当口腔医疗服务供大于求时,口腔医疗价格下跌,这样会刺激口腔医疗消费,同时限制口腔医疗服务的供给,促使供求关系达到平衡;当口腔医疗服务供小于求时,口腔医疗价格上涨,这种市场信号刺激口腔医疗服务的提供,同时限制口腔医疗消费。

一、合理制定收费标准

口腔诊所的收费标准是一个非常关键的因素。口腔诊所对收费制度要作深入的调查研究,确定合理的收费标准,让患者得到了最佳的口腔服务,又不会为付款问题而烦恼。可以推行预付计划,借贷计划,还可以与有关机构作出妥善的安排。患者不会对没有完善的收费标准的口腔诊所产生好感,更不会介绍其他患者到这个口腔诊所就诊。

口腔诊所的经济来源就是口腔医疗服务的收费,所以,口腔诊所的收费标准是一个非常关键的因素。口腔医疗服务的收费标准应该由以下几个因素组成:诊治过程中消耗的材料成本、口腔医师和辅助人员花费的时间、治疗项目的技术含量和风险、地区的经济发展水平,还有相应的技工加工费,很重要的一点是还必须充分考虑当地政府对赢利性口腔诊所的定位。国家允许营利性医疗机构自行规定收费标准,口腔诊所应该根据市场的行情和患者的承受能力来确定自己的收费标准,或口腔诊所各项治疗均执行国家统一标准收费。

二、口腔诊所价格公示

相信很多人逛商场的时候都会因为商品的标价不明而遇到麻烦,所以商店的每一件商品一定要明码标价,最好是标在商品的左上方,让顾客一目了然,做好“预算”,口腔诊所也应公示各项医疗项目的价格(图6-1,图6-2,图6-3)。为规范医疗机构的价格行为,提高药品、医用材料和医疗服务价格的透明度,维护医患双方的合法权益,国家计委、卫生部、总后勤部、国家中医药管理局2002年决定,在全国医疗机构实行价格公示。

医疗机构对医疗服务价格公示的内容包括医疗服务项目名称、项目内涵、除外内容、计价单位、价格、价格管理形式、批准文号、政府指导价及实际执行

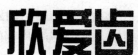

收费标准
standard charge

Tianjin XINAICHI International Dental Center

项目	收费标准	项目	收费标准
一、门诊收费		六、口腔外科	
初诊检查费	20元/次	1、拔牙（前牙）	100元/牙
复诊治疗	免费	拔牙（后牙）	150元/牙
二、放射收费		拔牙（上颌智齿）	200元/牙
全景X光片	120元/张	拔除阻生齿	600元/牙
口含片（小X光片）	30元/张	拔除埋伏阻生齿	800元/牙
头颅侧位	120元/张	拔除深度埋伏阻生齿	1000元/牙
三、无痛麻醉 （使用进口麻醉剂）	60元/次 （含一次性注射器）	根尖切除术（不含根管治疗）	500元/牙
四、牙体牙髓病		颌骨囊肿摘除（直径超过1.5cm）	800元/牙（不含补骨材料）
1、干髓疗法（干尸）		微创拔牙（加超声骨刀）	200元/牙
儿童（不含充填）	120元/全疗程	七、种植牙	
成人（不含充填）	220元/全疗程	1、德国美国进口种植体	7000元/颗
2、根管治疗（全疗程不含充填）		2、补骨	
前牙	360元/牙/全疗程	钛钉（国产）	100元/颗
双尖牙	500元/牙/全疗程	钛钉（进口）	200元/颗
后牙	700元/牙/全疗程	钛膜（国产）	1000元/片
3、银汞充填		钛膜（进口）	2500元/片
I类洞	80元/牙	骨粉（进口）	900元/0.25g
II类洞	120元/牙	骨膜（进口可吸收膜）	1800元/1.5*2.5cm
4、光固化树脂充填		骨膜（国产可吸收膜）	600-800元/1.5*2cm
I、V 类洞	100元/牙	骨膜（可吸收膜）	3000元/2.5*2.5cm
II-I类洞	150元/牙	骨膜（国产可吸收膜）	1500元/2*2.5cm
5、Ca(OH)₂盖髓	60元/牙	可吸收线	100元/支
6、玻璃离子水门汀充填	80元/牙	3、上颌窦提升术（侧壁）	5000元/侧（不含材料费）
7、脱敏	60元/牙	上颌窦底冲压术	800-1000元/侧（不含材料费）
8、自攻钉（国产）	50元/牙	软组织移植术	1500元/区
自攻钉（进口）	100元/牙	取骨术	300元/区
9、根管钉（进口不锈钢）	120元/个	4、使用一次性手术用品	150元/全套
10、纤维树脂桩	300元/个	5、种植上部结构修复	
五、牙周病治疗		（1）烤瓷冠	
1、全口超声波洁牙	180元/11	A、金铂合金	3500元/牙
2、复诊洁牙（一年内）	120元/11/次	B、金钯合金	2500元/牙
3、全套洁牙(含超声波洁牙、喷砂、抛光、牙线及间隙刷清理)	300元/11	C、银钯合金	2000元/牙
		D、钴铬合金	1000元/牙
4、喷砂	150元/11	E、CAD/CAM	3500元/颗
5、抛光	60元/11	F、瑞典瓷	4000元/颗
6、间隙刷清理牙间隙	60元/11	上述价格不含活动义齿部分	
7、深部刮治	40元/牙	（2）双套冠	
8、切龈（电刀）	30元/牙	A、金合金	1000元/颗（不含支架）
9、翻瓣术	800元/区	B、金沉积	1600元/颗（不含支架）
10、植骨术	300元/区(材料另计)	（3）研磨杆	
11、软组织移植	200元/区	A、普通	1500元/2颗组
12、系带延长术	100元		2500元/4颗组
13、冠延长术	200元/牙	B、金合金	2500元/2颗组
			4000元/4颗组

图6-1　在候诊室公示收费标准（来源：天津欣爱齿口腔门诊部，2012）

价格等有关情况。口腔诊所在其服务场所的显著位置，可通过电子触摸屏、电子显示屏、公示栏、公示牌、价目表、价目本、医疗费用结算清单等方式实行价格公示。口腔诊所有义务向患者提供药品、医用材料和医疗服务价格情况的查询服务。

三、建立收费管理制度

　　口腔诊所应该有一个收付款的制度，全体员工应该熟悉和坚持执行这个制度，不允许有随意性，尽量杜绝"特殊情况"。执行收付款制度的时候，全体

雅尊齿科价格表

拔　　牙			
拔牙术	30 元 / 牙	死髓牙拔除术	50 元 / 牙
阻生齿拔除（埋伏）	160 元 / 牙	进口麻醉	20 元 / 次
阻生齿拔除（正位）	80 元 / 牙	缝合术	10 元 / 针
补　　牙			
磨检试补	20 元 / 牙	无酸材料垫底	20 元 / 牙
普通材料	40 元 / 牙	树脂光固化贴面	80~120 元 / 牙
进口材料	60 元 / 牙	加固位钉补牙	120 元 / 牙
治　　牙			
前牙根管治疗上下 (3-3)	160 元 / 牙	干尸治疗	120 元 / 牙

图 6-2　在候诊室公示收费标准（来源：天津雅尊齿科）

员工必须保持高度一致。口腔诊所开张后,开源和节流会处于同等重要的地位。口腔诊所开张初期,或者债台高筑,或者囊中羞涩,难以预料、必不可少的支出还相当多,收入却又比较少,处于捉襟见肘的状态,压力非常大。这个时候,主要的力量应该放在吸引患者,努力开源上。更新专业知识、开展新的项目、提高服务水平、加强与患者沟通、扩大口腔诊所知名度等都是增加口腔诊所收入的办法。

现金收费是患者就诊以现金交付医药费的形式。①收费护士收到现金后,应在划价的处方笺、治疗单上加盖"现金收讫"章及填写收据,收据是现金收入管理的重要原始凭证,一式三联,一联交患者收执,作为报销单据,一联交给有关口腔医师,作为口腔医师核算的依据,一联留作存根;②收费护士必须做到当日收款,当日结算上交,不得拖延积压。每日终了,收费护士要将当日的收入按口腔医师分项汇总,并与所取现金,支票核对无误后填制收入日报表。收入日报表一式两联,连同现金或进账单,一并交财会部门,经复核后加盖"现金(转账)收讫"章,一联退还收费处代收据,一联留财会部门记账;③如因特殊情况发生退费时,收费处应妥善处理。结账前退费,应收回收据和处方笺或治疗单,并由有关口腔医师注明原因,将其附在存根上写明"作废"字样;如结账后退费,除索回收据、处方、治疗单和注明退款原因外,收费护士应开红字收据冲销应退费用;④收费处如发生收款差错,不得隐瞒,不准以长补短,应及时报财会部门

See our Mexico Dentist Price List Below

Treatments	Our Charges	Price - USA
Exam and Evaluation	No Charge	$130
X-rays	$5	$15
Regular Cleaning	$39	$165
Cleaning & Whitening	$165	$565
White Composite Fillings	$45 - 65	$190 - 275
Root Canal Therapy	$235	$1050
Cast Post in Addition to Crown	$95	$350
Pre-fabricated Post	$85	$265
PFM Porcelain Crowns		
Standard Finish	$240	$755
Porcelain Margin	$265	$855
All porcelain E.Max Crowns	$365	$1150
E.Max Veneers	$365	$1150
Zirconium Ceramic Crowns	$435	$1450
Crown Lengthening	$120	$435
Perio-Maintenance Cleaning	$100	$425
Perio-Scaling & Root Planing/Quadrant	$80	$415
Regular Extraction	$60	$160
Surgical Extraction	$100	$285
Wisdom Tooth Extraction		
Erupted	$100	$295
Semi-Impacted	$150	$450
Full Bony Impacted	$180	$690
Dentures:		
Immediate Acrylic Full or Partial	$285	$820
Temporary Flipper	$85	$635
Metal Frame Partial	$435	$1580
Flexible Partial	$435	$1790
High Quality Full Denture/Arch	$495	$1995
Premium Denture, porcelain teeth	$650	$2400
Dental Implant Placement	$750	$2100
Abutment for Implant	$200	$1200
Connectors for Implant Supported Dentures	$325	$600
Individual Bone Grafts	$350	$855
Sinus Lift per Quadrant	$1000	$2725

图 6-3　墨西哥牙科收费标准(USA)(来源：The Affordable Mexican Dentist in Tijuana,2012)

处理。

口腔诊所内负责收款的护士应该具有的素质：①财务工作的专业精神；②机智巧妙的手法；③自信心和紧迫感；④不恼不怒的自我控制能力。虽然接待护士是主要执行人，但口腔医师和口腔诊所业主有责任对接待护士的工作给予无保留的支持。要加强收入凭证的管理工作。特别要加强对定额,有价凭证的印刷、保管、编号、领发、登记、销号等环节的管理。防止差错,堵塞漏洞,提高口腔诊所财务管理水平。

四、实行薄利多销

新开业的口腔诊所的收费不宜过高,实行薄利多销。如何能吸引更多患者,主要是要靠患者为我们义务宣传,患者的推介比我们在报纸或刊物登广告效力好几百倍。没有几个患者是相信和依照广告而来的,绝大多数都是接受亲友们的推介而来。社会上有钱的人总是占少数,价钱大众化自然有更多患者,为我们宣传的人也多了。以后患者有一定的数量就可按照社会的整体经济情况,把价钱逐渐提高。要注意虽收费低一些,绝不能降低口腔医疗质量。尤其是新开业的口腔诊所,在人群之中尚未建立起声誉之前,更应价廉物美。只要不亏本尽可能用好材料,不要为了多赚一些而以不好的材料造出低质量的产品。无论何时都要尽我们的能力为患者服务,一次印象差了,便不会有第二次踏进门来。跑掉一个患者,连他的亲友都可能跟随着跑掉,这种损失是无法估计的。但是,也应防止在"脱贫"阶段比较容易犯的错误是盲目降低收费标准,背离了口腔诊所的定位。

五、实行高价精医

在病源较多,人力不足的状况下,可以实行高价精医,提高服务附加值。方便周到和高效的优质服务,洁净、优雅的就诊环境、舒适安全的治疗过程,加上合理的收费才能使患者得到超值服务,服务决定收费。

例如:在一个小餐馆花5元钱就可以吃一盘鱼香肉丝,在大饭店则可能花几倍甚至几十倍才可以吃到同样一盘,这样服务和其他附加值就体现出来了。

价格和服务,技术环境息息相关,提高价格必须改善环境,加强软性服务,充实技术,要有扎实的技术和新的器材以及好的服务才得以实现价格的提升。

六、防止价格战

价格战在口腔医疗市场竞争中是难免的,但又是低级的,破坏力很大的。市场上有这么一条规律:高价的东西不一定是好的,但是好的东西一定不会便宜。所以当口腔诊所确定了自己的收费标准后不适宜随便降价,不随便与患者议价和打折。口腔医疗服务的技术含量比较高,并具有一定的风险,收费理应比较高。凡是经营比较好的口腔诊所,都没有轻易使用降价手段来吸引患者,而凡是经营状况不那么好的口腔诊所都经常采用价格战的办法来试图增加患者,但是这种办法却未能从根本改变口腔诊所的困境。

大幅度、无原则的打折、甚至价格战会直接降低就诊患者对定价以及口腔医疗服务质量的信任,因为患者的账单包括的不仅仅是治疗费用,还有口腔医师、口腔护士以及员工的服务、环境与设备的维护和改善、口腔医疗流程、医疗质量及医疗服务的设计等。单纯降价的营销手段是一种原始的、低级的竞争方法，不但对自身的发展毫无意义，同时还会扰乱市场，招到同行的排斥。营销的价值战与能力战比价格战更能使口腔诊所步入良性循环。

第六节　医疗价格管理体制

我国的价格管理组织系统主要由政府价格管理部门及其业务主管部门和财政部门组成。非营利性口腔诊所口腔医疗价格由口腔诊所自行制定。

口腔医疗价格同样受法律、经济、行政等多种手段的调节。这些调节手段各有特点，分别起着不同的作用，但它们又相辅相成。

一、法律手段

法律手段是指国家通过制定有关价格和收费的法律法规来对价格和收费进行法律调整的行为。有关的价格的法律法规同样对医疗价格的制定、调整、审批、执行、监督检查起作用，它是维护医患双方合法权益的有力武器。

二、行政手段

行政手段是政府运用行政命令来制定、调整医疗价格，并对医疗价格的执行情况进行监督检查的方法。医疗价格管理中的行政手段包括：制定和调整医疗价格；调整医疗价格的结构；政府直接制定医疗价格，规定有关医疗项目的限价、差价率；医疗价格的监督检查；批准新的医疗项目价格，发放"收费许可证"等内容。

三、经济手段

经济手段不直接对价格进行干预，而是对影响价格的因素进行干预，来协调人们的经济利益，达到调控价格的目的。政府利用税收、利息、补贴、投资、优惠贷款等杠杆对价格进行有计划的调节。我国通过对非营利性医疗机构实施免除税收、拨给经费、无偿配置医疗仪器等多种方式来影响医疗价格，使目前执行的极大部分医疗项目能以低于成本的价格提供给患者，这直接反映了我国的医疗服务的性质和医疗卫生政策。

【调查报告】 我国口腔医疗服务价格调查结果

［来源：李刚．口腔卫生服务现况评价与口腔卫生人力预测研究．四川大学，2004 年博士

毕业论文]

　　全国的口腔医疗服务价格是由各省市物价局按照分工管理权限和审批程序有计划地制定的。我们于2003年共分层抽样的通信调查我国80个口腔医疗机构,共获取不同类型的医疗机构口腔科有效问卷41个,有效问卷率口腔医疗机构为51.25%。原始数据均来自于口腔医疗机构的负责人,具有权威性和可靠性。口腔医疗机构口腔医疗服务实际价格状况基本情况的调查结果(表6-1)。

表6-1　我国口腔医疗服务价格调查结果　　　　　　　　　　人民币(元)

服务项目	N	全国口腔医疗机构口腔医疗服务价格状况的基本情况				全国口腔医疗服务价格占当地人均生产总值GDP的百分比(%)			
		最小值	最大值	Mean	SD	最小值	最大值	Mean	SD
封闭	41	5	70	22.37	15.04	0.07	1.10	0.22	0.17
拔牙	41	10	100	26.22	16.80	0.08	0.99	0.27	0.19
根管	41	30	480	146.38	98.34	0.41	3.86	1.42	0.89
洁牙	41	30	240	89.07	40.80	0.36	2.84	0.95	0.56
正畸	41	1000	5500	2807.32	1208.79	10.97	62.32	27.87	11.77
总义齿	41	150	1000	483.12	187.68	1.80	13.52	5.03	2.60
固定桥	41	20	900	361.51	203.96	0.20	12.60	3.86	2.93
烤瓷冠	39	200	600	364.03	103.52	1.72	9.65	3.77	1.76
检查	41	0	50	7.13	10.14	0.00	0.60	0.07	0.11
断层	33	20	92	49.73	16.71	0.14	1.56	0.53	0.31
牙片	41	2	20	9.93	3.74	0.03	0.23	0.10	0.04

　　调查表明,我国口腔医疗服务价格在不同地区、不同类型医院差别较大。长期以来,我国将口腔修复列为非基本医疗范围(自费项目),口腔医疗服务的价格受市场影响较大。口腔医疗技术有很大的特点,同样的全口义齿,低年资和低学历医生与高年资医师和高学历医师的实际成本绝对不一样。因此,造成了口腔医疗服务价格实际上在每个医疗单位都有所不同的特殊情况。

附件1　陕西省临床诊疗(口腔颌面)类项目价格(表6-2)

[来源:2012,http://www.sxhealth.gov.cn]

临床诊疗类

临床各系统诊疗

　　说明:①本类包括神经系统、内分泌系统、眼、耳鼻咽喉、口腔颌面、呼吸系统、心脏及血管系统、血液及淋巴系统、消化系统、泌尿系统、男、女性生殖系统、肌肉骨骼系统、体被系统、精神心理卫生15个第三级分类,共901项。子项目84个。②在临床各系统诊疗项目中的"****术"是指以诊疗为主要目的非手术操作方式的服务项目。

口腔医疗市场拓展

表 6-2 陕西省临床诊疗（口腔颌面）类项目价格（2011 年）

编码	项目名称	计价单位	最高限价 三级	二级	一级	项目内涵	除外内容	说明
3105	口腔颌面							正畸专业治疗 18 岁以上成人加收
310501	口腔综合检查							牙周专业检查加收
310501001	全口牙病系统检查与治疗设计	次	15	12	9	包括各专业检查，不含错形诊断设计、种植治疗设计		
310501002	咬合检查	次	18	14	10	不含咀嚼肌电图检查		
310501003	颌力测量检查	次	20	16	12			
310501004	咀嚼功能检查	次	25	20	15			
310501005	下颌运动描记	次	20	16	12	包括髁状突运动轨迹描记		
310501006	唾液流量测定	次	20	16	12	包括全唾液流量及单个腺体流量测定		
310501007	口腔模型制备	单颌	25	20	15	含口腔印模制取、石膏模型灌制、普通藻酸盐印模材、普通石膏	特殊印模材料、特殊模型材料	
310501008	记存模型制备	单颌	50	40	30	含印模制取、模型灌制、修正及取蜡型	特殊印模材料、特殊模型材料	
310501009	面部模型制备	次	150	120		含印模制取、石膏模型灌制及修正	特殊印模材料、特殊模型材料	
310501010	常规面颌像检查	每片	6	5	4	包括正侧位面像、微笑像、正侧位像及上下颌面像		
310501011	口腔内镜检查	每牙	5	4				
310502	牙体牙髓检查							
310502001	牙髓活力检查	每牙	5	4	3	包括冷测、热测、牙髓活力电测		

104

续表

编码	项目名称	计价单位	最高限价			项目内涵	除外内容	说明
			三级	二级	一级			
310502002	根管长度测量	每根管	6	5	4	含使用根管长度测量仪或插诊断丝确定工作长度		
310502003	口腔X线一次成像(RVG)	每牙	5	4	4			
310503	牙周检查							
310503001	白细胞趋化功能检查	次	20	16	12	含龈沟液白细胞采集或血白细胞采集;实验室白细胞趋化功能测定		
310503002	龈沟液量测定	牙	5	4		含龈沟液的采集和定量		
310503003	咬合动度测定	次	15	12	9			
310503004	龈上菌斑检查	次	5	4	3	含牙菌斑显示及菌斑指数确定		
310503005	菌斑微生物检测	次	35	28		含菌斑采集及微生物检测;包括:刚果红负染法;暗视野显微镜法;Periocheck法	Periocheck 试剂盒	
310504	口腔颌面功能检查							
310504001	面神经功能主观检测	次	35	28	20	指美国耳,鼻,喉及头颈外科通用主观检测方法		
310504002	面神经功能电脑检测	次	70	55		指用数码相机及专门的软件包(QFES)而进行的客观检测方法		
310504003	面神经肌电图检查	每区	10	8		1.包括额,眼,上唇及下唇四个功能区;2.每功能区均含双侧		

续表

编码	项目名称	计价单位	最高限价			项目内涵	除外内容	说明
			三级	二级	一级			
310504004	腭咽闭合功能检查	次	140	110		包括鼻咽纤维镜进行算音计检查,语音仪检查,计算机语音检查;不含反馈治疗		
310505	正颌外科手术前设计							
310505001	正颌外科手术设计与面型预测	次	640	510		包括:1.VTO技术:含X线头影测量,颌骨模板模拟手术及术后效果的预测;2.电子计算机技术:含电子计算机专家系统行X线头影测量与诊断,手术模拟与术后预测	录像带,计算机软盘,照相底片及胶片冲印	
310505002	云纹检查	次	160	130	95	包括正位,侧位及斜位各种位置的云纹照相及测量	化妆品,照相底片及冲印	
310505003	模型外科设计	次	200	160	120	含面弓转移,上架,模型测量及模拟手术拼对等	石膏模型制备	
310505004	带环制备	每个	30	24	18	含代型制作,带环的焊接,锤制,圆管焊接等技术	石膏模型制备,分牙及牙体预备,粘接带环等	
310505005	唇弓制备	每根	50	40	30	含唇弓弯制,焊接等技术,以及钢丝,焊媒等材料	方弓丝,预成率引弓,唇弓及其他特殊材料	特殊要求唇弓费用加收
310505006	导板制备	每个	160	130	95	含导板制作,打磨,抛光,以及自凝牙托粉,单体,分离剂等	唇弓,预成率引弓,唇弓及其他特殊材料	特殊要求导板费用加收
310506	口腔关节病检查							

续表

编码	项目名称	计价单位	最高限价 三级	最高限价 二级	最高限价 一级	项目内涵	除外内容	说明
310506001	颞颌关节系统检查专业检查设计	每人次	40	30	25	含专业检查表,包括颞颌关节系统检查,不含关节镜等特殊检查		唾液量、流速、缓冲能力检查另收
310506002	颞颌关节镜检查	次	40	30				
310506003	关节腔压力测定	每人次	65	50				
310507	**正畸检查**							
310507001	错𬌗畸形初检	次	30	24	18	含咨询、检查、登记、正畸专业病历		
310507002	错𬌗畸形治疗设计	次	300	240	180	包括1. 牙模型测量:含手工模型测量牙弓长度、拥挤度或三维度牙模型测量机测量;2. 模型诊断性排牙:含上下颌模型排牙;3. X线头影测量:含手工或计算机X线测量分析	模型制备	使用计算机进行三维牙模型测量和X线头影测量的情加收
310507003	固定矫治器复诊处置	次	30	24	18	含常规检查及矫治器调整	更换弓丝及附件	
310507004	活动矫治器复诊处置	次	30	24	18	含常规检查及弹簧加力	各种弹簧和其他附件	
310507005	功能矫治器复诊处置	次	30	24	18	含常规检查及调整	其他材料及附件	
310507006	特殊矫治器复诊处置	次	30	24	18	含常规检查及调整	其他材料及附件	使用舌侧矫正器的情加收
310507007	错𬌗畸形正中位检查	次	30	24	18	含𬌗堤制作塑料基托		
310508	**口腔修复检查**							

续表

编码	项目名称	计价单位	最高限价			项目内涵	除外内容	说明
			三级	二级	一级			
310508001	光仪检查	次	80	65	50	包括:1.光仪测力测量;2.牙列接触状态检查;3.咬合仪检查		
310508002	测色仪检查	次	10	8	6	指固定修复中牙的比色		
310508003	义齿压痛定位仪检查	每牙	15	12	9			
310508004	触痛仪检查	次	15	12	9	指颞下颌关节人肌肉关节区压痛痛域大小的测量		
310509	口腔种植检查							
310509001	种植治疗设计	次	200	160		含专家会诊、X线影像分析、模型分析		CT颌骨重建模拟种植设计加收
310510	口腔一般治疗							
310510001	调	每牙	5	4	3			
310510002	氟防龋治疗	每牙	10	8	6	包括局部涂氟、氟液含漱、氟打磨	特殊材料	
310510003	牙脱敏治疗	每牙	10	8	6	包括氟化钠、酚制剂等药物	高分子脱敏剂;其他特殊材料	使用激光脱敏仪酌情加收
310510004	口腔局部冲洗上药	每牙	10	8	6	含冲洗、含漱;包括牙周袋内上药、黏膜病变部位上药		
310510005	不良修复体拆除	每牙	10	8	6	包括不良修复体及不良充填体		
310510006	牙开窗助萌术	每牙	30	24	18	包括各类阻生恒牙		
310510007	口腔局部止血	每牙	18	15	10	包括拔牙后出血、各种口腔内局部出血的清理创面、填塞或缝合		

续表

编码	项目名称	计价单位	最高限价			项目内涵	除外内容	说明
			三级	二级	一级			
310510008	激光口内治疗	每部位	15	12	9			视病变范围大酌情加收
310510009	口内脓肿切开引流术	每牙	15	12	9			
310510010	牙外伤结扎固定术	每牙	15	12	9	包括1.根管处置;2.牙周处置;3.各种斑、痣、小肿物、溃疡治疗		
310510011	拆除固定装置	每牙	12	10	7	含局麻、复位、结扎固定及调殆;包括牙根折、挫伤、脱位;不含根管治疗	特殊结扎固定材料	
310511	**牙体牙髓治疗**					包括去除由各种原因使用的口腔固定材料		
310511001	简单牙充填术	每洞	30	25	20	含各洞、垫底、洞型设计;包括Ⅰ、Ⅴ类洞的充填	永补充填材料(银汞、树脂)按实际用量另计	
310511002	复杂充填术	每洞	40	32	25	含各洞、垫底、洞型设计;包括Ⅰ、Ⅴ类洞的充填	永补充填材料(银汞、树脂)按实际用量另计	
310511003	牙体桩钉固位修复	每牙	50	40	30	含各洞、垫底、洞形设计、打桩(钉)	永补充填材料(银汞、树脂)按实际用量另计	
310511004	牙体缺损粘接修复术	每牙	40	32	25	含牙体预备、酸蚀、粘接	永补充填材料(银汞、树脂)按实际用量另计	
310511005	充填体抛光术	每牙	12	10	7	包括各类充填体的修整、抛光		

续表

编码	项目名称	计价单位	最高限价			项目内涵	除外内容	说明
			三级	二级	一级			
310511006	前牙美容修复术	每牙	80	65	50	含牙体予备、酸蚀、粘接、修复；包括切角、切缘、关闭间隙、畸形牙改形、牙体缺陷和着色牙贴面等	各种特殊材料	
310511007	树脂嵌体修复术	每牙	55	45	35	含牙体预备和嵌体修复	各种特殊材料	高嵌体修复加收
310511008	橡皮障隔湿法	次	20	16	12	含一次性橡皮布		
310511009	牙脱色术	每牙	20	16	12	包括氟斑牙、四环素牙、变色牙		使用特殊仪器酌情加收
310511010	牙齿漂白术	每牙	25	20	15	包括内漂白和外漂白		使用特殊仪器酌情加收
310511011	盖髓术	每牙	40	32	24	含备洞、间接盖髓或直接盖髓、垫底、安抚；包括龋齿的特殊检查	特殊盖髓剂	
310511012	牙髓失活术	每牙	25	20	15	含麻醉、开髓、备洞、封药		
310511013	开髓引流术	每牙	20	16	12	含麻醉、开髓		
310511014	干髓术	每牙	25	20	15	含揭髓顶、切冠髓、FC浴、放置干髓剂等		
310511015	牙髓摘除术	每根管	20	16	12	含揭髓顶、拔髓、荡洗根管		
310511016	根管预备	每根管	25	20	15	含髓腔预备、根管预备、根管冲洗		
310511017	根管充填术	每根管	25	20	15		特殊充填材料（如各种银尖、钛尖等）	使用特殊仪器（螺旋牙胶充填装置、热牙胶充填器等）酌情加收
310511018	显微根管治疗术	每根管	160			包括显微镜下复杂根管治疗、根尖屏障制备等		使用特殊仪器酌情加收

续表

编码	项目名称	计价单位	最高限价			项目内涵	除外内容	说明
			三级	二级	一级			
310511019	髓腔消毒术	每牙	25	20	15	包括:1. 髓腔或根管消毒;2. 瘘管治疗		使用特殊仪器(微波仪等)酌情加收
310511020	牙髓塑化治疗术	每根管	20	15	10	含根管预备及塑化		
310511021	根管再治疗术	每根管	50	40	30	包括:1. 取根管内充物;2. 疑难根管口的定位;3. 不通根管的扩通;4. 取根管内折断器械	特殊仪器及器械	使用显微镜、超声仪等特殊仪器加收
310511022	髓腔穿孔修补术	每牙	20	16	12	包括髓腔或根管穿孔	特殊材料	使用特殊仪器酌情加收
310511023	根管壁穿孔外科修补术	每牙	60			含翻瓣、穿孔修补	根管充填及特殊材料	使用特殊仪器酌情加收
310511024	牙槽骨烧伤清创术	次	30	24	18	指牙髓治疗药物所致的烧伤;含去除坏死组织和死骨、上药		
310511025	根管内固定术	每根管	30	24	18	含根管预备	特殊固定材料	
310511026	劈裂牙治疗	每牙	40	30	25	包括 1. 取劈裂牙残片;2. 劈裂牙结扎	根管治疗	
310511027	后牙纵折固定术	每牙	60	50	35	含麻醉固定、调殆	根管治疗及特殊固定材料	
310511028	化学微创去龋术	每洞	70	65		含化学去龋凝胶、备洞、垫底、洞型设计;包括Ⅰ、Ⅴ类洞的充填	永补充填材料(银汞、树脂)按实际用量另计	

310512 **儿童牙科治疗**

续表

编码	项目名称	计价单位	最高限价 三级	最高限价 二级	最高限价 一级	项目内涵	除外内容	说明
310512001	根尖诱导成形术	每根管	80	65		指年轻恒牙牙根继续形成;含拔髓(保留牙乳头)、清洁干燥根管、导入诱导糊剂、充填	特殊充填材料	
310512002	窝沟封闭	每牙	30	24	18	指预防恒前磨牙及磨牙窝沟龋;含清洁窝沟、酸蚀、涂封闭剂、固化、调磨	特殊窝沟封闭剂	
310512003	乳牙预成冠修复	每牙	90	70		含牙体预备、试冠、粘结;包括合金冠修复乳磨牙大面积牙体缺损或做保持器的固位体	特殊材料	
310512004	儿童前牙树脂冠修复	每牙	65	50	40	含牙体预备、试冠、粘结;包括树脂冠修复前牙大面积牙体缺损(外伤及龋患)	特殊材料	
310512005	制戴固定式缺隙保持器	缺隙	200	160	120	指用于乳牙早失、使继承恒牙正常萌出替换;含试冠、牙体预备、试带环、制作、粘结、复查	特殊材料、印模、模型制备、下颌舌弓、导弓萌式保持器、丝圈式保持器	
310512006	制戴活动式缺隙保持器	次	125	100	75	指恒牙正常出替换	印模、模型制备	
310512007	制戴活动矫正器	次	300	240	180	包括乳牙列或混合牙列部分错殆畸形的矫治	印模、模型材料、特殊矫正装置	
310512008	前牙根折根牵引	每牙	240	190	145	指根折位于龈下经龈切及冠延长术后不能进行修复而必须进行牙根牵引;含外伤牙根管治疗、制作牵引、复诊更换牵引装置	矫正牵引装置材料、复查更换牵引装置、印模、模型制备	

续表

编码	项目名称	计价单位	最高限价			项目内涵	除外内容	说明
			三级	二级	一级			
310512009	钙化桥打通术	每根管	120	95	70	指年轻恒牙经髓切断牙根已形成,需进一步根管治疗修复,但存在钙化桥;含去旧充填体;打通钙化桥;根管治疗修复	特殊根管充填材料如银尖、钛尖	
310512010	全牙列殆垫固定术	单颌	120	95	70	指用于恒牙外伤的治疗;含外伤牙的复位、固定,制作全牙列殆垫、试戴、复查	特殊材料,印模、模型制备	
310512011	活髓切断术	每牙	50	40	30			
310513	**牙周治疗**							
310513001	洁治	每牙	2.5	1.5	1	包括超声洁治或手工洁治,不含洁治后抛光		
310513002	龈下刮治	每牙	5	4	3	包括龈下超声刮治或手工刮治		
310513003	牙周固定	每牙	16	13	10	含结扎材料;包括结扎与联合固定	特殊材料如树脂、高强纤维	
310513004	去除牙周固定	每牙	7	6	4	包括去除各种牙周固定材料		
310513005	牙面光洁术	每牙	2	1.5	1	包括洁治后抛光;喷砂		
310513006	牙龈保护剂塞治	每牙	5	4	3	含牙龈表面及牙间隙	特殊保护剂	
310513007	急性坏死性龈炎局部清创	每牙	12	10	7	包括局部清创、药物冲洗及上药		
310513008	根面平整术	每根	5	4	3	包括手工根面平整		超声根面平整加收
310514	**黏膜治疗**							

编码	项目名称	计价单位	最高限价 三级	二级	一级	项目内涵	除外内容	说明
310514001	口腔黏膜病系统治疗设计	次	30	24				
310514002	口腔黏膜雾化治疗	次	8	6	5	含部位		
310514003	口腔黏膜特殊治疗	每部位	10	8	6			红外线、微波、冷冻、频谱等法分别计价
310515	口腔颌面外科治疗							
310515001	颞下颌关节复位	次	35	28	21	指限制下颌运动的手法复位		
310515002	冠周炎局部治疗	每牙	15	12	9	含药液冲洗盲袋及上药		
310515003	干槽症换药	每牙	30	24	18	含清理拔牙创、药物冲洗、骨创填塞	特殊材料	
310515004	涎腺导管扩大术	次	35	28	20			
310515005	腮腺导管内药物灌注治疗	次	20	16	12			
310515006	面神经功能训练	次	20	16		含面神经周支配区共十项面部表情运动功能的示教及训练		
310515007	腭裂术后语音训练治疗	次	60	48	36	包括常规语音治疗、鼻咽纤维镜反馈治疗、鼻音计反馈治疗、听觉反馈治疗、腭电图仪反馈治疗；不含制作腭托	特殊材料	
310515008	口腔颌面部各类冷冻治疗	每部位	24	20	15	包括口腔及颌面部各类小肿物的冷冻治疗		

续表

编码	项目名称	计价单位	最高限价			项目内涵	除外内容	说明
			三级	二级	一级			
310516	**口腔关节病治疗**							
310516001	颞颌关节腔内封闭治疗	单侧	35	28	20	包括封闭治疗或药物注射		
310516002	关节腔灌洗治疗	单侧	50	40				
310516003	调磨殆垫	每次	15	12	9			
310516004	关节镜手术治疗	单侧	800	640		包括颞下颌关节活检术或颞下颌关节盘复位术或骨关节病刨削术	特殊材料	关节下腔治疗酌情加收
310517	**固定修复**						各种特殊材料:冠、嵌体、桩核、根帽、贴面、桩冠、固定桥及特殊粘接材料和模型制备,特殊制作工艺	
310517001	冠修复	每牙	100	80	60	含牙体预备,药线排龈,蜡殆记录,测色,技工室制作全冠,试戴修改全冠;包括全冠、半冠、3/4冠		种植体冠修复酌情加收
310517001a	普通烤瓷冠修复	每牙	400	350				
310517001b	烤瓷冠调配颜色	每区	90	70				指区内配色,跨区另计
310517002	嵌体修复	每牙	120	95	70	含牙体预备,药线排龈,制取印模、模型,蜡殆记录,技工室制作嵌体,试戴修改嵌体;包括嵌体、高嵌体、嵌体冠		

续表

编码	项目名称	计价单位	最高限价 三级	最高限价 二级	最高限价 一级	项目内涵	除外内容	说明
310517003	桩核根帽修复	每牙	100	80	60	含牙体预备,殆记录,制作蜡型,技工室制作桩核,根帽,测色,技工室制作修复桩核,根帽		
310517004	贴面修复	每牙	70	55	40	含牙体预备,药线排龈,测色,技工室制作贴面,试戴贴面		
310517005	桩冠修复	每牙	120	96	72	含牙体预备,殆记录,制桩蜡型,技工室制作桩,试桩,制冠蜡型,技工室制作完成桩冠,试戴桩冠;包括简单单桩冠,铸造桩冠		
310517006	固定桥	每牙	200	160	120	含牙体预备和药线排龈,蜡殆记录,测色,技工室制作固定桥支架,固定桥支架试戴修改,技工室制作完成固定桥,固定桥试戴修改,金属固位体电解蚀刻处理;包括双端,单端固定桥,粘结桥(马里兰桥)		
310517007	固定修复计算机辅助设计	次	1800			包括计算机辅助设计制作全冠,嵌体,固定桥		
310517008	咬合重建	次	130	100	80	含全牙列固定修复咬合重建,改变原关系,升高垂直距离咬合分析,X线头影测量,研究模型设计与修整,牙体预备,转移面弓与上颌架;包括复杂冠桥修复		特殊设计费加收

续表

编码	项目名称	计价单位	最高限价 三级	二级	一级	项目内涵	除外内容	说明
310517009	粘结	每牙	10	8	6	包括嵌体、冠、桩核粘结(酸蚀、消毒、粘固)		
310518	可摘义齿修复						各种特殊材料:活动桥、个别托盘、义齿、咬合板、软衬、局部义齿、总义齿、特制暂基托、附着体和模型制备、印模及模型材料	
310518001	活动桥	每牙	70	55	40	包括普通弯制卡环、整体铸造卡环及支托活动桥		
310518001a	活动桥连续增加	每牙	10	8	6			指区内连续增加义齿,跨区非连续的按项目另计
310518002	塑料可摘局部义齿	每牙	100	80	60	含牙体预备、义齿设计、制作双重印模、模型、咬合关系记录、技工室制作义齿排牙蜡型、试排牙、义齿试戴、修改、咬合检查、完成义齿;包括普通弯制卡环可摘局部义齿、无卡环塑料可摘局部义齿,普通覆盖义齿、弹性隐形义齿		
310518002a	塑料可摘义齿连续增加	每牙	30	25	20			指区内连续增加义齿,跨区非连续的按项目另计

117

续表

编码	项目名称	计价单位	最高限价			项目内涵	除外内容	说明
			三级	二级	一级			
310518003	铸造可摘局部义齿	每牙	270	220	160	含牙体预备,制双重印模,模型,模型观测,蜡咬合关系记录,技工室制作铸造支架,蜡咬合关系记录,试支架及再次蜡咬合型,试排牙,技工室制作义齿排牙蜡型,试排牙,技工室制作完成义齿,义齿试戴,修改,咬合检查;包括覆盖义齿		
310518003a	铸造可摘义齿连续增加	每牙	60	50	40			指区内连续增加义齿,跨区非连续的按特殊设计加收
310518004	美容义齿	每牙	80	65	50	含各类义齿的基础上特殊造型,设计制作;包括双牙列义齿,化妆义齿		
310518004a	美容义齿连续增加	每牙	20	15	10			指区内连续增加义齿,跨区非连续项目另计
310518005	即刻义齿	每牙	80	65	50	含拔牙前制作印模,制作模型及特殊修整,各类义齿的常规制作及消毒;包括拔牙前制作,拔牙后即刻或数日内戴入的各类塑料义齿和暂时义齿		
310518005a	即刻义齿连续增加	每牙	20	15	10			指区内连续增加义齿,跨区非连续的按项目另计

续表

编码	项目名称	计价单位	最高限价			项目内涵	除外内容	说明
			三级	二级	一级			
31051806	附着体义齿	每牙	200			含牙体预备制个别托盘、双重印模、模型,咬合关系记录、模型观测、固位体平行度测量、平行研磨、试排牙、试附着体,复诊三次调改义齿,包括可摘义齿、固定义齿、活动固定联合修复		活动固定联合修复是指胶连连接料、铸造式连接料可摘义齿、铸造可摘义齿、总义齿的基本结构以外加用各种附着体
31051806a	附着体义齿连续增加	每牙	50					指区内连续增加义齿,跨区非连续的按项目另计
31051807	总义齿	单颌	310	250	180	含义齿设计、制个别托盘、制作双重印模、模型、托、正中唇关系记录、面弓转移、试排牙、总义齿试戴、修改、咬合检查、调整咬合;包括覆盖义齿、无唇翼义齿	铸造金属基托、金属铸造金属网加强网	
310519	**修复体整理**							
310519001	拆冠桥	每牙	15	12	9	包括锤造冠		铸造冠拆除酌情加收
310519002	拆桩	每牙	20	16	12	包括预成桩、各种材料的桩核		
310519003	加焊	每2mm缺隙	10	8	6	包括锡焊、金焊、银焊	焊接材料	>2mm加收、激光焊接加收
310519004	加装饰面	每牙	35	28	20	包括桩冠、桥体	特殊材料	

续表

编码	项目名称	计价单位	最高限价			项目内涵	除外内容	说明
			三级	二级	一级			
310519005	烤瓷冠崩瓷修理	每牙	60	50	35	包括粘结、树脂修补	特殊材料	
310519006	调改义齿	次	15	12	9	含检查、调粉、调改外形、缓冲基托、调整卡环		
310519007	取局部关系记录	次	10	8	6	指义齿组织面压痛衬印检查;含取印模、检查用衬印材料等	特殊衬印材料	
310519008	取正中拾关系记录	次	15	12	9			
310519009	加人工牙	每牙	25	20	15		各种人工牙材料	
310519010	义齿接长基托	次	25	20	15	包括边缘、游离端、义齿鞍基	各种基托材料	
310519011	义齿裂纹及折裂修理	次	25	20	15	含加固钢丝	各种材料	
310519012	义齿组织面重衬	每平方厘米	20	16	12	包括硬衬、软衬	各种材料费（自凝塑料、热凝塑料、光固化树脂、软塑料、橡胶）	
310519013	加卡环	每卡环	20	16	12	含单臂、双臂、三臂卡环;包括加钢丝或铸造卡环	各种卡环材料（钢丝弯制卡环、铸造钴铬合金、贵金属合金卡环）	
310519014	增加铸造基托	5+5	120	95	70		各种基托材料（钢、金合金）	
310519015	加拾支托	次	15	12	9		各种支托材料（钢丝支托、扁钢丝支托、铸造钴铬合金支托、铸造金合金支托）	

续表

编码	项目名称	计价单位	最高限价			项目内涵	除外内容	说明
			三级	二级	一级			
310519016	加铸殆面	次	40	30	25			
310519017	增加加固装置	次	80	65	50	包括加固钢丝、网	各种加固装置材料(金属丝,扁钢丝,尼龙网,预成不锈钢网,铸造不锈钢网,金网)	
310519018	加连接杆	次	50	40	30		各种材料(预成杆,铸造不锈钢杆,铸造金杆)	
310519019	塑料殆面加高咬合	次	25	20	15		材料费(自凝塑料,热凝塑料)	
310519020	弹性假牙龈	每牙	60	50	35			
310519021	镀金加工	每牙	120	95				
310519022	铸造加工	每件	150	120	120	指患者自带材料加工;包括所有铸造修复体		
310519023	配金加工	每牙	150	120				
310519024	黄金材料加工	每牙	130	100				
310519025	加磁性固位体	每个	100	80				
310519026	附着体增换	每附着体	100	80		包括附着体增加或更换	附着体材料	仅限患者自备材料
310520	颞下颌关节病修复治疗							

编码	项目名称	计价单位	最高限价 三级	二级	一级	项目内涵	除外内容	说明
310520001	殆垫	每件	100	80	60	含牙体预备,调殆,制印模,模型,蜡殆记录,技工室制作;不含疗效分析专用设备检查	铸造支架,殆垫材料,咬合板材料(塑料,树脂,铸造不锈钢,铸造合金,或铸造不锈钢+塑料,铸造不锈钢合金网或铸造合金网+树脂)	
310520002	肌松弛治疗	次	20	16	12			
310521	颌面缺损修复							
310521001	腭护板导板矫治	单颌	80	65	50	含牙体预备;模型设计及手术预备;技工制作;临床戴入	腭护板,导板材料,模型设备	间接法制作加收,加放射治疗装置加收
310521002	义颌修复	每区段	200			含:1.阻塞口鼻孔,制印模,模型;2.制作个别托盘;3.牙体预备,制工作印模,模型;4.制作阻塞器和恒基托;5.临床试戴阻塞器和恒基托,确定殆关系,取连带恒基托及颌位关系的印模,灌制新模型;6.技工制作中空阻塞器及义颌;7.临床试戴义颌及义齿;8.技工完成,修改义颌及义齿;包括9.临床试戴,修改义颌及义齿,义鼻,义眼中空阻塞器	义颌,义齿,义耳,义鼻,义眼等专用材料	1.上或下颌骨一侧全切加收;2.分段或分区双重印模双收

续表

编码	项目名称	计价单位	最高限价			项目内涵	除外内容	说明
			三级	二级	一级			
310521003	软腭抬高器治疗	次	120	95		含：1. 试戴上颌腭托，加制软腭部印模、灌制模型；2. 模型预备、制作抬高软腭部分；3. 临床戴入及调整抬高高度；包括制作上颌腭托；舌不良运动矫治器	各种材料（铁钛合金丝、软塑胶、光敏树脂）模型制备	咽阻塞器加收
310521004	骨折后义齿夹板固位及殆板治疗	单颌	150	120	90	包括上或下颌骨骨折	义齿夹板材料	
310522	正畸治疗							
310522001	乳牙期安氏Ⅰ类错殆矫治正畸治疗	疗程	450	360		包括：1. 含乳牙早失、乳前牙反殆的矫治；2. 使用间隙保持器、活动矫治器	功能矫治器	前牙或后牙开殆、严重深覆殆加收
310522002	替牙期安氏Ⅰ类错殆活动矫治器正畸治疗	疗程	650	520		包括替牙口腔习惯的矫治	活动矫治器增加的其他附件	阻生齿开窗矫治加收
310522003	替牙期安氏Ⅰ类错殆固定矫治器正畸治疗	疗程	1200	960		包括使用简单固定矫治器和常规固定矫治器治疗	简单固定矫治器增加的其他弓丝或附件	
310522004	恒牙期安氏Ⅰ类错殆固定矫治器正畸治疗	疗程	1600	1200		包括拥挤不拔牙病例、牙列间隙病例和简单拥挤双尖牙拔牙病例；不含牙列间隙调整后修复	口外弓、上下颌扩弓装置及其他附加装置，隐形固定矫治器特殊材料	1. 伴开殆、深覆殆等疑难病例加收 2. 阻生齿开窗治病例加收；3. 拔牙病例加收

续表

编码	项目名称	计价单位	最高限价			项目内涵	除外内容	说明
			三级	二级	一级			
310522005	乳牙期安氏Ⅱ类错𬌗矫治疗	疗程	550	440		包括:1.乳牙早失、上颌前突、乳前牙反𬌗的矫治;2.使用间隙保持器、活动矫治器治疗	功能矫治器	前牙反𬌗、前牙或后牙开𬌗,严重深覆𬌗加收
310522006	替牙期安氏Ⅱ类错𬌗口腔不良习惯矫正治疗	疗程	800	640		包括简单固定矫治器或活动矫治器	口外弓或其他远中移动装置、活动矫治器的增加其他部件、腭杆	
310522007	替牙期安氏Ⅱ类错𬌗活动矫治器矫治疗	疗程	800	640		包括含替牙障碍、上颌前突	使用口外弓、使用Frankel等功能矫治器、咬合诱导	前牙反𬌗、前牙或后牙开𬌗,严重深覆𬌗加收
310522008	替牙期安氏Ⅱ类错𬌗固定矫治疗	疗程	1200	960		包括简单固定矫正器和常规固定矫正器	口外弓、上下颌扩弓装置及其他附加装置	前牙反𬌗、前牙或后牙开𬌗,严重深覆𬌗加收
310522009	替牙期骨性安氏Ⅱ类错𬌗矫治疗	疗程	1300	1000		包括1.严重上颌前突;2.活动矫治器矫治疗或简单固定矫治器矫治疗	使用口外弓上下颌扩弓装置及其他常规固定矫治器、使用Frankel、Activator Twin-Block等功能矫治器及Herbst矫治器	前牙反𬌗、前牙或后牙开𬌗,严重深覆𬌗加收
310522010	恒牙早期安氏Ⅱ类错𬌗功能矫治器治疗	疗程	900	720		包括:1.严重牙性Ⅱ类错𬌗和骨性Ⅱ类错𬌗;2.使用Frankel功能矫治器Ⅱ型或Activator功能矫治器	Activator增加扩弓装置、口外弓、腭杆;其他功能矫治器	前牙或后牙开𬌗,严重深覆𬌗加收

续表

编码	项目名称	计价单位	最高限价			项目内涵	除外内容	说明
			三级	二级	一级			
310522011	恒牙期牙性安氏Ⅱ类错殆固定矫治器治疗	疗程	1300	1000		1. 含上下颌所需带环、弓丝、托槽；2. 包括牙性安氏Ⅱ类错殆简单拥挤和简单拥挤不拔牙病例	口外弓、上下颌扩弓装置及其他辅助性矫治装置、腭杆	1. 伴前牙严重开殆、深覆殆加收；2. 阻生齿开窗治、磨牙拔除矫治加收
310522012	恒牙期骨性安氏Ⅱ类错殆拔牙固定矫治治疗	疗程	1800	1440		包括骨性安氏Ⅱ类错殆拔牙病例	口外弓、上下颌扩弓装置及其他辅助性矫治装置、腭杆	1. 伴前牙严重开殆、深覆殆等复杂疑难病例加收；2. 阻生齿开窗治、磨牙拔除矫治加收
310522013	乳牙期安氏Ⅲ类错殆正畸治疗	疗程	600	480		包括：1. 乳前牙反殆；2. 使用活动矫治器或下颌连冠式斜面导板治疗	功能矫治器、颏兜	全牙弓乳牙反殆加收
310522014	替牙期安氏Ⅲ类错殆正畸治疗	疗程	700	560		1. 包括前牙反殆；2. 使用活动矫治器	上颌扩弓装置、功能矫治器、颏兜	全牙弓反殆加收
310522015	替牙期安氏Ⅲ类错殆功能矫治器治疗	疗程	900	720		包括：1. 严重牙性Ⅲ类错殆和骨性Ⅲ类错殆；2. 使用Frankel功能矫治器Ⅲ型；其他功能矫治器	颏兜	伴开殆、深覆殆等复杂疑难病例加收
310522016	恒牙期安氏Ⅲ类错殆固定矫治治疗	疗程	1300	1000		包括：牙性安氏Ⅲ类错殆简单拥挤不拔牙病例和简单拥挤不拔牙病例	上颌扩弓装置及其他附加装置	1. 全牙弓反殆加收；2. 伴开殆、深覆殆等复杂疑难病例加收；3. 磨牙拔除矫治加收

续表

编码	项目名称	计价单位	最高限价			项目内涵	除外内容	说明
			三级	二级	一级			
310522017	恒牙期骨性安氏Ⅲ类错殆固定矫治器拔牙治疗	疗程	1600	1300		包括骨性安氏Ⅲ类错殆拔牙病例	前方牵引器、头帽颏兜、上颌扩弓装置及其他附加装置、特殊材料	隐形材料加收
310522018	牙周病伴错殆畸形活动矫治器正畸治疗	疗程	1000	800		包括局部牙周炎的正畸治疗		重度牙周炎的正畸治疗加收
310522019	牙周病伴错殆畸形固定矫治器正畸治疗	疗程	2300	1840		包括局部牙周炎的正畸治疗		1.伴开殆、深覆殆等疑难病加收；2.拔牙矫治加收
310522020	创伤正畸治疗	疗程	1800	1440		包括：1.由咬合因素引起的创伤；2.用活动矫治器或固定矫治器治疗		
310522021	单侧唇裂序列正畸治疗	疗程	2000	1600		包括：单侧牙槽突裂，无骨骼畸形和面部畸形，腭托使用的正畸治疗；不含替牙期植骨前后的正畸治疗	乳牙期用于解除后牙反殆、前牙反殆的活动矫治器或固定矫治器，恒牙期用于解除后牙反殆、前牙反殆的活动矫治器或固定矫治器，颌牵引、低位头帽牵引等附加装置	双侧完全性唇腭裂加收
310522022	早期颜面不对称正畸治疗	疗程	1300	1000		包括：1.替牙期由错殆引起或颜面不对称伴错殆的病例；2.使用活动矫治器和固定矫治器		

续表

编码	项目名称	计价单位	最高限价 三级	二级	一级	项目内涵	除外内容	说明
310522023	恒牙期颜面不对称正畸治疗	疗程	1800	1440		包括:1.恒牙期由错𬌗引起或颜面不对称伴错𬌗的早期正畸治疗;2.用活动矫治器或固定矫治器	活动矫治器增加部件或其他附加装置	
310522024	颅面畸形正畸治疗	疗程	2500	2000		包括:1.Crouzon综合征、Apert综合征、Treacher-Collins综合征;2.用活动矫治器或固定矫治器治疗	活动矫治器增加其他部件、固定矫治器增加其他附加装置另加	
310522025	颞下颌关节病正畸治疗	疗程	1800	1440		包括:1.颞下颌关节的弹响、疼痛、关节盘移位等的正畸治疗;2.用活动矫治器或固定矫治器治疗		
310522026	正颌外科术前后正畸治疗	疗程	2500	2000		包括:1.安氏II类、III类严重骨性错𬌗,严重骨性开𬌗,严重腭裂、面部偏斜及其他颅面畸形的正颌外科术前、术后正畸治疗;2.使用固定矫治器		
310522027	睡眠呼吸暂停综合征(OSAS)正畸治疗	疗程	1000	800		包括各种表现的睡眠呼吸暂停及相应错𬌗的正畸治疗	常规OSAS矫治器以外的附件	
310522028	正畸保持器治疗	每副	260	200		含取模型、制作用材料	特殊材料及固定保持器、正位器、透明保持器	
310523	口腔种植							
310523001	种植模型制备	单颌	120	95		含取印模、灌模型、做蜡型、排牙、上架	模型制备、唇侧Index材料	

续表

编码	项目名称	计价单位	最高限价 三级	最高限价 二级	最高限价 一级	项目内涵	除外内容	说明
310523002	外科引导板	单颌	60	50		含技工室制作,临床试戴	唇侧 Index 材料,光固化基托板,热压塑料板,自凝塑料,金属套管	
310523003	种植过渡义齿	每牙	100	80		含技工室制作,临床试戴	义齿修复材料,进口软衬材料	
310523004	种植体-真牙栓道式附着体	每牙	560	450		含牙体预备,个别托盘制作,再取印模,灌模型,记录,面弓转移上架,技工室制作,切开,激光焊接,烤瓷配色和上色,临床试戴	义齿修复材料,进口软衬材料,桩道材料	
310523005	种植覆盖义齿	单颌	500	400		包括:1. 全口杆卡式;2. 磁附着式3. 套筒冠	特殊材料	
310523006	全口固定种植义齿	单颌	500	400		含个别托盘制作,技工制作,激光焊接,临床试戴,配色	个别托盘材料,基台,贵金属铸型材料,进口成型塑料,金属焊接材料,激光焊接材料,硅胶材料	
310523007	颌面赝复体种植修复	每种植体	1000	800		含个别托盘制作,激光焊接,临床试戴;包括眼或耳或鼻缺损修复或颌面缺损修复		

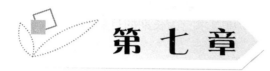

第 七 章

口腔诊所增加收益

　　很明显,收益增加意味着生产增加和消耗减少。口腔诊所业主必须对自己的现金流向非常了解,应保持最新的记录并且能够在任何时间作出精确的收支表,应了解花钱的比例和用途。

　　只有了解按照目前的模式诊室日常成本是多少后,才能够对所需实施的方向有所选择,从而改变目前诊所员工的配备和工作规程。

　　在执业过程中有两个方面可以决定是盈利还是损失,一方面是员工人数与现今的产出/收入的对比。一些口腔诊所设置人员可以每月做出所能听到的最高产出,或做到口腔诊所希望从今以后几年能够达到的程度。大多数口腔诊所配置人员过多,甚至有几层的管理人员,而口腔医生只是热衷于对许多患者进行最少的治疗。

　　员工工资,包括卫生保健人员,不应超过 20%。如果口腔医生自己做卫生工作,员工工资不应超过 14%。如果选择减少员工部分的管理费用,应考虑一个对前后方都非常熟练的治疗协调者,形成一个办公登记、财政安排和电话工作的系统。

　　另一个需要评价的员工部分是至少 90 天的保健工作,如果我们安排了一个1 小时的预约,应计算有多少时间没有患者。可能会惊奇地发现一周实际上有一天半的时间处于"保健人员在等待"的状态。这种人员配置过多使执业付出了什么?

　　在员工日常开支之外,另一个评价收益率的百分比是技工加工费用。执业口腔诊所的平均技工加工费用为 8%,这个百分比反映了执业的运作情况以及诊断和患者接受程度的收益性。技工室过程产生了所花费时间的高回报率,如果我们的技工加工费用可以忽略不计,表明在执业中只对大量的患者进行了很少的工作,这是执业中非常不好的方式。

口腔诊所的技工加工费用比例应达到 15%。通过增加技工加工费用,增加了口腔诊所的获益率。在更持久的诊断性治疗中,实际上可以改变执业的性质,改变习惯上诊断患者后进行治疗的成分,应该谋求更为长期的目标而不是仅仅处理危急情况和"治疗最严重的病例"。

第一节　减少一般管理费用

经济学方法通常所提的建议是减少一般管理费用而不是增加纯收益。它们看似相同,然而却有很大的差异。例如试图减少一个口腔诊所每月 10 000 元的日常管理费用开支,很可能减少开支的可能性早已经过彻底地调查和执行了。

需要关注的一方面是员工的数目,另一方面是产值。在大部分情况下,口腔医师获得了诊室每月所取得产值的最大部分,或者说是他们这一群体完成了最大的产值。其他领域的商业活动经常关注着收益率的差值,即员工工资与其实际产出或产值。

让我们检查一下为了降低员工方面日常管理费用开支的可能性。如果日常开支 42 000 元的工作由 3 位工作人员每周 5 个实际工作日完成,薪金加上雇主相应的费用(工作人员的补偿,相应的社会保险等)将使所需要的产值达到 47 500 元。换句话说,这样的口腔诊所对于每月产值而言是员工过多(或工资过多)的。

如果选择减少员工方面的日常管理费用,考虑一下一位治疗配合者前后所做的工作,包括停止预约,财政安排,还有通讯工作。这样每月将节省 2500 元的薪金,并且产值将只需每月 35 000 元,1400 元的奖金将分配给两名员工,一个治疗配合者和一位洁治员。

另一个对医生方面所进行的评价是最近 90 天内的产值。如果计划一小时的预约诊治,看一看实际治疗的时间,了解是否符合需求或超过了所能提供的治疗时间。许多开业口腔诊所一个洁治员一周工作 5 天,并且使需求保持稳定。当进行这项 90 天的研究时,人们会感到吃惊的。

研究最近 90 天内的实际约诊时,也许会发现某一次取消或者某天没有治疗预约。于是会了解到治疗需求实际仅每周 4~5 天和"一个随时可召到的洁治员"以备万一有患者出现。如果揭示出每周治疗需求是 4~5 天而不是 5 个工作日,仅此将会每月节省 600 元的工资。由于这种变化,现在的口腔诊所只需每月 32 000 元的产值,如此减少了日常开销并增加了收益。

　　这也创造一个治疗部门的预约是按需要决定的,而不是错过预约的患者机会能得到的,"你能在明天上午 9 点、下午 2 点或 4 点前来吗？"在实际工作中曾经取得该个月最高收入的医生群体,其工作产值可在低于职员数目标准的情况下稳定地保持在每月 50 000 元。

　　也许会问:"是否减少管理费用等同增加纯收益？"让我们探讨一下许多已经发表的有关减少口腔诊所日常管理费用开支的文章。任何规模的口腔诊所都能有 55% 的日常管理费用。然而,如果口腔诊所模式是基于每月 60 000 元的产值,而实际每月产值是 40 000 元,回报是不会存在的。口腔医生已经进行了预算并且竭尽所能,也只能集中在增加产值或减少员工两个方面。租借和固定的费用是早已固定的。

　　当其他削减开支的方法已经采取后,增加净收益而非减少开支可作为另一个途径。增加纯收益可以通过增加产值来实现。这听上去像试图教导采取超额工作和给医生低报酬,使他感到他在尽最大的可能。然而,与辛苦和超时工作不同,我们在所提供治疗的组成方面正打算进行一项重要的转变。

　　几乎所有现在所能进行的口腔医疗均是可选择的。甚至在日本,它也具有世界上最高的缺齿率,日本人生活得长寿、健康,从事多产的工作并且保持良好的人际关系。我们愿意看到每个人都拥有一个完整的享受、真实和美丽的笑容。我们感到他们需要我们的解答。实际情况是大众认为口腔医疗是一种选择"它在我的日程上但不是最重要的。"有关口腔医疗选项的哲学已经过时了,实际上甚至在 100% 保险的情况下,仅有 10% 的人在作定期回访的安排。在一些口腔医疗是绝对免费的国家,但也只有大约 50%。

　　让我们使这个新的变化在市场中为口腔诊所拓展口腔医疗市场,取得财源和情感上的回报。

　　增加纯收益所需回答的问题:

　　1. 我们将如何使自己被人们铭记为口腔医学专家？

　　2. 我们愿意为我们的患者提供何种类型的口腔医疗服务？

　　3. 我们是为我们的患者提供选择还是仅仅修补最坏的地方？

　　4. 什么样的口腔医疗服务是我们目前所受训练能提供的？

　　5. 为提供理想的口腔医疗服务,我们需要什么样的商业和技术能力？

　　6. 是什么将使我们作出改变？

　　增加纯收益需要一种从"医生决定"到"医生"哲学观念的转变。继续对疼痛和需要治疗的患者进行治疗会很容易地与提供理想治疗相结合。逐步减少我们的急诊时间,给患者提供选择权。随着在口腔诊室中急诊时间的减少以及我们为每位患者提供更多的治疗,我们的纯收益也将增加。

第二节 经济回报类型分析

大部分的口腔诊所开业规程都需要完善,可以采用对每小时或日常成本的设计方案,重新设计一天的工作,以便使日常成本更低,同时治疗量增加。

我们应该着眼于口腔诊疗的配合以及他们的实施。为了检验治疗的配合,我们按三类方法分析。我们称它们为类型。这些并不是对治疗过程的技术分析,而是一种管理学分析。我们检验开业涉及的费用,因为它是一种商务活动,我们需要自己的业务获得成功。

我们按照简单的每小时经济回报分为三个类型。类型一是涉及 25 元及以下的过程;类型二涉及 25~50 元;类型三涉及超过 50 元。

因为平均口腔诊所每小时的日常开支在 20 元左右。只有如此这样分析我们的业务,才能实际发现我们如何消耗自己宝贵的时间和技术。

对口腔诊所最近 90 天的预约记录本做一个研究,回顾最近三个月的预约情况,找到花费在口腔诊所中的时间多少是属于类型一,同样多少是属于类型二、三。

当日常开支在 20 元 / 小时,平均日常操作有 75% 的时间只产生类型一,此时会注意到入不敷出,会觉得努力工作却得到不多的回报。

普通的口腔诊所花费 10% 的时间进行类型二的工作,将维持日常开支。在平均的营业水平,只有 15% 的时间达到 50 元或更高。

我们的目的是改变分配比例,使 75% 的时间产生 50 元或更高的回报,而仅有 15% 的时间是 25 元或更低的产出。

一个口腔诊所每月 30 000 元和 80 000 元收入的差别在于它们的治疗配备不同。80 000 元是由于用 75% 的时间创造≥50 元的收入,而只有 10% 的时间低于日常开支。

首先,必须坚信我们的口腔诊所并不是平庸的。我们是一个杰出的医生还是一个普通的医生?我们期望诊疗水平是引人注目的还是平均的?患者依附我们是因为我们是普通的吗?我们认为不是。

确定哪些措施使我们能达到或超过 50 元。我们是否一次只能做一个冠,还是诊断与治疗能同步开展,从而节约患者的时间减少患者的危险?同时做两件事花费的时间比做一件事长多少?

在完全拒绝这种同步进程之前,让我们考虑一下它的可能性,因为这可以避免我们做一些“无用的治疗”。今天,时间对我们的患者来说是最宝贵的商品,他们不愿意把时间消耗在诊椅上,更不愿意一次治疗预约 3~4 次。这对我们来说意味着以后是否还有其他措施来防止多次的预约和诊椅上消耗时间。

第二步是根据患者不同的期望水平,即治好、治疗很好、长期有效,为我们的患者建立长期的治疗计划。建立这种计划使我们迈出"打补丁"的阶段从而进入更深的层次。

同步诊治需要一些技巧。既然看好是患者首要的目的,我们需要学会告知患者不同治疗的后果及询问患者的期望,可能需要问的问题。展示美丽的微笑是有激励作用的,并能使患者确定"结果如何"的问题。例如:

1. 你期望 20 年后你的笑容如何?

2. 你最满意自己笑容的什么部分?

3. 看一看这些照片,对你的笑容还有什么需要改进的吗?

4. 对你牙齿的外观你最满意哪部分?

5. 你最羡慕谁的笑容?

下一步需要检查收费情况,我们的收费是否属于平均水平或低于平均。研究表明人们购买物品是由于人们需要它并看中它的内在价值,与大多数口腔医师想象的相反,在大多数情况下价格都不是主要因素。如果我们的工作技术超过平均水平,就可以收取超过平均标准的费用。

再下一步能允许改变不同配备的是计划中的阻断。我们都想在社区中扩展良好服务的名声,努力创造舒适的气氛。通过计划阻断,在午饭前就可完成当天80% 的工作,它意味着我们在早上看 2~3 个患者,同时开展诊治,把其中要浪费的时间用于满足患者的需要。

当研究完最近 90 天的预约记录,查到花费治疗所需的时间百分比,就会需要改变现状。变化是困难的,然而如果期待一个理想的诊室,患者能意识到所提供优异服务的价值,这种改变将是必要的。做事情不能总是重复已有的方法却又期望获得不同的结果。

熟悉了解自己和树立信心是首要的。可以改变类型一、二、三的数目,所得的开业管理数学都会产生不同的效果。

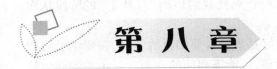

第 八 章

口腔诊所扩张和连锁

　　参与的环节越少,利益链越短,越容易形成闭环,各个环节赚的钱也就越多,商业模式就越稳固,也越容易复制。反之,利益链过长,参与的利益环节过多,利益必摊薄并且不能兼顾,必不能形成闭环,商业模式也就基本不成立。近几年由公司开办的连锁口腔医疗诊所有着迅猛的发展,它依托连锁口腔医疗诊所的网络,发挥客户资源共享、品牌资源共享、人力资源共享、物流资源的低成本共享以及统一管理等优势,进行快速扩张,在口腔医疗市场中发挥越来越重要的作用。

　　台湾的连锁口腔医疗企业较为发达,其基本的模式主要有:合伙制的连锁诊所(一般局限于 2~3 个诊所,并局限于某一个地区)、股份制的连锁诊所(规模相对较大,大约有几个至二三十个之间,但每一个规模也比较小,均只有几张牙椅),这些连锁诊所基本都是有几个牙科医生联合组建。在日本,连锁的口腔诊所有小的财团资本的参与,这些连锁的口腔诊所在品牌共享、人力资源共享、物流共享上有一定的优势。

　　口腔诊所作为一种商业行为,自然应该获得相应的发展。设立连锁诊所可视为其中的一种发展模式,目前被国外证明了的是一个较为理想的模式。美国和加拿大的大型牙科诊所集团往往连锁经营着数百家诊所,拥有同一采购中心甚至技工制作中心,统一管理,统一采购,统一加工,由此不但大大降低了运营成本,更能确保品质的统一,达到最佳的服务效果。

　　国内也已经涌现出一些连锁的口腔诊所,大都集中于北方,例如:北京的瑞尔齿科是一家定位高档消费人群的诊所,在短短几年时间里已经在北京开设了5 家连锁诊所,并且已经南下上海和深圳各开设了一家。而另一家知名的连锁牙科诊所——北京佳美口腔医疗中心也是以北京为据点逐渐扩张的,它以中低档消费人群为服务对象,已经在北京发展至10家,并已经扩张至石家庄,天津等地,并且在今年春季实现了登陆上海的愿望。

第一节　口腔诊所规模扩张

人都有一定的惰性,尤其是在安详平和的环境中。当口腔诊所还处于创业阶段的时候,问题非常多,压力非常大,执业医师和其他员工总是能够齐心协力,克服一个又一个困难,勇往直前。大多数口腔诊所经过若干年的艰苦奋斗后,都能安然渡过"脱贫阶段",进入稳步发展的良性循环。这个时候,口腔诊所患者群体已经比较固定,而且还在逐步扩大。口腔诊所的规章制度也建立起来了,似乎一切都走上正轨了。但在平静的稳定发展阶段,口腔医师不愁收入,生活得轻松自在,要依然保持如临深渊、如履薄冰的状态是不那么容易的,有了一定成绩的时候"安于现状"和"浮躁"是比较容易出现的问题,面临着如何更上一层楼的困扰。

这个时期,在这样的形势下,口腔诊所面临的问题就是如何进行"第二次创业",口腔诊所是否应该扩张规模,口腔诊所如何进行科学的运作,口腔诊所如何提高服务水平、收效水平和管理水平已经变得刻不容缓。不同的口腔医师有不同的选择,有的口腔诊所在积累了一定的资产以后就急于多方位发展,有的人建立第二家、第三家诊所,甚至更多的口腔诊所,有的人扩张口腔诊所的规模和提高口腔诊所的档次,有的人从事口腔器材的贸易或生产,有的人介入贸易商战,有的人投身股票市场,有的人进行房地产生意,有的人涉足其他领域。但是,确实有不少人由此而陷入了泥坑,投入了不少的资金、时间、精力,回报却非常不理想,应理性对待口腔诊所规模扩张。

一、做大不如做精

在发展口腔诊所而条件暂不成熟的时候,应该不要贪大求洋,高技术高风险是尽人皆知的道理。企业界流行的一句话值得参考,不搞技改等死,搞技改找死。因此口腔诊所在引进新技术、开展新项目、购买新型的昂贵的设备时要三思而后行,避免造成低效投资或无效投资。在条件暂不具备的情况下,还是最好从基本技术做起,如镶牙、拔牙、补牙等。一步一个脚印,稳扎稳打,不要盲目冒进。练好内功比规模扩张更为重要。开分店还不如集中精力把一家店开好。

其实,一个人的能力往往是多方面的,而且是自己也未必能够有完全正确地认识。根据自己的具体情况,寻求多方位发展,但在作出任何有关自己事业和生活的决策时,特别是在涉及口腔诊所战略发展规划的决策上,必须非常谨慎,要作通盘考虑,不要贸然从事,"做大做强"不如"做强做精",否则会给口腔诊所带来巨大损失。

当把服务做到精益求精,完美无缺的时候,虽然口腔诊所没有许多徒具虚名的高、新、尖的技术项目,而只有实实在在的解决就诊患者痛苦的本领和诚实善良为就诊患者服务的热心,并且决无高、新、尖技术项目带来的并发症。这时口腔诊所虽无在就诊患者中招摇之意,反倒在就诊患者心中树起了金字招牌。

二、管理能力转变

口腔诊所扩张规模与否应该主要看开业者的管理能力,在我国,多大规模的口腔诊所投入产出效益最合适,要看具体情况。实际上,口腔诊所应该发展,但不是盲目扩张规模,而是改善管理改善服务(图 8-1)。改善管理、改善服务也是发展,而且是更良性的发展。发展是硬道理,但必须清楚发展什么最合适。在管理能力有限的情况下,口腔诊所扩张规模会增加财务、员工、患者、设施管理的难度。人由于自身的投机性,往往容易把看到的赚钱机会中最赚钱的事情当作自己的最佳选择,失败往往从这里开始。其实,适合你的机会才是最佳选择。

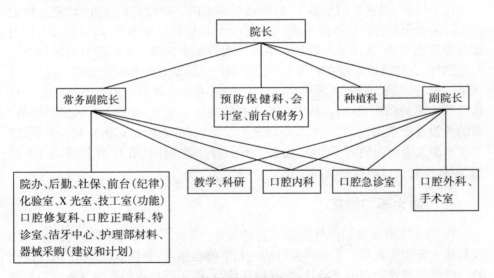

图 8-1 白天鹅口腔医院组织架构

随着口腔诊所规模扩大,小型或单独口腔诊所直线职能制的组织结构和层级形式下的命令,已经很难协调资源、相互配合,执行力在明显下降。越来越多的人抗拒单纯命令,他们会根据自己的判断和感情作出是否执行的选择。不少专家认为,在中国特殊的市场竞争环境中,搞民主的口腔诊所似乎都失败了,成功的大多是专制式老板,成功的业主在口腔诊所中往往一言九鼎,具有绝对的权威,其领导风格都似有专制与独断的特点。

我国口腔医疗市场很长一段时间都处于"野蛮生长"状态,有大量"俯拾即是"的市场机会,使得创业者过于依赖直觉判断而非逻辑思考,过于倚重个人的单打独斗而非组织能力的建设,这容易引起决策失误和缺乏长远发展的"后劲"。而过于强调竞争和经营的机会主义特点,又导致创业者总体上缺乏信仰和商业伦理。"如何让每一家店都保持一个服务体系和水准,这是我现在面临的最大挑战。"

我们的文化传统中有太沉重的使命感,有自己当业主,不愿意打工的传统势力。我们有致富的强烈欲望,有急于求成的浮躁心态。经过几年的艰苦奋斗,取得了值得骄傲的成果,自我感觉自然会相当良好。这个时候最容易出现的问题是忘乎所以,对自己的估计过高,觉得任何事情都难不倒自己,做出了错误的决策。一个人发现自己能做什么并非很难,难的是要发现自己不能做什么。

勤奋的工作是通向成功的一条必由之路,这条成功的黄金定律同样适用于口腔诊所的经营。要克服这种惰性,就要不断创新。不进则退,安于现状必然会失去原有的活力,在竞争中处于劣势。但是,创新不等于蛮干,不能够脱离口腔诊所的战略发展规划。

确定清晰的战略目标,健全管理制度,专业技术支持,开发营销市场,完善客服系统,是突破制约口腔诊所发展的瓶颈,进行规模扩张的关键。

第二节　口腔诊所合作伙伴

所谓的合作伙伴,是指能够通过合作或其他方式,能够给企业带来资金、先进技术、管理经验,提升企业技术进步的核心竞争力和拓展国内外市场的能力,推动企业技术进步和产业升级。

1~2台牙椅的微型口腔诊所正处于起步阶段,病人少,业主兼医生,自己一个人或工作忙时夫人、亲戚、助手一起上也就差不多了,处于"温饱状态",只能输入技术、管理经验,无法与其他诊所形成合作伙伴关系。10台以上牙椅的大型口腔诊所已颇具规模了,不论知名度、管理经验、工作环境自会吸引员工、患者前去。员工越多越好管理,管理好利润大点,管理差利少点。唯独2~10台牙椅的不大不小型口腔诊所处于一种的微妙环境之中,椅位少规模小,吸引不了员工,并且管理经验还略显幼稚,真聘用多了员工,闲时开工资又浪费,员工则嫌活少了拿不到钱,员工想走。员工少了,平常还行,一旦忙起来,人手又不够用。这个时期十分关键,要发展要经营,必须要有人才辅助,天时不如地利,地利不如人和。与其他相似规模的口腔诊所建立合作伙伴关系,是一种初级连锁加盟方式。

口腔诊所的最佳招人方式是接收实习学生,实习结束后优秀者留下工作,从技术、情感和生活等各方面都顺手和适应。而从别处找来的实习生处处不顺手,有些动作操作还需改正,还不好改呢!但一个 2~10 台椅位的小牙科去学校联系实习生,通常学校不放在眼里,但如果有 5~6 家牙科一起去联系,要 10~20 名学生,实习期间 1~2 个月轮岗,则对实习生来讲是多大的收获啊!同时,对合作的口腔诊所也是一个挑战,有压力,即要拿出真本事教学生。从战略高度讲培养了年轻口腔医生,提高了口腔医生的整体水平;从小的方面讲为自己的口腔诊所输入了新鲜血液,更有竞争力,并且员工的奖励不仅仅是金钱,也可以是带资异地口腔诊所交流学习 1 周或一月,互相取长补短,来共同发展共同进步。

口腔诊所之间不是冤家对头,而是竞争对手是从技术上、服务上的竞争,而不是言语中伤,降价自杀。甲地口腔诊所处于旺季,而乙地口腔诊所可能处于淡季,如果有战略合作关系则可以从乙地口腔诊所抽调 1~2 人来暂时帮忙,忙完再回去,合理利用人力资源。技术随着人员也交流了,是牙科的发展也是社会的进步。可能有人对此有疑义,但是只要有真诚合作的意愿、发展的渴望,共同增收的经济纽带会把不同地区口腔诊所吸引到这一目标中来。合作伙伴互利双赢,共同发展,共同进步。

第三节 口腔诊所连锁加盟

连锁经营是一种商业组织形式和经营制度,是指经营同类商品或服务的若干个企业,以一定的形式组成一个联合体,在整体规划下进行专业化分工,并在分工基础上实施集中化管理,把独立的经营活动组合成整体的规模经营,从而实现规模效益。两个连锁诊所使用同一名字,使用同样的网站、小册子、广告、徽标等,这就大大提高了口腔医疗市场营销的效率。连锁经营是向顾客提供产品和服务的现代中小型企业做大做强的基本扩张策略。纵观世界经济发展的历史,以市场竞争的基本特质为分析依据,口腔诊所的连锁经营将成为我国口腔诊所发展的一个重要策略,引领口腔诊所扩张发展的社会潮流,这是由于连锁经营的模式和运作特点所决定的。连锁经营可整合资源、优势互补、实现节约化经营、提高综合竞争力,可通过资本市场、借助股市融资,从而使口腔医疗、市场营销、材料和设备的采购实现一体化,降低口腔诊所的经营与管理成本。连锁有三种方式:直营连锁、自愿连锁、加盟连锁(图 8-2,图 8-3,图 8-4)。加盟连锁(特许连锁)是独立主体之间的合同关系,各个特许加盟店的资本是相互独立的,与总部之间没有资产纽带;而直营连锁店都属于同一资本所有,各个连锁店由总部所有并直接运营、集中管理。特许经营总部由于利用他人的资金迅速扩大产品的市场占有率,所需资金较少。相比之下,直营连锁的扩张发展更易受到资金和人员的限制。

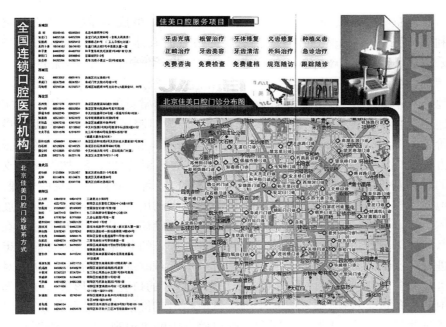

图 8-2　连锁门诊图（来源：佳美口腔医院）

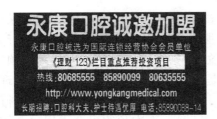

图 8-3　连锁加盟广告（来源：北京晚报 2006-08-01 第 52 版）

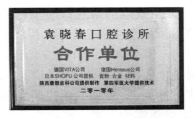

图 8-4　合作加盟（来源：临潼袁晓春口腔诊所）

　　国外连锁经营的起源于一百多年以前，历经一个多世纪的探索和发展，到 20 世纪中叶，随着麦当劳、肯德基等快餐连锁以特许经营形式在全球的高速扩张，无论是在发达国家还是在新兴市场，连锁经营大发其威，挟其低成本、低风险、高速度三大利器，不断攻城略地，显露巨大的市场潜能。目前，全球连锁经营已扩展到 140 多个国家，拥有 15 000 个连锁体系，120 万个加盟店，销售额 1.8 万亿美元，提供了 1.55 亿个就业岗位。中国现代意义的连锁经营始于 20 世纪 90 年代。基于麦当劳传奇的示范效应所激发的跟进冲动及对连锁经营高速扩张性的认知，激发出中国投资者特有的热情，中国连锁经营呈现出数量增长快、地区分布广、应用行业多的明显特点。仅仅是 10 来年的时间，中国已超过美国成为全球连锁体系最多的国家。

连锁意味着规模经营,规模经营能带来低成本,低成本才能产生低价格或高利润,而低价格显然是在竞争中取胜的最有力武器。对于口腔医疗服务而言采取连锁经营的方式,总店的高额设备就能发挥出规模经济的优势,统一向分店提供特殊检查和特殊治疗,依靠网络患者将医疗成本费用降到最低。与其他行业不同的是,口腔医疗行业所针对的人群是常见的口腔疾病患者,实现对连锁机构的数据集中管理,分类、汇总分析,为口腔医疗经营决策提供最具有价值的参考。因此,连锁经营已成为有实力的口腔诊所普遍采用的扩张经营方式。口腔诊所连锁经营首先要利用规范的连锁管理体系,加强对分支机构的管理和控制,实现总部对连锁门诊的资源、经营统筹规划和集中管理,有效地发挥连锁企业的规模优势、发挥资源的最大利用价值,要确定专业发展的具体目标。其次,应该对口腔诊所目前的状况有确切的认识,要知道还存在着什么问题需要改进,应该与全体员工共同进行客观的分析,还应尽可能在患者中进行广泛的调查,这种调查的重点是听取患者对改进工作的建议,从而对口腔医疗服务的环境进行评估。第三步是塑造良好的口腔诊所形象。在市场拓展中有一条黄金规律:顾客只乐于购买价值超出其价格的产品和服务,所以应该通过我们的努力,让患者认同和接受口腔健康的价值观,忠于口腔医疗品牌服务。

过去,我国的口腔诊所呈现的状态都是一种个体的手工作坊式的操作,口腔诊所由业主独自经营,其口腔诊所服务方式也纯粹是业主的个人行为,和任何一家个体店一样自主经营、自负盈亏。在美国等发达国家的牙科领域,普遍是个人医师执业,牙科诊所一般都是小规模的,即一个医生、两个助理的模式。然而,一旦遇到解决不了的问题,就需要将患者转到专科医生进行治疗,虽然能够为患者实现诊断和治疗,但是转科、再次预约也会占用患者较多的时间。近几年美国的牙科诊所也在慢慢地扩大规模,并在尝试向连锁模式拓展。

就口腔医疗服务而言,光北京地区近来就有"三九齿科"、"瑞尔齿科"、"医文齿科"、"佳美集团"、"今日齿科"等多家私营口腔诊所陆续开设了连锁口腔诊所。我国的口腔医疗服务业,再次刮起连锁经营的旋风。尽管国内整个连锁口腔医疗服务行业还在起步阶段,但业内激烈的竞争已成为必然。由于各个私营口腔诊所发展的规模还较小,竞争主要在私营连锁口腔诊所与传统的大医院之间进行。

在我国多以加盟连锁出现的连锁口腔诊所,按其经营方式也有三种情况:一是仅仅用连锁的牌子,内里换汤不换药,依然是个体的口腔诊所管理方式和经营手段;二是挂了牌子也用了统一品牌的产品,但口腔诊所经营管理依旧;三是规范企业,从产品到经营管理都统一,甚至口腔医师也经过连锁牙科企业的特别培训。

连锁经营使口腔诊所经营在集团规模不断扩大的基础上经营成本不断降低,可以使口腔诊所经营在降低收费标准的前提下实现赢利。实现这一目标有三个方面:

管理成本:连锁经营可以通过一套管理人员对若干个门诊执行统一的规章制度,将行政运行的成本分摊到各个门诊,连锁门诊越多,管理成本则相应下降。

原材料消耗:随着连锁经营规模的扩大,对于耗才的需求相应增加,这种大量而稳定的购买力,对于任何商家都是不可多得的机会商机,因此可以得到较大的让利使得口腔诊所经营有能力保持较低的收费标准。

广告费用:与管理成本相同,任何商业机构都离不开广告宣传,口腔诊所经营也不例外,相同费用的广告投入,对于连锁经营者来说,可以产生扩大效应。同时连锁机构遍布各个地区,本身也具有强大的宣传效果。

一、连锁经营基本方法

口腔诊所扩张策略与否应该主要看开业者的管理能力,盲目扩张不一定就是好事,很快就会将自己拉入到一个被动的局面中去。在我国,如何保障连锁口腔诊所投入产出效益最合适,要看具体情况。实际上,作为一名口腔医师经营的直营连锁口腔诊所应该发展,但不是盲目扩张规模,而是注意改善管理改善服务,改善管理、改善服务也是发展,而且是更良性的发展,我们认为"做多"不如"做大","做大"不如"做精"。发展是硬道理,扩张是需要的,但一定要有一些必然的条件,必须清楚发展什么最合适。在管理能力有限的情况下,口腔诊所连锁扩张规模会增加财务、员工、患者、设备管理的难度。例如:一名优秀口腔医师独自经营的直营连锁口腔诊所不宜超过 3 个,大规模扩张连锁口腔诊所则需要投资方和职业经理人合作。

(一)有连锁口腔诊所的战略定位

所谓战略定位,就是在对企业内外部环境进行系统分析的基础上,对企业采取的战略进行选择。做好连锁口腔诊所的战略定位,培育核心竞争能力。在口腔诊所战略发展规划的决策上,必须非常谨慎,要作通盘考虑,理性扩张,不要贸然从事,否则会给口腔诊所带来巨大损失。因为正确的决策,必须遵循科学的决策程序,而决策程序的第一步,就是要通过调查研究和综合分析而认识现在和预测未来。作为连锁口腔诊所,在进行战略定位时,要明确连锁口腔诊所的任务是什么? 连锁口腔诊所服务的目标顾客群是谁? 提供何种服务? 在解决连锁口腔诊所的战略定位时,要根据连锁口腔诊所的经营模式、分布的地理位置、经营的实际情况、服务对象来回答以上三个问题,然后得出结论:连锁口腔诊所应该达到什么规模。有统一的经营和服务理念,一个人的经营行为和服务手段通常决定于他自身的经营和服务理念。如果经营和服务理念不同,那么就很难形成高水平的经营和服务统一。例如:北京永康口腔实行的"五心级"服务理念,即让患者享受到"省心"、"贴心"、"关心"、"爱心"、"舒心"的服务,在发展中起到了举足轻重的作用,在行业内外都堪称"卓越"。

(二)具有领先的经营优势

连锁口腔诊所集权和分权的最高形式是总店成为资源投资主体,分店成为业务经营主体。首先,口腔诊所连锁总店要进入良性经营,品牌宣传要到位,总店在患者中要有一定的口碑,人员要充足,医生技术要过硬,患者群落要稳定,而且每日每台椅位的使用率都达到了预算,那么就需要考虑开口腔诊所分店,将资金、人员、技术、管理、患者群落分流,利用品牌效应,再形成新的良性经营。口腔诊所连锁在中国的发展中应该说相对滞后于超市与家电连锁等,在专业化管理的人才上可能更显得缺乏。所谓的领先优势,应该是在品牌、市场、技术、服务等多方面具有综合优势。有了这些优势,口腔诊所分店管理者才可能接受总店的连锁经营条件,连锁经营才有号召力,复制成功的可能性大。总店口腔诊所业务活动主要包括:①设计——进行战略规划和营销策划;②经营——负责分店开发、器材、结算等业务工作;③支援——提供人力资源、后勤服务、咨询服务等;④管理——运用组织、制度、规范、标准等管理手段和奖惩措施,对分店口腔医疗业务进行计划与控制。就是按照连锁企业购销分离的要求,凡是与"购"有关的权力必须集中,凡是与"销"有关的权力必须下放,这里所谈的"购"应该理解为口腔诊所各类资源的增加;"销"应该理解为患者对口腔诊所服务的认可。随着连锁经营管理水平的提高和市场竞争的变化,口腔诊所分店在经营上的权力就会越来越多,譬如分店医疗价格、分店员工考核、促销服务实施、分店薪酬核算等。例如:武汉大学口腔医院,具有领先的管理、营销和资源优势,在湖北建立了九个卫星式口腔门诊部连锁机构。

(三)有规范的连锁诊所管理制度

科学管理制度是自愿连锁能够建立、运行和健康发展的根本保证。大家都知道,每个企业、每个团体要想把很多不同的人有效地组织在一起,实现高效率运转的话,没有明确的分工、严格的职责、科学的流程和奖惩分明的纪律是不可能成功的。而连锁口腔诊所除具备一般口腔诊所的管理难度外,由于其分店分布范围较广、人员之间差异很大,更要有一套实用高效的管理制度。企业价值不在于分店数量的多少,而是在经营过程中摸索并建立的一整套运营体系。自愿连锁最为强大的地方是标准化流程的建立。连锁口腔诊所的基本职能非常单一,就是销售服务及现场管理。其管理重点是人员管理、材料管理、现金管理、环境管理和信息管理。为了保证其设备材料结构的灵活性,可以给其部分设备材料(如10%)的采购权;另外,首单订货由业务采购部决定,但后续补货由分店在总店的清单范围内自己决定;为了保证其竞争的灵活性,可以在医疗服务价格(需要总店的跟价指数来限制幅度)上进行调整。例如:北京瑞尔齿科,致力于为国内的中产阶层及外籍人士提供一流的国际性齿科服务,有规范的连锁管理制度,瑞尔多年来一直执行着严格的医疗质量管理制度,如病例会诊制度、复杂病例报告制度、各项操作规范等。采用统一经营思路、统一营销策划、统一价格、统一视觉识别、统一服务规范,管理制度都非常详细、完善、可操作性强,这样就能保证每个员工、每个部门、每个连锁店,为了共同的目标协调一致、高质量、高效率地工作,在我国建立一个提供高品质服务的口腔医疗连锁机构。

(四) 有核心技术竞争力

核心技术是加盟连锁口腔诊所能够成功运转的重要保证。核心技术要具备以下特点:①医疗质量好、临床效果明显、到患者认可。患者只认这种技术或别无他选,最起码也让患者作为首选;②这些核心技术只在连锁口腔诊所内部流动,只有连锁分店才有权经营,形成技术垄断,而其他同行口腔诊所甚至不可能仿制;③应该有很好的利润空间,成为连锁店很好的效益来源;④在每个连锁店都执行一个统一的销售价格。这样,一能防止在不同店面出现差价,导致连环降价、失去利润空间;二能防止其他口腔诊所利用差价扰乱市场。有了这些技术,可以突出连锁优势、紧密连锁关系。对内可以利用连锁分店对核心技术的需求对其进行约束,以使其必须按总部的要求完成任务和目标;对外也能对终端用户和同行形成一定的吸引力。当然,这种核心技术越多越好,但仅有1个技术也可起到应有的作用。让连锁分店形成对连锁总店的技术依赖,并建立较好的口碑,就能起到稳定客户群体、保证连锁店销售量、提高连锁店效益的作用。口腔医疗行业单纯医疗的时代过去了,一般的医疗服务也很容易被同行复制,而唯有技术含量高的服务才不是所有人能做到的。现在大多数同行也纷纷推出先进牙科设备、种植牙、隐形义齿等服务项目,虽然各家技术水平良莠不齐,却起到了促进销售的作用。另外,基层口腔诊所积极加盟连锁机构,很大程度上也是因为对连锁总部的技术有需求,分店原来不能解决的技术问题在总店的帮助下得到很好的解决,这让它们在当地拥有了竞争优势。例如:南宁天使口腔采用天使隐形矫治技术核心技术,推动各地加盟连锁。

(五) 有忠诚连锁总店的分店负责人

随着社会的发展。在构成口腔诊所竞争力的各个因素当中,人的因素越来越重要,员工是否愿意为口腔诊所全力付出,直接关系到口腔诊所成败。对于发展直营连锁口腔诊所来讲,有忠诚连锁总店的分店负责人是成功运转的重要保证。没有一个忠诚于连锁总店的分店负责人的努力,仅仅靠连锁总店领导在市场激烈竞争中打拼,是难以取得连锁竞争的主动权和制胜法宝的。常言道,士为知己者死。然而,考验员工是否忠诚于连锁总店,并不是连锁总店给予了多少小恩小惠,给予了多少报酬,而是连锁总店在对待员工时,是不是给予了一个员工应该享受到的尊严、尊重,是不是给予员工施展自己能力和水平的舞台,是不是给予员工一个真正的平等地位和身价等,这一切都是培养忠诚员工的先决条件。在直营连锁经营中,总部对分店拥有所有权,对分店经营中的各项具体事务均有决定权,分店经理作为总部的一名雇员,完全按总部意志行事。拥有一个属于自己的牙科诊所,更好地为社会大众贡献自己的专业知识和聪明才智,是大多数口腔医师的一个梦想。口腔诊所业主应长期培育忠诚员工,推动员工职业目标和支持员工创业规划。可采用资金支持、技术支持、人力支持、品牌支持,发展忠诚员工管理的直营连锁口腔诊所。例如:成都华美牙科,长期培育忠诚员工,推动连锁经营,帮助口腔医师实现梦想。

二、口腔诊所连锁注意问题

当连锁经营这一模式挟带着强大的生命力进入我国内地时,统一着装,统一标志,标准服务——这种在快餐业、零售业进展得风风火火的连锁经营模式如今被移植进入了我国的口腔医疗服务领域。口腔诊所很快卷起热潮。原先单打独斗的口腔诊所纷纷加入某一品牌,而口腔连锁加盟公司则加快建立网络,并且在各种广告中发出诱人的召唤:"诚征特约伙伴","携手加盟连锁,共创美好人生"。据说有些较大的口腔企业在一年不到的时间就招纳了二、三十家连锁店。

由于我国大多数口腔连锁诊所从创建到开始特许经营,中间的准备时间普遍偏短,盟主与加盟口腔诊所之间缺乏信任的情况也较为普遍,致使在蓬勃发展的特许加盟中暗流涌动,为此,应注意以下三个问题:

(一)要小心以特许加盟名义"圈钱"

特许经营合同的期限一般不少于 3 年,正常的加盟通常收取三方面费用。一次性的加盟费、特许权使用费和特许人为确保被特许者履行特许经营合同,向被特许人收取的保证金。特许经营双方当事人应根据公平合理的原则商定特许经营费和保证金,合同到期后,特许人应将保证金退还给被特许人。

(二)要小心"委托加盟"、"人际网络"、"加盟连锁"等

同正常经营一样,一个加盟项目也有一个投资回收过程,一般在 1 年至 1 年半比较合理。

(三)要小心加盟主趁机推销劣质高价设备和义齿

对于总部吹嘘夸大连锁口腔诊所数的、权利金一次收齐的、自愿加盟式的毛利保证的、加盟总部没有注册服务标章的、要求加盟者当场签约加盟的、安排特定加盟口腔诊所供加盟者参观的就更应当小心,这里可能隐藏着风险。

　　目前摆在许多口腔诊所面前的是何去何从的选择,是保持独立的状态,还是加盟连锁? 是一般连锁还是规范操作? 希望众多的口腔诊所业主在这一问题面前保持清醒的头脑。

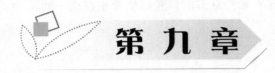

第九章

口腔诊所口碑传播

"金杯、银杯,不如群众的口碑"。对一个口腔诊所而言,患者的信赖就是为之生存和发展的根本。号称零号媒介的口碑传播被现代营销理论视为具有病毒特色的营销模式,是当今世界最廉价的和可信度最高的传播途径,更是快速培养消费者忠诚度的最好方法。口碑传播是一个被患者经常使用且深得患者信任的信息传播渠道。口腔医疗行业是一个高技术和职业道德的行业,口碑传播巨大的可信性和促销力,已经使口腔医疗行业坚信"金杯银杯,不如口碑","口碑才是效果最好的广告形式"。

特别对于营销资源有限的中小型口腔诊所,口碑传播更是口腔医疗市场拓展的有力法宝。我们要营造这样一个环境,让到过口腔诊所的患者都愿意把自己的亲友介绍过来。美国著名推销员拉德在商战中总结出的"250定律":他认为每一位顾客身后,大体有250名亲朋好友。如果您赢得了一位顾客的好感,就意味着赢得了250个人的好感;反之,如果你得罪了一名顾客,也就意味着得罪了250名顾客。

第一节　口碑传播的作用和特点

口碑具有自由性,尤其在网络高速发展的现代,只有提高自身的技术质量和服务质量才是控制口碑的基本条件,将正面的信息传播出去就能达到口碑传播的效果。口碑传播对口腔诊所的可信度和说服力有着不可估量的作用。许多研究和调查都表明,口碑传播在劝服的针对性和力度上大大优于传统广告宣传方式。例如:2009年对我院1809名就诊患者调查表明,有50%的患者都是通过朋友介绍口碑传播而来,常年建立起的良好声誉和品牌就是口碑传播的基础。例如:美国西北大学的调查表明一个满意顾客会引发 8 笔潜在的买卖,其中至少有 2 笔可以成交;1 个不满意的顾客足以阻碍 25 人的购买意愿。如果口腔诊所在营销过程中巧妙地利用口碑传播的作用,就能快速发掘潜在患者,提高患者忠诚度,收到许多传统广告所不能达到的效果。

　　口碑传播由信息传出者、信息接受者和信息主体构成。①信息传出者:从信息传播的角度来分析,信息的传出者是信息传递环节中的首个要素。人们怎样才会选择一个话题关于口腔医疗服务的话题呢? 首先是话题的有效性,这个话题可以体现传播者传出消息的优越性。其次是口碑传播内容的趣味性、新闻性,因此,口腔诊所应尽可能地利用专业新闻扩大影响。同时,传播者还有寻求传播共性接受者的心理特征。这就是为什么一些顶尖的口腔诊所一般很少做广告的原因,因为人们都以谈论接受他们的口腔医疗服务为荣,所以他的品牌特征可以通过口碑得到传播。 ②信息接受者:信息接受者在接受信息时会选择性注意、选择性理解、选择性记忆。其次,信息接受者还有被动的一面,就是他们非常容易受到时尚和舆论环境的影响。③信息主体:信息的实效性和可理解性在传播信息中是最关键的。一则好的口碑传播信息必须对他的传出者和接受者都有意义。同时,也必须容易理解。越傻瓜型的信息越会有效传播。

　　例如:作为拥有千名会员的口腔诊所每个会员每年去诊所就诊一次,每年就是千人次,如果每一个会员带一个新患者,那就两千人次,如果这样口腔诊所的口腔医疗市场就能拓展。王发强等对医院不同患者群的口碑传播情况研究结果来看,男性患者传播人数普遍多于女性,这与当前国内男性地位高、社会关系广、交际频率多有关;35 岁以下的年轻人更乐于进行传播口碑;同时,学历越高、收入越高的不便分类的从业人员和国家机关等单位负责人中交流信息的比例越高。认为加强这部分患者的口碑传播对医院的发展及美誉度有一定的影响。

第二节　口碑传播的方法和促进

　　口碑传播是一种最持久、最可靠、最深远、最有效的"广告"。在口腔诊所可以直接鼓励就诊患者帮助传播,定期与患者进行品牌对话,听取患者的意见改善服务,消除患者的批评获得口碑,开展社区民众体验口腔医疗促进口碑传播。

一、鼓励就诊患者帮助传播

　　在没有任何媒介物的情况下,要想让就诊患者自发地为口腔诊所作口碑传播是相当不容易的。因此,口腔诊所应该采取多种媒介性辅助手段,让就诊患者可以借助这些媒介性手段向其他人作口头宣传。可以向就诊患者提供他们能和别人一道分享的优惠和奖励是赢得新患者的一条良策。例如：美国 University Dental Professional（UDP）诊所从 2008 年开始，向每一位介绍了新患者前来就诊的客人寄送非常人性化的感谢信，并附上消费优惠卡（介绍一位患者就赠送一张价值 5 美元的星巴克咖啡店优惠卡，介绍 3 位患者就赠送一张 50 美元的美国运通优惠卡）。

例如，①口腔诊所可以设立服务质量监督员，为其介绍的新患者免费洁牙；②当决定为了推广口腔诊所的某项服务需要举行特别的营销活动时，不妨让就诊患者担当一些相关礼品的发送工作；③印制一些小额的优惠金额或折扣的优惠券，让就诊患者将它寄给他们自己的熟人；④印制一些明信片和手册之类的东西，免费送给就诊患者使用；⑤散发标志性纪念品：挑选一些独特的纪念品散发出去，例如印有口腔诊所名称的漱口杯，使人们乐于展示它并且成为一个话题。这样就可以让你的患者有机会用"实物"而不是仅靠语言为你进行宣传。同时还让消费者有了炫耀的资本，消费者经常会出于炫耀或宣泄的心理进行口碑传播。

二、定期与患者进行品牌对话

目前，国内口腔诊所在开展营销时通常采取在大众媒体上做广告的方式，广告只能给口腔诊所带来一定的知名度，一个口腔诊所并不是有了知名度便有了一切。口腔诊所在消费者心中是以一个活体存在，如果口腔诊所与患者之间没有情感的交流，仅凭单纯的广告宣传，口腔诊所必然会失去生命力，因而也不具备社会价值。所以，只有与患者保持长期"对话"才能使口腔诊所真正活跃起来，对话不但具有良好的广告效果，还能产生强烈的、良好的口碑传播效应；更重要的是，患者是品牌的资产，与患者持久的沟通，患者对口腔诊所忠诚度可转化为口腔诊所的资本，是从口腔诊所市场拓展走向成熟的有效步伐。

与患者保持对话的方式很多，如隔一段时间就给患者寄出去有关牙科行业状况的动态信息，无论这些消息是好还是坏，这是口腔诊所与患者保持经常联系的一个最有效途径。例如：举行社区公益口腔保健讲座，举行口腔医疗质量监督员联谊会等。与患者定期"对话"，实则已经把口腔诊所的宣传与培养患者对口腔诊所的情感结合起来了，使创造口腔诊所的知名度围绕着建立口腔诊所与患者之间的关系进行，其口碑带给口腔医疗市场拓展的力量是无穷的。

三、听取患者的意见改善服务

患者是口腔诊所存在的基础，关注患者的意见就是关注口腔诊所的前途。如果我们经常关注患者的看法，并进行合理的改善，不但会从弱势走向强势，还会赢来良好的口碑。可以在服务台或休息椅旁边、窗口放置一本患者意见簿,欢迎患者写下自己最喜爱的服务人员,还可以邀请患者发表建设性的意见以改善口腔诊所的业务。精明的业主不但要邀请患者指出业务方面的优点,还要邀请患者前来挑错,发表对他们哪些方面的问题的不满、牢骚和建议。虽然并不是所有的患者都有时间在意见簿上写下自己的看法,而且写下意见的患者也不说能很好地表达自己的想法,但是在整整一本的意见簿上的确有些闪光的地方,也许仅仅那么一点点闪光的地方就能促使改变口腔诊所的服务格局。目的自然是:改进技术、提高服务、扩大口头宣传的影响,产生良好的口碑效应。将问题放到桌面上加以解决,这能使困扰业主的问题、没有被发现的使患者不满的问题,在它们造成危害之前就能得到彻底解决。

如果想赢得更好的口碑,对就诊患者的不满与批评可以在每个月总结一次,并把其中的意见分类,然后将患者有益的意见张榜公布,使全体工作人员了解情况,并且查看是否有改进和变化的迹象。或将患者提出的最好的评价印在贴好邮票的明信片上,欢迎患者使用这一明信片并把它寄给自己的朋友或同事。还可以投票评选患者的最佳评价和意见,选出一条最能代表口腔诊所风格的评语,并对提出这一评价的患者给予相当的奖励。这样,我们不但会赢得这些患者永久的忠诚度,而且会得到其他患者的美誉。

在大多数情况下,就诊患者由于工作过于忙碌致使没有时间谈论自己的真情实感,或是由于性格内向,不愿意在口腔医师面前流露自己的想法和意见。因此,留言簿、各种问卷调查、患者焦点采访以及其他一些正面的调查方式就不能产生预期的效果。这时,在合适的场合监控患者的交谈是获取他们对口腔诊所真正评价的一个最佳途径。停车场、门厅和候诊室都是患者聚集和谈论感想的地方,他们在这里一般会毫不留情地表达对口腔诊所或口腔医生某些技术和服务的不满、困惑和期望。抓住就诊患者这些毫无隐晦的真实意见进行改进,将是口腔诊所飞速发展的动力。

四、消除患者的批评获得口碑

口腔医疗服务都会有一些不可预知的情况发生,没有口腔诊所可以完全避开患者的批评与不满,无论这是口腔诊所的责任还是就诊患者的误解。危机事件出现的后果一般有两种:一是出现在大众媒体上,迅速挫伤品牌;一是患者极大不满,在消费人群中产生病毒式的负面口碑。口腔诊所业主需要具备危机分析、预测意识,当危机出现时,需要做好最坏的打算,寻求最好的结果,尽量找到每一种可能解决问题的办法。提出投诉和表示不满的患者仍在和我们沟通,是在给我们机会让我们的口腔医疗服务回到令人满意的状态。尽管我们不愿听逆耳之言,但应该意识到患者的抱怨是对我们的一种赠予。所有口腔诊所都必须对已经出现的问题进行及时而合理解决,对于患者的不满,要尽快做出补偿,随时备好优惠凭证或赠物券以补偿患者的损失和不满。使患者这些批评和不满所造成的潜在危害减到最小,才能不使口腔诊所的发展受到伤害。口腔诊所要搞好媒体的关系,最好杜绝媒体对批评和不满的曝光。如果媒体刊登出来,要及时做好事件的处理并在媒体给患者一个合理的解释。口腔诊所应该教育全体员工用最大的关心去倾听患者的批评和不满。如果正确回应负面口碑,就可以扭转形势,创造全然改观的正面口碑,变患者负面口碑为正面效应,化危机为机遇,令患者最满意的处理结果,还会成为在患者中传播的口碑事件,为口腔诊所赢得良好的形象。变患者负面口碑为正面效应,是负面口碑管理的精髓。

五、体验口腔医疗促进口碑传播

可以把口腔医疗体验营销方面的定义,解读成以口腔诊所环境设施、口腔医疗质量,以及这个口腔诊所所有员工全心全意的服务态度,使得就诊患者充满一种感性的认识,这就是体验过程。其次,口碑传播指的是具有感性传播的非商业传播者,并坚守着其中关于某一个商品品牌、组织或者某种服务非正式的人际关系传播。作为意见领袖或社区明星,就扮演着口碑传播中非常重要的角色。从体验营销会引发最终的口碑传播,这样的一种拓展方式是非常常用和流行的做法。在酒店行业有一个定律,20%的客人会带来80%的利润。我们口腔医疗行业,也应该对这个定律好好研究,怎么样让更多的就诊患者在口腔医疗的过程中能记住什么,变成他定点就诊的原因,再根据他的口碑向朋友传播。如果你的口腔诊所品质在各方面都是过得硬的,那么就应该大力组织公众特别是意见领袖或社区明星,参观考察你的口腔诊所,感到满意的参观者,特别是有影响的意见领袖或社区明星,自然就会成为口腔诊所的口碑传播者。

口腔诊所的收入取之于患者,也应用于患者。失去患者,口腔诊所就失去市场、失去服务于患者的资本;患者满意,口腔诊所就赢得市场,获得发展的机会。以患者为中心,坚持为患者提供一流的技术,一流的服务,只有这样才有可能控制口碑的传播。总之,在患者选择口腔医疗的时代,我们要秉承"患者第一"的理念,坚持"维护患者利益"的原则,健全口碑传播管理体制,加强医患沟通,提高患者满意度,最大限度地赢得患者或社区口碑。

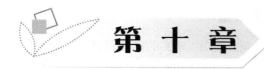

第十章

口腔诊所会员服务

就医选择在日益多样化,这对于患者、对于口腔医疗事业发展都是好事,但对口腔诊所是压力。我国青岛市立口腔医院、北京天韵口腔诊所、无锡市品格齿科、北京瑞尔齿科、大连市沙医生口腔医院、北京佳美口腔医院、北京普尔尼斯齿科、上海市谈友萍私立齿科诊所、上海浦东新区编贝齿科、戚意刚私立口腔诊所等口腔医疗机构前不久参照商业运作的模式,先后推出了会员卡制度,为患者提供了很大的方便和优惠。我国口腔医疗服务会员制应该面向多层次患者需求,口腔医疗出现会员制是口腔医疗市场竞争逐渐发育成熟的一种表现,这种竞争有利于提高口腔医疗质量和降低患者支出。

第一节　会员制基本作用

会员制营销就是企业通过发展会员,提供差别化的服务和精准的营销,提高顾客忠诚度,长期增加企业利润。

一、会员制实现口腔诊所锁定客户

会员制可以帮口腔诊所留住稳定的客户。将患者与口腔诊所相连为长期有效的医患关系。患者根据病情需要,选择自己满意的口腔医师,口腔医师为患者提供高质量的诊疗服务,包括诊治后的效果观察、病情追踪,并提供长期咨询、口腔保健等服务。患者如入会,只需缴纳入会费就可成为永久会员。为每位会员建立一份电脑病历,电话提醒患者复诊,防止患者因各种原因忘记复诊而贻误病情,并便于观察、追踪患者的治疗效果,得到牙科长期提供适时的口腔疾病治疗和保健指导的会员经常向他们身边的家人、亲戚、朋友、同事等作介绍,不断吸引有需要的患者入会。

二、会员制提高服务水平和服务质量

实行会员制对口腔诊所来说,不但会留住稳定、忠实的消费群体,还可以通过这些会员反馈回来的意见掌握信息,及时发现自己的不足。会员可随时向口腔诊所的有关医护人员和管理层提出批评和建议,使其不断提高服务水平和服务质量。例如;口腔诊所非常重视持卡顾客的感受,和金卡、银卡顾客都有固定的联系。口腔诊所会定期做一些问卷调查,根据会员顾客的宝贵意见从布局和技术上做一些调整。

三、会员制给消费者带来方便和实惠

会员卡的兴起,的确给消费者带来一些方便和实惠。顾客在口腔诊所买够一定金额的服务,就可以享受会员待遇。会员除享受折扣优惠外,还可以定期参加口腔诊所的活动。达到口腔诊所和消费者互动的目的。这样会员消费者不但能够通过打折得到实惠,还会享受更为满意的服务。当然这些优惠并非人人都能享受,只有非医保用户才可。因为我国各地医保有明文规定,要求医保、离休患者在医院就诊费用不可打折,因此现在优惠不适用于医保、离休的患者。医保、离休的患者不享受优惠政策,但可以参加会员制组织的各种活动。

四、会员制作用的局限性

在激烈的市场竞争中,口腔诊所坚持整体价格最低,会员和非会员的距离在缩小,非会员也可以享受好多优惠,所以实行会员制的意思不是很大。现在各口腔诊所都在实行会员制,感觉意义就不是很大。

口腔诊所不能期待对自己的每一项"善举",老百姓都报以迅速地、积极地回应,也不可能由于目前存在技术优势或规模优势,就能在短期内吸引城市中的白领成为其固定"客户"(会员)。举一个例子,到大型口腔医院洁牙一般要一百多元,而一些环境较好的口腔诊所只要 60 到 80 元。这样大的差价使口腔诊所对多数居民是有吸引力的。

在会员制发展过程中,会员和非会员之间的区别越来越小。由于会员和非会员的距离在缩小,有一些早期实行会员制的口腔医疗机构逐渐抛弃了会员制。但也有人认为,在激烈的市场竞争中,口腔医疗服务利润越来越低,会员享受不到太大幅度的优惠,所以取消也行,不取消也行。取消和不取消没有太大的差别。

但是,看病不同于其他消费,口腔诊所会员卡也会面临种种挑战,会员制要求患者出示身份证并以实名出现,那么无意中也就将一些比较注重隐私的患者排除在外。

第二节 会员制基本类型

目前我国口腔诊所的会员制存在多种形式。传统意义上的会员制服务是指以组织和管理会员的方式,实现医疗行为的服务。其特点一是仓储式服务,二是非仓储式服务。

一、仓储式服务

仓储式服务完全按照传统的会员制模式进行经营管理和市场运作,消费者进入服务的前提必须是首先成为企业的会员,因为会员制服务经营的目的是为了保障全体会员的利益。这是一种纯正意义上的会员制服务,会员可以享受优越的就医环境。例如,北京中友口腔的《健康礼品卡》规定为会员治疗/修复可享受九五折优惠(限一人使用,自购卡之日起一年内有效)。单价每张5880元。此卡为储值卡,可划卡消费。

二、非仓储式服务

非仓储式服务类型的会员制服务或采用非仓储式服务模式,消费者进入企业内部服务的前提并不一定非得成为企业的会员,不过会员与非会员在采购服务中所需支付的费用不同,前者支付的费用要比后者少一些。是一种中西结合的"会员制"服务。既可以花钱买,也可以在该院消费满一定金额后由医院赠送,会员依不同级别可享受免费检查、体检、登门服务等特殊待遇。尽管表现形式迥异,但是各家推出会员制的目的相同,即通过会员制锁定服务目标客户群。

目前我国口腔诊所推行的会员制服务基本都属于第二种。会员制在一些地区成功的原因,是会员能享受到特别优惠的价格或独特服务。例如,威意刚私立口腔诊所网络会员规定凡在意刚口腔诊所就医的患者都可成为意刚会员,规定年内免费超声波洗牙共计两次,口腔治疗费全部9折优惠,治疗结束后颁发质量保证卡。

第三节 会员制基本方法

新经济时代,一切商业实践都日益表明:"谁不拥抱客户,谁就将必败无疑"。不断稳固企业与客户的关系,提升客户的满意度和忠诚度,会员制是一种行之有效的方式。

一、会员卡

(一) 高级会员制

高级会员制主要针对的是企业高级管理人员、机关干部、高校高级知识分子,年收入水平在5万元以上,有潜在的高级保健消费需求和能力的人群。例如,北京天韵口腔诊所长期优惠项目预付类A卡规定会员可以在本诊所预存人民币8000元,直接得到A卡。在享受此卡优惠的同时,诊所向会员赠送口腔洁治两次或为儿童患者窝沟封闭8个牙(价值300元人民币)。此8000元人民币将用于支付会员在本诊所的各种治疗费用。

(二) 普通会员制

我国口腔医疗服务会员制面向多层次患者需求,例如,上海编贝齿科提供会员制私人口腔医师保健服务,编贝齿科为会员建立个人口腔电子档案,使会员终生享受会员服务。规定普通会员费用:380元/年,免费口腔检查两次,免费喷砂洁牙两次,口腔治疗项目9.5折。

二、积分卡

积分卡是顾客消费越多积分越多。例如,北京天韵口腔诊所长期优惠项目积分类A卡规定患者在本诊所诊疗费用达到8000元人民币时,诊所将向您赠送此卡,享受洁治8折,治疗9折,修复9.5折的优惠,持卡人的指定的4名受益人一同享受这种优惠。例如,佳美口腔医院佳美VIP贵宾卡获得办法规定凡在佳美口腔消费达到一定金额者可免费获得一张贵宾卡。具体消费额度为治疗金额2000元,修复金额4000元,或者累计总额达到5000元。此额度仅限于一人消费,不可多人参加累计,但不限于消费次数。凭此卡可在佳美口腔享受9折优惠,并可在佳美口腔任一门诊享受免费洁牙(包括喷砂)一次,每张卡限用一次。例如,上海市谈友萍私立齿科诊所VIP会员服务规定消费金额累计满一万元,可成为VIP会员,可享受优先预约服务,可每半年免费享受检查牙齿一次,洗牙80元另外送抛光,所有治疗和修复费8.8折,仅限持卡人使用。

三、功能卡

功能卡是会员制的另一种形式。例如,北京瑞尔齿科洗牙卡规定本卡仅限会员一人在诊所就诊时使用,请在挂号时出示此卡以获得相应的优惠,本卡不能与瑞尔齿科其他优惠券同时使用或参与其他优惠推广活动。凭此卡可享受免费挂号、咨询一次,凭此卡可享受两次齿科检查、两次洁治服务,凭此卡可享受治疗费、修复费 9.5 折优惠,凭此卡可在瑞尔齿科上海、深圳异地就诊,病历共享,本卡有效期一年。VIP 会员促销价为 256 元,洗牙卡市场价为价值 365 元。

四、口腔健康俱乐部

口腔健康俱乐部不管有无病患都可以参加,主要提供口腔医疗保健知识咨询,定期免费口腔检查,终生口腔医疗保健等口腔专业预防与医疗服务。各个俱乐部会不定期或者定期举办各种活动。患者只要持相关个人资料,就可以免费办理会员手续。医院将为会员建立微机化管理的健康档案,对患者的健康情况进行长期跟踪,并及时提供必要的健康指导。例如,沙医生爱牙俱乐部会员分为两种:普通会员和 VIP 会员,凡愿意遵守本俱乐部的管理规定,定期缴纳会费,具有独立行为能力的人均可入会。普通会员应缴纳当年会费人民币 1000 元整,自加入后第 2 年起,普通会员每年需缴纳会费人民币 500 元整。普通会员加入当年,在 1 年内可享受免费洁牙治疗 3 次,自加入第 2 年起,享有每年两次免费洁牙治疗和两次免费口腔检查,如需就诊,诊疗费享受 9 折优惠。

五、团体会员卡

以公司、团体为主体加入会员制称之为团体会员。例如,普尔尼斯齿科团体会员卡规定签约公司之所有人员(团体成员)可享有在普尔尼斯齿科连锁"直营中心"之齿科服务团体优惠价格,可以团体优惠价格购买普尔尼斯科技发展有限公司之口腔保健系列产品。所有服务项目及产品可享受 8.5 折优惠。免收挂号费,仅限持卡人使用(不可转借)。为各企业关爱每一位员工的口腔健康提供了方便。

【案例】　佳美推行会员贵宾卡制
[来源:新浪财经 2007-10-17]

为了发展医疗卫生事业,丰富北京市医疗服务,更好的提供给病患优质、舒适便捷的服务,满足广大病患的不同层次需求,提供新型医疗服务,新模式。加速医疗服务的产品升级。北京市佳美口腔管理有限责任公司(以下简称佳美口腔)特全面推行"以医疗服务为核心,与国际接轨的面向广大患者的会员贵宾卡业务,同时建立 VIP 诊室。这次佳美口腔全面推行贵宾卡,打开了口腔医疗服务新局面,也标志着佳美口腔进入实施会员贵宾制度医疗体系新阶段。

据了解,贵宾卡将设立四种不同层次的会员卡,由钻石 VIP 卡(图 10-1)、白金卡、金卡、嘉宾卡组成。其中钻石 VIP 卡可享受专人接待、专人导诊、私人医生、专人护理、单独候诊区、独立诊所、全程陪同,治疗费全免等服务,满足高档次贵宾会员尊贵与荣誉的需求;白金卡可享受自由选择治疗场所 VIP 室,同时可以享受佳美提供的增值服务和牙齿保健计划参加白金会员俱乐部;金卡主要为中产阶级牙齿美容服务量身制定,是佳美口腔推出的首张美牙沙龙系列优惠卡。

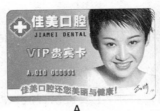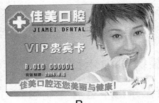

图 10-1　佳美贵宾卡
A. VIP 贵宾 A 卡图样；B. VIP 贵宾 B 卡图样

　　嘉宾卡主要是回馈广大患者对我们长期以来的支持而限量发行的。患者持上述几种卡都可分别在治疗、修复、正畸等项目上享受不同层次的折扣。另外，持卡人还拥有参加佳美口腔举行的丰富多彩的活动的权利。贵宾卡丰富了患者的业余生活，让患者在治疗之余能享受到更高层次的、人性化服务。

　　佳美口腔董事长刘佳谈到，贵宾卡在医疗市场的发行还处于初级阶段，所以我们的卡是超前的、是稀缺的，提供的服务是优质的，无论从使用的便利性还是费用的实惠性上都占有很大的优势。而且佳美口腔还将配合贵宾卡的发行建立大规模的 VIP 诊所，采用一流的医疗设备和技术将硬件设施做到位。

　　此种贵宾卡的发行使佳美口腔的整体服务水平又上升了一个新的档次，适应了各个消费群体的不同需求。同时会员制形式与连锁经营的结合更加确保了患者的利益，也开辟了国内医疗机构服务模式的先河。作为中国最大的民营口腔医疗机构，佳美口腔更应该为进一步提高中国口腔医疗市场管理完善做出示范，成为口腔医疗管理的楷模和典范。

　　有关业内人士发表言论说，此种贵宾卡的推出让京城市民在口腔医疗服务上也能享受VIP 至尊服务，让广泛用于餐饮、商场、俱乐部等的贵宾卡制度也能在医疗行业中出现。此举也势必会产生连锁反应，从而推动医疗服务市场的改革。

　　作为佳美口腔首批贵宾卡体验者，国家税务总局信息中心的谢小姐表示，此种卡的发行给患者带了便捷，同时也让她感受到了区别于传统医疗，享受到了更人性化的服务，是值得向大家推荐的。

第四节　会员制服务优惠内容

　　实施会员制管理，应制订相应的优惠内容，增加会员的实际利益。同时，通过优惠内容，口腔诊所可以吸引更多的会员。

一、优先就诊预约

　　完善的预约制度是提高效率、节省时间的关键。例如，瑞尔齿科规定为金卡会员建立电子档案，优先安排就诊，跟踪治疗保健，应急急诊服务。会员预约就诊时间时应尽可能满足会员要求，正常工作时间内不能就诊的会员可要求在业余时间预约就诊。

二、免费挂号

免费挂号是会员制服务的优惠内容,例如无锡市品格齿科、北京瑞尔齿科、大连市沙医生口腔医院、北京佳美口腔医院、北京普尔尼斯齿科会员制规定免费挂号。

三、免费咨询

会员可随时与口腔医疗机构电话联系,免费咨询口腔医疗保健事宜。例如,大连市沙医生口腔专科医院经常性地向会员提供口腔医疗保健的新知识、新方法。

四、免费检查

例如,青岛市立口腔医院、北京天韵口腔诊所、上海市谈友萍私立齿科诊所、戚意刚私立口腔诊所会员制规定免费检查。例如,上海浦东新区编贝齿科会员制私人口腔医师保健服务规定温馨家庭会员(3人)免费口腔检查,会员卡费用:680元/年。

五、免费洁治

例如,意刚口腔会员卡制度(与您的家人共享)规定年内免费超声波洗牙合计两次。例如,上海浦东新区编贝齿科会员制规定普通会员或温馨家庭会员(3人)免费喷砂洁牙2次/年。

六、免费窝沟封闭

例如,北京天韵口腔诊所长期优惠项目预付类B卡规定,在本诊所预存人民币3000元,直接得到B卡,在享受此卡的优惠的同时,诊所向会员赠送口腔洁治一次或为儿童患者窝沟封闭4个牙(价值150元人民币)。此3000元人民币将用于支付会员在本诊所的各种治疗费用。

七、免费充填或免费拔牙

例如,上海浦东新区编贝齿科会员制私人口腔医师保健服务VIP会员规定免费龋洞充填或免费牙齿拔除,VIP会员费用:2800元/第一年,以后200元/每年。

八、治疗费折扣

治疗费折扣是会员制服务的优惠内容,例如,北京天韵口腔诊所长期优惠项目 B 卡规定患者在本诊所诊疗费用达到 3000 元人民币时,诊所将赠送此卡,享受洁齿 9 折,治疗 9.5 折,修复 9.8 折的优惠。例如,上海浦东新区编贝齿科会员制规定普通会员或温馨家庭会员(3 人)口腔治疗项目 9.5 折,VIP 会员口腔治疗项目 8.5 折。例如,上海市谈友萍私立齿科诊所 VIP 会员服务规定所有治疗和修复费 8.8 折。

九、专用牙科治疗器械

例如,北京中友口腔诊所设"个人专用保管箱",会员可拥有一支属于个人专用的治疗手机头,每次使用完,由诊所为您进行消毒、密封并单独保管(保管箱费用为 2880 元,使用年限以机头使用寿命为准)。例如,上海浦东新区编贝齿科会员制私人口腔医师保健服务规定 VIP 会员专用牙科治疗器械(托盘、手机机头、洁牙机头等),会员卡费用:2800 元 / 第一年,以后 200 元 / 年。

十、建立口腔医疗保健档案

为会员建立终生口腔医疗保健档案,包括诊疗记录、口腔内窥镜图像、X 光片、口腔显微镜记录等多种资料。这些资料对于会员今后口腔医疗保健的诊断与治疗方案的制订具有十分重要的参考价值。例如,北京瑞尔齿科、大连市沙医生口腔医院、北京佳美口腔医院、北京普尔尼斯齿科会员制规定为会员建立终生口腔医疗保健档案。

【案例】 "洗牙优惠卡"实施办法

[来源:北京市海淀区梅晓口腔门诊部 2005 年 2 月 1 日起实行]

应广大新老朋友的要求,为更好地回报社会各界长期以来对我们的信任和支持,从 2005 年 2 月 1 日起,本门诊部特推出"洗牙优惠卡",具体实施办法如下:

1. 优惠卡价格:一次性交费 400 元,购买洗牙优惠卡一张,可享受优惠价洗牙或喷砂 5 次,相当于每次洗牙或喷砂 80 元。

2. 使用方法:优惠卡出售时由前台编号登记,就诊后交款时由前台划卡。每洗牙或喷砂一次在空白格中划一个"√";如洗牙和喷砂同时进行,则在两个空格中分别划"√"。

3. 注意事项:优惠卡可供多人使用,长期有效,请妥善保管,遗失不补。

第五节 会员制度

口腔诊所会员制以提高会员的口腔医疗保健水平为目的,自愿加入、自由退出,充分尊重会员的合法权益。会员应遵守有关章程,尊重口腔诊所的决定和各项规章制度。提交入会申请。提交身份证明(身份证、户口簿、护照或军官证)

的原件,复印件两份,一寸免冠照片两张,会员对所提供证件的真实性负责。会员必须真实、准确地填写《个人资料》,并对所填写的资料负责。会员卡使用制度规定会员卡不得转借使用,会员卡丢失请立即挂失并补办;凭会员卡才能享受相应的优惠政策。会员如有特殊医疗服务需求,可向口腔诊所申请,如上门服务、专家会诊等,同时支付相应的费用。持卡人工作单位、通信地址、电话号码如有变动,请及时通知口腔诊所客户服务中心。口腔诊所保留修改和完善会员服务细则的权利。会员卡相应内容的解释权归口腔诊所所有。

【案例】 北京嘉信泽洋口腔诊所会员服务

[来源:北京嘉信泽洋口腔诊所]

北京嘉信泽洋口腔诊所是一家以会员制服务为主营模式的高档化、智能化、人性化的口腔诊所,遵循"您的私人口腔医生"的理念,以一流的技术、一流的设备、一流的管理、一流的质量、一流的服务,为顾客提供温馨、便利、快捷的医疗服务。会员本着自由选择的原则加入本诊所会籍,采用会员制经营模式旨在提高服务质量、完善顾客管理、提升诊所品质。

一、会员资格及分类

(一)普通会员

首诊建立个人健康档案并自愿加入本诊所会籍者。

(二)VIP 会员(按累计消费金额分为三个级别)

1. 红宝石级会员 自取得普通会员资格之日起,累计治疗费用满 10 000 元者;

2. 蓝宝石级会员 自取得普通会员资格之日起,累计治疗费用满 20 000 元者;

3. 钻石级会员 自取得普通会员资格之日起,累计治疗费用满 50 000 元以上者。

(三)团体会员

以单位为主体进行办理(仅限该单位员工使用),可以享受蓝宝石级会员的优惠待遇,但不积分。

(四)会员资格有效期

会员资格为终身制,会员资格于会员取得会员卡之日起享有,会员可根据实际治疗费用的累计积分(1 元 / 分),自动升级为上一层会员级别,同时更换新卡,原持有卡作废,自此,享受新会员级别的优惠政策。

二、会员权利

(一)会员有享受电话咨询及预约服务的权利。

(二)会员有享受建立会员健康档案的权利。

(三)会员有享受量身设计诊疗方案的权利。

(四)会员有享受紧急救助绿色通道的权利。

(五)会员有享受定期邮寄会刊的权利。

(六)会员有享受参加诊所组织的讲座、健康主题沙龙等活动的权利。

(七)会员有获得诊所活动通知和具体活动计划的权利。

(八)会员可以享受洗牙项目的优惠价格,且可以进行积分。

(九)会员可以无数量限制按照优惠价格购买洗牙卡,且可以进行积分。

（十）会员有自由退出诊所会籍的权利。

（十一）红宝石级会员可以享受治疗费用 9.5 折的优惠待遇，蓝宝石级会员可以享受治疗费用 9 折的优惠待遇，钻石级会员可以享受治疗费用 8.5 折的优惠待遇。团体会员可以享受治疗费用 9 折的优惠待遇。

（十二）会员有权享受诊所赋予的其他权利。

三、会员卡管理

（一）会员卡是诊所会员身份的唯一证明，会员须妥善保管。

（二）诊所会员卡实行实名制，限本人及直系亲属使用。

（三）会员接受各项服务时，应出示会员卡。

（四）会员卡如果不慎丢失，失卡会员应及时与诊所工作人员联系并进行补办。

四、顾客监督体制

诊所设有专门的服务质量监督部门，由独立的服务质量监督人员对您享受的服务进行全程监督，以保证我们提供给您的医疗保健服务，始终高质量、高标准。欢迎您随时向服务质量监督部门反映您的意见或建议，我们将认真对待您提出的问题，核实情况后尽快给您满意的答复及处理意见。

诊所投诉电话：010-88909891。

【案例】 诚和口腔 VIP 贵宾会员政策

［来源：北京诚和口腔］

一、VIP 服务

儿童无忧至尊卡（10 000 元买断、不退费）：特别害怕看牙，胆小、怕疼、或有恐怖的看牙经历的，建议购买此卡，让小孩远离看牙的恐惧，留下美好的看牙记忆（正常使用 380～780 元/次）。

儿童无忧至尊卡在手，孩子牙病无忧，一卡管到 12 周岁，不管是预防蛀牙的窝沟封闭（全程 16 颗），还是蛀牙治疗充填、不管是乳牙滞留拔除，还是乳牙过早脱落要安装阻萌器或间隙保持器，不管是定期检查（2 次/年）还是Ⅰ期牙齿矫正，所有儿童牙科 50 余种项目，不论有多少颗牙齿有问题，一次投资，均无需再付费。

个人专享贵宾卡（预存 2000 元）：限个人使用，所有诊疗 8.8 折，期限两年，同时赠送免费洗牙一次。

至尊贵宾（预存 10 000 元）：不计名，不限人数，持卡即可使用，所有诊疗 8 折（材料费除外），不限期限，余额可退。

二、推荐优惠

老顾客介绍成功新顾客 1 名即可获赠精品礼品一份。

牙齿美白：2 人次同行即可享受 8.8 折优惠。

口腔正畸：新顾客 2 人次同行即可享受 1000 元优惠。

三、套餐优惠

洁牙套餐：当日做任何项目＋洗牙（洗牙＋喷砂＋抛光＋上药），洗牙项目可享受 260 元优惠价格。

烤瓷冠套餐：拔牙＋烤瓷冠，送即刻义齿（随时拥有动人笑容，免去露齿尴尬）。

1. 上述活动不能与诚和口腔诊所其他优惠同时享用。

2. 本活动最终解释权归北京诚和口腔诊所所有。

【案例】　第四军医大学口腔医院口腔医疗保健会员中心

[来源:第四军医大学口腔医学院网站]

　　会员中心成立以来,凭借本院强大的医疗、教学和科研资源优势,以为广大客户提供医疗、保健服务为己任,为广大客户提供规范化、精细化、人性化的就医绿色通道服务。

　　会员中心设在口腔医院门诊大楼5层,有温馨、舒适、优雅的候诊环境,为会员提供茶水、咖啡及口腔保健宣传画册、录像等,为会员介绍口腔保健常识;同时配备专业的导医人员,为客户办理会员卡、预约,交费等导医服务(图10-2)。

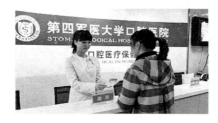

图10-2　第四军医大学口腔医院口腔医疗保健会员中心

　　会员中心拥有专业的会员管理系统,建立了严格的会员登记制度,建立私密的口腔健康档案,为会员提供免费挂号、免费咨询、免费检查及专业的导医服务;为合作单位提供医疗咨询及口腔健康大讲堂活动,全面提高客户的口腔保健意识和生活质量。

　　会员中心成立以来,在社会上树立了的良好形象和口碑,全体工作人员愿为社会各界提供优质、快捷的口腔保健服务,已吸引客户3000多名,会员数量与日俱增。

　　会员中心愿为您的事业插上腾飞的翅膀!愿与您一道为我国口腔保健事业作出新的、更大的贡献!

　　为了满足广大客户的需求,会员中心对原来的运行模式进行了调整,客户购卡出具统一打印军队的正规票据,理顺了就医流程,增设了交费点,对会员中心的候诊环境进行了美化,会员管理系统也进行了优化,服务质量有了进一步的提高。

　　会员中心自2010年11月18日起先期推出保健卡,以后逐步推出服务卡、积分卡、金卡、钻卡等。

　　保健卡　会员可在门诊科室自由消费,如果有预约需求,会员中心提供预约协调专家服务,请至少提前1~2个工作日,预约完成后客户确认后,系统每次将按照收费标准自动收取协调费。

　　保健卡特点　身份的体现、预约理想专家、免除挂号手续、看牙无需早起、就诊不用排队、首次专人引导、节约客户时间;此外,本卡不计名、可通用、具备预约、消费功能;可馈赠他人(送礼送健康),也可作为员工福利。

　　服务卡特点　除具备保健卡的某些特点外,还可预约协调其他附属医院的门诊专家,让您享受尊贵服务,就医无忧。

　　垂询热线:029-8477 2555　029-8477 6024

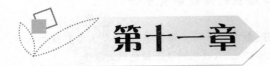

第十一章

口腔护理用品推荐

口腔疾病是人类的常见病、多发病,口腔疾病也是一种生活方式疾病,口腔护理用品的使用是自我口腔保健的重要方法。对口腔诊所来说,向患者推荐和供应口腔护理用品,例如牙膏、牙刷、漱口水、牙线、家用冲牙器、美白牙贴等,扩展了口腔诊所服务内容,形成了新的经济增长点。对患者来说,增加了对口腔护理用品正确认识和使用的机会。口腔护理用品是日常消耗品,消费者需要定期购买,如果客户选择定期到你的口腔诊所购买口腔护理用品,就会增加你为客户提供口腔医疗服务的机会。

【调查报告】 **不同类型地区家庭对在口腔医师的指导下选择牙膏牙刷的态度调查**

[来源:李刚.口腔卫生服务现况评价与口腔卫生人力预测研究.四川大学博士毕业论文,2004]

作者于2003年完成调查了我国6个样本县/区,共587户1558人。按人均GTP分层,其中发达地区193户501人、中等地区194户494人、发展中地区200户563人。通过玛叶指数与拟合度检验方法对调查数据质量与代表性的检验和判断,认为这次调查样本对全国总体样本的代表性较好。利用SPSS11.5软件统计不同类型地区家庭是否希望在口腔医师的指导下选择牙膏牙刷情况(表11-1,表11-2)。

表 11-1 家庭口腔健康询问调查——不同类型地区家庭是否希望
在口腔医师的指导下选择牙膏(2003 年)

地区	受检户数	①＝不刷牙		②＝无所谓		③＝一般希望		④＝强烈希望	
		户数	%	户数	%	户数	%	户数	%
发达	193	1	0.52	67	34.72	103	53.37	22	11.40

地区	受检户数	① = 不刷牙		② = 无所谓		③ = 一般希望		④ = 强烈希望	
		户数	%	户数	%	户数	%	户数	%
中等	194	1	0.52	46	23.71	119	61.34	28	14.43
发展	200	10	5.00	39	19.50	119	59.50	32	16.00
合计	587	12	2.04	152	25.89	341	58.09	82	13.97

Chi-Square Tests:X^2=24.973　P=0.000

表 11-2　家庭口腔健康询问调查——不同类型地区家庭是否希望在口腔医师的指导下选择牙刷(2003 年)

地区	受检户数	① = 不刷牙		② = 无所谓		③ = 一般希望		④ = 强烈希望	
		户数	%	户数	%	户数	%	户数	%
发达	193	2	1.04	59	30.57	108	55.96	24	12.44
中等	194	1	0.51	37	19.07	126	64.95	30	15.46
发展	200	10	5.00	40	20.00	116	58.00	34	17.00
合计	587	13	2.21	136	23.17	350	59.63	88	14.99

Chi-Square Tests:X^2=20.435　P=0.000

　　调查结果表明 70% 以上的家庭希望在口腔医师的指导下选择牙膏牙刷,其中 15% 的家庭强烈希望在口腔医师的指导下选择牙膏牙刷。说明在牙科诊所附近社区的居民家庭,甚少有 15% 的家庭会定期到你的牙科诊所购买口腔护理用品。

第一节　常用口腔护理用品

　　近几年来,口腔护理用品的各项技术发展飞速,口腔护理用品设计思想也从装饰性向实用性和临床效果转化。市场不仅要求口腔护理用品有其基本的清洁功能,而且还要求有临床的功能,甚至希望使用口腔护理用品不仅是一种习惯,而且成为一种生活需求和美好的享受,从而使口腔护理用品真正成为人们日常不可缺少的一种需要。现将常用口腔护理用品介绍如下:

一、牙刷

　　牙刷(toothbrush)是刷牙必不可少的工具,是既廉价又有效的预防龋病和牙周病的工具。随着时代的发展,牙刷也在不断变化着,古代佛教用柳枝刷牙,古欧洲用布擦洗牙齿。我国有牙刷的历史最早,在辽代应历 9 年(959)的古墓中,就有两排 8 孔的植毛牙刷。

　　类似现代商品牙刷,在 1780 年以后才在欧洲制造出来,当时用的材料是骨柄和天然鬃毛,但是,这种刷毛对牙龈和牙齿的损伤较大。20世纪50年代后,欧美又应用软尼龙丝,细软而有弹性的牙刷丝较易变曲,加上毛端磨圆,可进入牙龈沟起清洁作用,对牙龈和牙齿损伤较小,有利于口腔清洁。

　　随着科学的发展,20世纪80年代以来,国内外还设计了具有特殊功能的牙刷。如对刚刚长牙的婴儿设计了指套式柔软牙刷,由母亲、保育员带在示指上就可给婴儿刷牙。罗马尼亚试制了一种喷头式牙刷,它由喷头、水压结构、水和牙膏混合装置三个部分组成,喷头喷出的细细水流清除牙缝里的食物残渣,同时也起着按摩牙龈的作用。我国研制出一种喷雾牙刷,是一种由气压压缩而喷出雾状液体的牙刷,可以按摩牙龈组织,起到冲除牙齿沟隙污物的保洁作用。法国设计出了一种音乐牙刷,用这种牙刷的时候,能发出美妙的乐曲声,而且横着刷时,乐曲就不响了,可通过有趣的游戏方式教给幼儿正确的刷牙方式。法国人设计了一种指柄牙刷,套在拇指或示指上,以指代柄,凭手的感觉,使牙刷在刷时刷得更细微。日本人还设计了一种可以调节刷毛的牙刷,刷牙时可根据需要调节牙刷毛的长短和硬度(图11-1,图11-2,图11-3,图11-4)。

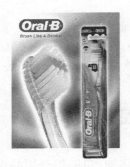

图11-1　显示型牙刷

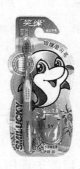

图11-2　儿童牙刷

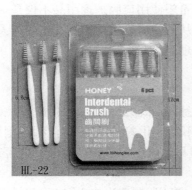

图11-3　牙缝刷

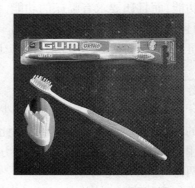

图11-4　正畸牙刷

　　此外还有含牙膏牙刷,牙刷柄是空心的,内注牙膏。用时只要轻捏柄端,牙膏便挤出来,简单实用。还有一种液压牙刷,这种牙刷没有刷毛,纯粹靠液压原理,通过冲击作用,来清除口腔内的残留食物碎屑,兼行消毒。美国生产了一种弯毛牙刷,这种牙刷两外侧的毛长而向内弯曲,中间一排毛短而直,这种牙刷的两排长毛总能包住整个牙齿。因此,这种牙刷只需做简单的水平运动,就能达到良好的洁齿效果。澳大利亚发明了一种形似带子的牙刷,使用时,将其放在口中咀嚼,带子立即产生许多小的纤维,进入普通牙刷无法进入的牙缝中。瑞士生产一种带牙膏的牙刷,牙刷柄内放进一种特殊的液状牙膏,可用 60 次。英国生产一种防龋牙刷,把涂有防龋牙膏的牙刷安在一根小棒的顶端,外面裹上棒糖和雪糕,当小孩吃完糖和雪糕时,牙刷便显露出。牙间刷一种专为清洁较大牙缝所设计的牙刷,是牙周病患者不可缺少的保健工具。

　　随着人们口腔预防水平的不断提高和各种手动牙刷的开发研究日趋增加,电动牙刷(electric toothbrushes)以高效洁齿之优点迅速崭露头角,特别在美国、日本等发达国家尤为盛行。超声波电动牙刷每分钟可产生三万次的轻柔冲击,由两个大小适度的刷头,能接近牙缝内轮廓的刷毛,和一个可再充电的基座组成。此基座可方便地装在墙上。按人体功能原理设计的刷柄易握持,并附有电子反馈系统,不管使用多大的压力都能自动调节以达到最佳效果。内置充电器,可反复充电使用(图 11-5)。

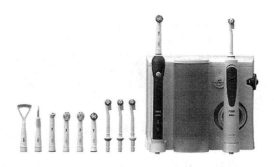

图 11-5　宝洁 Oral-B(欧乐 B)OC20 电动牙刷

二、牙膏

　　牙膏(tooth paste)是刷牙的辅助用品,具有摩擦作用去除菌斑,清洁抛光牙面,使口腔清爽的作用。在我国明朝开始用骨粉或食盐作为洁牙剂(dentifrices)洁牙,后来有了以骨粉为主的几种配料制成的牙粉。管状牙膏最早出现是在1950 年一些西欧国家,我国于 1926 年开始引进仿制牙膏,建国以来,我国牙膏生产与设计,发展迅速。目前我国使用的牙膏可以分为普通牙膏、氟化物牙膏、功效牙膏三大类。

　　功效牙膏即药物牙膏,它是在牙膏中特别添加某种有针对性的药物,在清洁牙齿之外兼有治疗牙病的作用。开发新型的功能配用于牙膏的药物将是方向,牙膏的功能就从单纯的洁齿逐渐向洁齿与防治牙病结合起来的方向发展。功能型牙膏的局部作用已得到国内外牙膏的研制与开发和生产者、使用者及口腔医师的认可（图 11-6，图 11-7，图 11-8，图 11-9）。

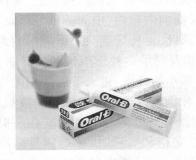

图 11-6　氟化物牙膏

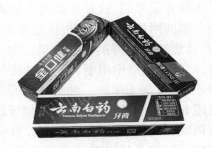

图 11-7　止血牙膏

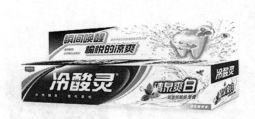

图 11-8　脱敏牙膏

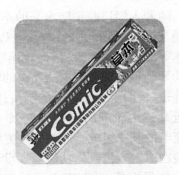

图 11-9　美白牙膏

目前，美国的功效型牙膏已占牙膏总量的 70%，英、日、德约占 50%，我国功能型牙膏的产量已占牙膏总量的 60% 以上。功能型牙膏按其功能分为防龋牙膏、脱敏牙膏、消炎牙膏、抗结石牙膏、除烟渍牙膏、美容牙膏和除口臭牙膏等。

三、含漱液

用含漱液漱口是口腔护理的基本方法。含漱能减少口腔内细菌数，保持口腔清洁。主要是由于含漱时口中液体不断的循环流动、振荡、冲击，使寄居或附着于口腔黏膜、舌、齿或齿缝中的微生物脱落，然后随漱口液清除于口腔之外。另外，含漱时嘱患者用舌在齿、颊、腭各面搅动，起到了协同去除口腔微生物的作用。

利用加有药物的含漱液含漱是有一定治疗效果的，药物含漱液一般应用于牙周洁治后，牙周手术后，或住院患者口腔组织有并发症，但要注意不要将含洗必泰和抗生素的含漱液其作为日常用品，不能作为长期漱口的含漱液，当口腔组织的并发症痊愈后,就应停止使用,以免引起口腔内正常菌群失调和产生药物耐受。用含三氯新和茶多酚含漱液含漱,长期漱口对口腔组织无损害(图 11-10)。

四、牙齿美白牙贴

深层洁白牙贴由聚乙烯材料制成的凹凸塑料条和含质量浓度 6% 的过氧化氢、甘油多丙烯酸聚合胶及水组成的黏性漂白凝胶(pH 值约为 5.8)组成。这种黏性漂白凝胶不仅能够使贴条与牙唇面保持均匀、充分的接触,提供持续的药量;而且还能够减缓唾液及其他有机物与过氧化氢发生反应,起到屏障作用,使过氧化氢有足够的时间将牙齿从里到外进行漂白。在牙齿漂白时,牙贴与色斑处的过氧化氢形成的浓度梯度能将过氧化氢运送至浓度较低的色斑深层部位。牙贴都有一背片,使用时将含有凝胶的贴条从背片上揭下,贴于前牙列上即可(图 11-11)。

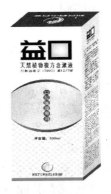

图 11-10 漱口水

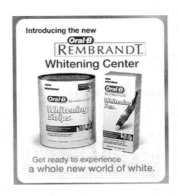

图 11-11 牙齿美白剂

牙贴的使用方法:上颌牙贴顺着前牙牙龈边缘贴于牙齿唇面,下颌梯形贴条的较长底边沿前牙牙龈线贴于下颌牙唇面,并给予轻轻地按压,以确保牙贴与牙面的完好接触;牙贴多余部向里折,贴于前牙舌侧。深层洁白牙贴适用于大多数人,特别是牙色在 A3.5,A3,A2,B3,B2(Vita 比色)范围者。每天 2 次,每次30 分钟,使用时禁食禁水。最好于午饭和晚饭刷牙后 2 小时使用,这样可减少牙敏感性及牙龈的刺激反应。与目前的托槽型漂白产品一样,一般要求将上下颌牙贴分开使用,这样便于对上下前牙漂白的效果进行比较。因为漂白是一个渐进的过程,有一个对比参照点会令使用者更有信心,也更乐意按照产品的使用要求去做。

五、家用冲牙器

家用冲牙器能产生每分钟 1200 次超细高压脉冲水柱,并通过手柄喷嘴将牙缝深处、窝沟里的 90% 以上的残渣、软垢、细菌清除干净,预防牙结石形成,抑制牙龈出血,减少炎症发生。冲牙器满足消费者高层次的口腔护理需求,在比任何护齿产品都要清洁的优势上,其价格更是十分的便宜,一般三、四百元(图 11-12)。

家用冲牙器是 1962 年发明的一种清洁口腔的新器具,采用高压水枪除垢的原理,通过泵体对水加压产生每分钟 1200 次超细高压脉冲水柱,经喷嘴毫无障碍地达到口腔任何部位,直接对牙缝及牙龈深处进行冲洗。同时,超细高压脉冲水柱对牙龈还具有生理性的按摩作用。每天在饭后,彻底清理牙缝,阻断了细菌繁殖所必需的养料,可有效地提升护齿水平。家

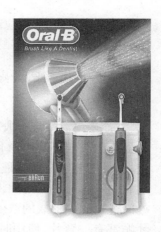

图 11-12　电动冲洗器

庭化的设计,能够充分满足全家人的护齿需要。新增加的配件可清洗鼻腔、舌面,用以满足有这种需求的消费者。

六、牙线

牙线(dental floss)是用尼龙线、丝线或涤纶线制成的用来清洁牙齿邻面的一种有效洁牙工具,它有助于对牙刷不能到达的邻面间隙或牙龈乳头处的清洁,特别对平的或凸的牙面最适合。牙线的种类包括含蜡牙线和不含蜡用牙线,聚四氟乙烯牙线,带棒牙线,矫味剂牙线(如薄荷味牙线、水果味牙线)和无味牙线,带状牙线。上蜡者一般用于去除牙间隙的食物残渣或软垢,不上蜡者易通过接触区,常用于去除菌斑,约能除去 90% 的菌斑。这些牙线都有共同点:他们都是柔软,富有弹性,使用方便(图 11-13)。

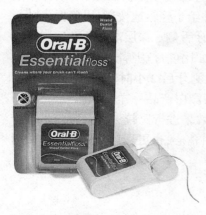

图 11-13　牙线

牙线在市场上的出现,堪称洁齿方式的一次新革命,成千上万的人从中受益匪浅,解除了牙科疾病的困扰,保持牙周健康,也减少了因牙科疾病而引发的其他疾病。牙线目前在发达国家的使用已经是极为普遍,是人们居家旅游不可缺少的生活必需品,而饭后使用牙线对牙齿进行自我清理,就像人们饭前洗手,饭后漱口一样,成为日常生活中必不可少的一个程序。

一种新设计的口腔护理用品,必须能够达到清洁口腔,按摩牙龈,对牙齿健康没有危害,而且经济耐用,便于推广。可

以预测,今后随着科学技术的发展,随着人类生活质量的不断提高,根据人类的口腔健康需要和口腔护理用品产品更新换代的需要,会设计出更多不同种类的口腔护理用品,供人们选用,以便更好地保持口腔卫生,增进口腔健康。

第二节　口腔诊所推荐方法

一、候诊区和服务台口腔护理用品货架展示

口腔诊所可以在候诊区和服务台设置货架展示各种口腔护理用品,口腔护理用品的价格可以低于超市或平于超市(图11-14,图11-15,图11-16,图11-17)。欧乐B公司长期致力于口腔诊所推广口腔护理用品,自1991年起已在我国数千个口腔诊所设置口腔护理用品货架。

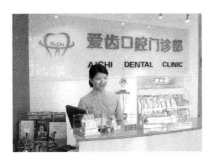

图11-14　天津爱齿口腔门诊部护理用品货架

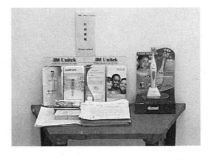

图11-15　厦门亚欧齿科中心护理用品货架

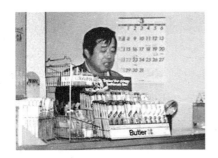

图11-16　西川齿科医院口腔护理用品货架

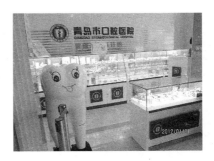

图11-17　青岛市口腔医院口腔护理用品货架

二、牙科诊所定购专用牙刷

1997~2000年作者曾经担任江苏三笑集团和第四军医大学口腔医学院口腔护理用品研究室主任,在江苏三笑集团工作期间,看到有不少美国口腔医师在江苏三笑集团定购专用牙刷,刻有口腔诊所名称和电话,计划送给患者或卖给患者。

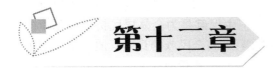

第十二章

口腔诊所社区服务

在社区范围内广泛宣传口腔健康完美与卓越的理念。业主是否认识每一个在口腔诊所方圆1.6km内的商人？他们认识业主并知道业主所从事的是什么吗？业主是否随时准备着给所在的社区大众做一个演讲呢？去熟悉他们，并可以在"口腔健康"主题下组织做一些公共论坛。话题可以是有关牙科学的，从幼年到成年的口腔预防护理，或是憧憬靓丽的笑容。这将会使自己从人群中脱颖而出。

近年来，全球卫生领域日益重视社区卫生保健。无论是高度发达国家还是发展中国家，都十分重视在现有卫生资源的基础上，优先开展社区口腔卫生保健项目，提高社区居民的口腔健康水平。在没有国立口腔诊所的社区，私立口腔诊所应努力争取承担政府和卫生行政部门赋予社区的口腔医疗、预防、保健任务。

WHO明确指出：①进一步提高社区居民口腔卫生状况；②促进社区全面实施口腔预防保健规划。然而，在许多发展中国家，口腔预防保健工作开展得不够，口腔疾病患病率呈上升趋势，口腔医疗花费也急骤增加。我们不得不采取措施来预防这个卫生和经济灾难，力求保证全球每一个角落的所有公民都要享受基本的口腔卫生保健，尽快建立适宜的口腔卫生服务体系，尤其是要加强对儿童和老年人的口腔卫生保健，预防与年龄相关的口腔疾病。

第一节　初级卫生保健

我国卫生部、国家计委、农业部、国家环保局、全国爱卫会联合颁布的《关于我国农村实现"2000年人人享有卫生保健"的规划目标》(试行)中，对初级卫生保健的定义做了如下表述："初级卫生保健是指最基本的、人人都能得到的、体现社会平等权利的、人民群众和政府都能负担得起的卫生保健服务"。实施初级卫生保健是全社会的事业。就国家而言,实施初级卫生保健是政府的职责。就人民群众而言,人人都有权享受初级卫生保健,人人都有义务参与初级卫生保健并为此作贡献。就卫生工作而言,实施初级卫生保健是为全体居民提供最基本的卫生保健服务,来预防疾病与促进人民健康,提高全民族的身体素质。初级卫生保健是在总结以往卫生服务经验基础上产生的一种新型的卫生保健方式。

一、初级卫生保健的基本原则

(一) 合理布局

人们接受卫生服务的机会必须是均等的,不能忽视乡村和某一地区的人口或城乡居民。

(二) 社区参考

社区主动参考有关本地区卫生保健的决策至关重要。

(三) 预防为主

按三级预防原则,卫生保健的主要工作应是预防疾病和促进健康,而不仅仅是治疗工作。

(四) 适宜技术

卫生系统中使用的方法和技术,应是能被接受和适用的。

(五) 综合应用

卫生服务仅仅是所有保健工作的一部分。它与营养、教育、饮水供应和住房等,同属于人类生活中最基本的和最低的需要,这些内容既要靠国家全面规划,也要靠每个人的努力。

二、初级卫生保健的组织实施

初级卫生保健的组织实施包括政府领导、部门协调、社区参考、适宜技术和基本药物。

(一) 政府领导

加强领导是初级卫生保健工作的前提,要根据各地的具体情况,确定初级卫生保健工作的具体政策及措施。成立由政府及有关部门负责人组成的各级初级卫生保健管理机构。把各项初级卫生保健任务及指标列入政府有关部门的管理目标,明确各地初级卫生保健的具体目标、重点及措施,并组织落实。

(二) 部门协调

从初级卫生保健的内容看,不仅有应该由卫生部门提供的医疗及保健服务,还有合理营养,改善生活、劳动条件,控制环境污染及健康教育等,需要由农业、工业、商业、城乡建设、环境保护及文教部门共同努力才能完成。各级政府的计委、经委及财政等部门是从计划、经济等方面起协调作用的重要机构。政府在执行初级卫生保健方面的基本职能之一,就是领导和组织社会、经济有关部门在初级卫生保健上的协调行动。

(三) 社区参与

社区参与卫生保健是指社区组织及社区成员参与卫生保健的调研、决策、实施、评价以及卫生资源筹措等。开发社区资源,社区中的每个单位、每个家庭及每个人都对他自身健康承担责任,积极参与社区卫生活动,是人人享有卫生保健的一个重要条件。在我国,动员与组织社区参与卫生的组织,除了近年来各地陆续建立起来的初级卫生保健委员会外,主要有爱国卫生运动委员会、中国红十字会、农村卫生协会及企业保健协会。

(四) 适宜技术

适宜技术是指既合乎科学,适应当地实际需要,为初级卫生保健服务的提供者与利用者所欢迎,又为国家、社区及个人经济上能负担得起的卫生技术。首先,这些技术是合乎科学的,即有效的、可靠的;其次,这种技术是符合实际需要的,即为当地开展初级卫生保健所必需的;第三,这些技术是容易为广大初级卫生保健工作者所掌握和运用的;第四,价格合理,为当地经济水平所能承受。

第二节 社区卫生服务

随着社会生产的发展,医学的进步,人们对防病治病的认识逐步深化,医疗保健从个体向群体转变,寻求群体防治疾病的措施和方法,社区卫生服务正是适应这种需要而产生的。社区卫生服务指在一定社区中,由卫生及有关部门向居民提供的预防、医疗、康复和健康促进为内容的卫生保健活动的总称。社区卫生服务是一个保健系统,包括卫生保健的供应者如卫生有关部门,和卫生服务的接受者,即社区人群,两者相互联系,相互影响。

社区卫生服务有两个显著特点:一是广泛性,一方面是服务对象的广泛性,另一方面是社区卫生服务的综合性,即预防、治疗、康复和健康促进相结合。所以社区卫生服务是适应医学模式的转变而产生的,是整体医学观在医学实践中的体现。社区卫生服务的主要内容是初级卫生保障,是整个卫生系统中最先与人群接触的那一部分,所以社区卫生服务是卫生体系的基础与核心。

一、社区卫生服务的作用

二次大战以后,世界各国普遍重视发展社区卫生服务。在发达国家,医疗卫生保健的重点经历了从基层(家庭)→医院→基层(社区)的转移过程。即在20

世纪以前,以单家独户的个体医疗为主。20世纪开始,逐渐形成了以医院为中心的医疗保健模式。60年代起,医疗保健的重点又回到了基层。这次转移的原因有两个:第一是疾病观念的改变,人们对健康的要求不仅是不得病,而且是身心方面的完好状况。第二是卫生费用急剧上升,开展社区卫生服务是控制卫生费用、提高卫生服务效益的有效措施。因为社区卫生服务是综合性保健服务,重视预防,不仅可以节约资源,也能较好地满足居民对卫生保健的需求。在发展中国家,经济水平低,卫生资源有限,更应发展社区卫生服务,推行简便技术,改善居民健康状况。

社区卫生服务与临床医疗服务均系对大众提供医疗保健的服务,其差异在于临床医疗服务系针对个人及家庭成员;而社区卫生服务则是针对群体并扩及家庭及社区,因此所有与疾病的发生、追踪,到预防及保健相关联的社区筛检、预防接种、妇幼卫生、慢性病防治、流行病监测、家庭访视、社区调查、社区诊断、公共卫生计划、医疗院所的经营管理等,均属社区卫生服务应用的具体实证与内涵,而社区口腔卫生服务亦如此。

二、国家卫生的战略措施

卫生工作必须有切实可行的战略措施,求得最大的社会效益和经济效益,发展社区卫生服务是我国卫生工作的一项长远战略措施,加强社区卫生服务是实现这些目标的重要途径。

重视社区保健、重视预防是我国卫生工作的优良传统,也是我国卫生工作的成功经验。但是,由于一些战略上的失误,卫生事业未得到应有的发展,主要有以下几个方面。一是总体健康投资太少,一些地区缺医少药的情况还存在,而且在相当长的时间内,我国卫生资源仍然极为有限。二是卫生资源分布不均,基层卫生资源缺乏,基层医疗技术、设备低劣,专业人员少,素质差。三是卫生资源使用不合理,特别是近年来医疗市场竞争激烈,有相当部分中小医院难以落实到基层。四是随着城市老龄化,老年病、慢性病呈逐年上升趋势,加上卫生资源不合理使用,导致相当一部分人群医药费用负担加重。

造成上述情况的原因是多方面的,解决的方法最终要落实到社区。通过发展社区卫生服务,提高卫生服务效率,弥补卫生资源不足。通过普及社区保健,尽量扩大保健服务面,满足人群对不同层次保健的需求。

第三节　社区口腔卫生服务

增加口腔诊所的知名度开始于执业口腔医师的行动和远见。这种增加价值的运动就像草根一样开始于每一个口腔医师和口腔诊所。我们就是那些人,迫切地要求对氟化物立法,进行 6 个月预防性检查,为患者今后的生活与他们签订保护牙齿的合同,替换缺失的牙齿,以及更多。增加价值起始于口腔诊所,而每个口腔医师都能成为领导者。

口腔卫生属于人类全身健康的一部分。口腔保健不但是卫生服务保健,而且是卫生保健的一个组成部分。当某一个社区体现口腔卫生保健时,应遵守下列原则:①尽可能为大多数居民提供基本的口腔卫生保健知识和信息;②促使人群接受正确的刷牙方法并推荐使用氟化物牙膏以及合理的非致龋性饮食;③建议拟订一个符合特定社区情况的口腔卫生服务发展规划;④必须认识到,当资源有限时,应选择消费低的适宜途径。此外,遵循这些原则还应减少制定口腔卫生规划的误差率,所制定的规划应具有代表性和可行性。

一、社区口腔卫生服务内容

(一) 社区分析

社区分析(community analysis)系借所收集的各种有关社区资料,了解大众需求(demand)与专业需要(need),进而了解社区环境、资源、特性等,以提供社区诊断的参考。简言之,社区分析包括:①社区背景分析:包括其地理位置、交通、气候、生产力、社会经济地位、人文与地理特色等;②居民口腔健康状况:包括大众口腔健康观念、口腔疾病流行病学调查、定期检查实施、全身健康等;③社区健康照顾系统:包括医疗资源、口腔卫生人力、卫生机构、转诊系统等;④社区受政府支持系统:包括医疗保险、医药辅助、口腔卫生计划、巡回医疗、研究性调查等。

(二) 社区诊断

社区诊断(community diagnosis)为社区口腔卫生服务的基石,社区诊断是推行社区口腔卫生服务及社区口腔医疗计划的第一步,当然其依据应以社区分析结果为参考,同时亦需要执行后效果评估,社区诊断重要性乃由于可决定社区中口腔健康状态、可决定口腔医疗服务状态、可决定社区中口腔健康状态与照顾间的关系,同时可识别并提出假设,以决定与社区健康需求及资源有关的主要问题。

(三) 社区口腔保健项目

社区口腔保健项目包含:①口腔健康教育推广;②口腔定期检查及咨询;③社区口腔保健活动推行;④氟化物使用(如社区自来水加氟、含氟漱口水等);⑤托儿所及幼儿园口腔保健;⑥饮食及营养推广计划;⑦洁牙活动;⑧奶瓶性龋齿预防计划、怀孕和孕前口腔保健、老年人口口腔保健计划、残障人口口腔保健计划等。

口腔诊所在社区口腔卫生服务中的任务,应包括:①社区口腔保健计划制定、策略、推动及评估;②与社区领导人与组织间建立良好的人际关系;③提供专业性咨询与服务;④对口腔健康教育规划与推动;⑤对社区中预防性策略的建议、协商及参与;⑥社区口腔流行病学调查、分析及报告。

总之,从事社区口腔卫生服务推展工作,是一项艰巨复杂且长期性的公共卫生事业,口腔诊所亦要运用管理经营的方式结合社区资源。口腔诊所每月或每个季度安排一次义务的为社区贫穷患者服务,向他们提供同样优良的服务,这对口腔诊所和患者都有好处,并会产生意想不到的效果。

二、社区口腔卫生服务方法

我们应该醒悟到社区口腔卫生服务应走预防口腔医学的道路,必须通过口腔专业人员去和领导的力量结合、去和群众的力量结合,形成以口腔专业人员为核心的领导、群众三者的强大联盟。

口腔专业人员首先是和领导结合。因为预防口腔医学不像临床口腔医学那样是医生对一个患者的治疗,面向的是人群,面向的是社区,面向的是全社会,所以需要社会各部门组织起来、共同努力,这就必须依靠领导。领导通常是各行各业工作的决策人和政策执行者,掌握着政治力量、经济力量、行政力量和管理力量。而管理力量也是生产力,执行正确的、卓越的管理所带来的效益,要比医疗技术、医生治病创造的更大、更直接。从广义来讲,这里指的领导不仅仅是卫生系统的行政领导人,还应包括卫生管理的研究人员,卫生界有权威、有影响的人士,医学院校负责人,有关的人民代表,政协代表甚至包括可以决定大问题的"小人物"(图12-1)。

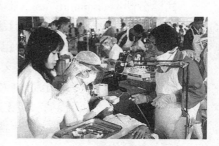

图12-1　泰国王室流动牙科诊所在为民众服务

其次,口腔专业人员要和群众相结合,让千百万群众自己参与口腔疾病的预防,改变不健康的生活习惯和生活方式。这个结合肯定比第一个结合更困难,这不仅仅是因为口腔预防保健工作是超前的,而且带有移风易俗的性质。我们要做的是让人们知道讲话时满口臭气是不文明的;不刷牙和人不洗脸一样是愚昧的、不文明的;微笑时牙缝里塞满菜叶很不美观;牙好才能身体健康;洁白健康整齐的牙齿是现代精神文明的象征。

三、社区口腔卫生服务实施

口腔诊所外的社区口腔卫生服务必须在政府卫生部门领导下实施。也可配合社区政府举办的三下乡活动、学雷锋日、助残日、科技活动周、爱牙日活动等进行社区口腔卫生服务推广活动(图12-2,图12-3)。

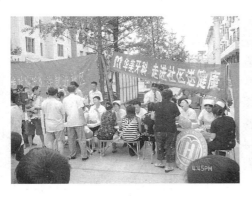

图 12-2　在社区为口腔患者做义诊（来源：成都华美牙科）

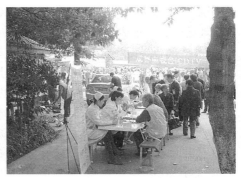

图 12-3　在成都市人民公园老年活动义诊（来源：成都华美牙科）

　　例如：郑州市口腔医院积极贯彻落实卫生系统"六进六服务"活动精神，医院坚持每周两次深入到郑州市区的学校、社区、农村、单位和红军大院等地开展口腔健康知识讲座和口腔检查，并制作光盘及宣传册，购买佳运口腔宝、笔记本、水笔和毛巾礼品和口腔健康手册发放到每一个参加活动的市民手中，建立口腔档案，提供预约服务，并发放优惠洁牙卡，受到广大市民的好评，促使该院现今的门诊量节节攀升，经济效益不断创出新高。例如：武汉大学口腔医院每年开展牙防宣传和义诊活动，同时本部连同各院外门诊深入社区开展义诊，受到政府和市民的赞扬。医院的这一善举，吸引了大批媒体前往采访，成功地提高了医院的知名度和美誉度。

　　例如：爱康健齿科集团在追求长期而稳定的经济效益的同时，也非常注重社会形象的树立，多次组织了社区义诊和口腔保健宣教，特别是 9.20 期间主办的深圳首届"爱康健百名牙医大型义诊活动"，为广大的深港市民提供免费的口腔检查和保健宣教服务。通过一系列的义诊和宣教等爱心活动，充分体现了爱康健的社会责任感，引起良好的社会反响，在公众心中树立起正面的社会形象。

　　例如：2005 年为庆祝三·八国际妇女节，北京中瑞口腔和碧水云天社区共同举办"走进碧水云天口腔知识讲座"。例如：在山东省助老扶残工程办公室的牵头组织下，济南市社会福利院与济南天真口腔诊所签订了协议书。双方约定，诊所将定期对福利院的全体孤寡老人和孤儿进行口腔保健检查，对有牙齿疾患的老人和孤儿进行治疗，并配有"义务接送老人车"，义务服务期限为 20 年。签订完协议后，83 岁的孙漱芳老人和其他 5 位老人当即接受了医生的首次检查。

　　例如：作为一家历史悠久的公立医院，济南市口腔医院自觉履行社会责任，在完成二十多万门诊人次工作量的基础上,继续深入开展牙病防治"五进一线"工作(进社区、进学校、进部队、进机关、进家庭和一部 24 小时爱牙热线),2010年深入社区、部队和企业等举办口腔宣教 38 次,免费查体 3000 余人次。

让社区居民感动的方法有:按照社区居民期望的那样去做,想办法超越社区居民的期望;要特别在乎社区居民的感受和要求,提前满足社区居民的潜在需求,把少数居民的要求变成服务的基本要求;使社区居民所花的每一分钱都能发挥最大的效益;使前来就诊的居民马上得到服务;做社区居民的知心朋友和口腔健康代理人,用实际行动或事例打动他们;把社区居民看成主人、反客为主,让他们参与决策、监督和管理,把口腔诊所办成是社区居民自己的机构;尽可能减少质量风险,保持投诉途径的畅通,高度重视患者的投诉,做好"售后服务";关心服务的每一个方面和每一个过程;坚持把实惠让到家,把服务送到家,把口腔健康保到家。

政策依据:卫生部卫医发(2001)365 号《关于组织义诊活动实行备案管理的通知》、上海市人民政府第 9 号令《上海市医疗机构管理办法》。

受理范围:本区内二级及以下医疗机构在本辖区内组织的各类义诊活动。

申请程序:牙科诊所在组织义诊活动前 15~30 日内来卫生行政部门办理备案手续。

提供资料:①《医疗机构执业许可证》副本及复印件;②《医疗机构义诊活动备案表》;③参加义诊的医务人员各单位职称证书及医师执业证书原件及复印件;④参加非单位组织的义诊,须提供现工作单位同意的证明书;⑤在城镇公共场所开展义诊须提供城管等部门的同意书。

【案例】 **兴安会馆莲花诊疗所举行牙科义诊活动**

[来源:记者陈春钿报道.印尼商报,2012,1 月 26 日]

兴安会馆座五脚桥街 126D 号的莲花诊疗所(Lotus Klinik)于 21~22 日,在会所举行牙科义诊活动,由该诊疗所唯一女牙科医生 Elline 为贫民服务。21 日第一天牙科义诊活动,因为只有 1 名牙科医生,所以只能限制接受 25 名顾客,早在 9 点半已满额,只好谢绝后来登记者于隔天 22 日早点来报名。看到这次牙科免费义诊供不应求之势,莲花诊疗所负责人顾尼亚万表示,该诊疗所每年举办 3~4 次免费义诊活动显示不够应付。为更广泛的贫穷市民被照顾,将申报上司,希望明年开始能增加更多的义诊活动,最低限度每 2 个月举办一次,或每个月举办一次,这样才能达到更充足的社会服务。

兴安会馆莲花诊疗所,Jl. K.H. Moh. Mansyur No.126D,Jakarta Barat. Telp. & Fax.(021)6282079,开诊时间,每周一至周六,早上 08:00 至 11:00。兴安会馆莲花诊疗所创业至今已有 40~50 年历史,承蒙兴安会馆理事会会长关文龙和副会长兼任体育、医疗、公益、高尔夫球事务主任郭礼恢的督导与支持,使诊疗所业务蒸蒸日上。

【案例】　第四军医大学口腔医学院志愿者夏令营赴灾区开展口腔健康促进

　　［来源：中华口腔医学网，2008-08-27］

　　应都江堰市卫生局邀请，第四军医大学口腔医学院口腔预防医学教研室利用暑假组织来自第四军医大学、西安医学院、汉中职业技术学院医学院、哈尔滨医科大学等院校学校口腔医学专业12名优秀博士生、硕士生、本科生、专科生志愿者共同组成我国唯一的一支"大学生志愿者灾区民众口腔健康促进活动夏令营"，由第四军医大学口腔医学院口腔预防医学教研室室郭静助教为营长（图12-4，图12-5，图12-6）。

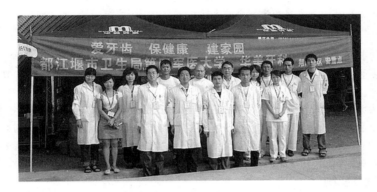

图 12-4　"爱牙齿、保健康、建家园"灾区民众口腔健康促进活动启动仪式

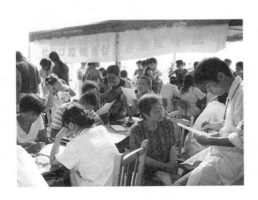

图 12-5　活动现场

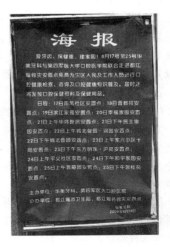

图 12-6　活动海报

　　全体志愿者经过口腔健康促进专业培训后，于8月16日到达成都，在华美牙科集团和成都润兴消毒药业有限公司的全力支持和参与下，赴都江堰市地震灾区15个平板房安置社区开展了为期一周的主题为"爱牙齿、保健康、建家园"的灾区民众口腔健康促进活动。活动内容包括面向灾区民众免费口腔健康检查、发放口腔健康教育资料、举办口腔健康知识普及讲座、开展口腔疾病现场治疗等活动。

活动七天以来，共影响灾区民众2万余人，发放口腔健康教育资料5千余份，发放益口含漱液1千余瓶。促进灾区民众初步建立了"爱牙齿、保健康、建家园"的意识，掌握了有关口腔保健的基本知识。也使参加灾区民众口腔健康促进活动夏令营大学生志愿者在服务过程中熏陶思想感情、充实精神生活、提高道德境界，切实加强实践能力，丰富了自己坚毅的科学品格与多彩的人生感悟。夏令营大学生志愿者于8月25日返回西安。

在开展"爱牙齿、保健康、建家园"的灾区民众口腔健康促进活动中，大学生志愿者还开展了灾区民众口腔健康调查项目，共完成有效样本977人。本灾区民众口腔健康调查将为地震灾区口腔医疗体系的重建和恢复提供依据。

【案例】 "军民共建口腔预防保健知识进学校进社区"活动方案
［来源：西安市新城区卫生局、教育局和第四军医大学口腔医学院文件，新卫发［2006］25号］

为了大力开展西安市新城区文明社区活动，认真贯彻国家十部委局制定下发的《发展城市社区卫生服务的若干指导意见》，全面推广普及口腔卫生科普知识，不断提升西安市新城区社区公民的口腔卫生意识和健康生活质量。现西安市新城区卫生局和第四军医大学口腔医学院合作开展"军民共建口腔预防保健知识进学校进社区"活动，方案如下：

一、建立机构

1．建立"军民共建口腔预防保健知识进学校进社区"活动领导小组。

2．建立"军民共建口腔预防保健知识进学校进社区"专家小组。

二、活动目标

以开展"军民共建口腔预防保健知识进学校进社区"为载体，利用第四军医大学口腔医学院和西安市新城区疾病控制中心口腔卫生资源。大力开展文明新城区社区活动，全面推广普及口腔卫生科普知识，不断提升西安市新城区社区公民的口腔卫生意识和健康生活质量。

三、实施方案

（一）大力开展预防保健知识教育活动

1．开展口腔健康知识大讲堂活动 由第四军医大学口腔医学院派出专家有计划地按期在西安市新城区驻地社区、学校、厂矿、单位、机关、公司开展口腔健康知识大讲堂活动。争取五年内西安市新城区驻地社区、学校、厂矿、单位、机关、公司的工作人员至少参加过一次口腔健康知识大讲堂活动。

2．发放口腔健康知识手册 由第四军医大学口腔医学院和西安市新城区疾病控制中心编辑《口腔健康知识手册》，发放到西安市新城区驻地街道办事处社区居民，争取五年内西安市新城区驻地居民每户一册。

3．提供口腔健康教育挂画 有计划地按期对西安市新城区驻地社区卫生中心和卫生站，职工医院，街道办事处，厂矿、单位、机关、公司医务室、卫生所和门诊部，中小学校医务室，诊所提供口腔健康教育挂画。

（二）开展新城区社区居民口腔健康调查

在第四军医大学口腔医学院公共口腔卫生教研室和西安市新城区疾病控制中心学生口

腔保健科于 2006 年进行一次西安市新城区社区居民口腔健康调查。

（三）开展口腔预防保健性治疗服务工作

1. 在托幼园所、小学校推广窝沟封闭防龋项目　由西安市新城区疾病控制中心学生口腔保健科和第四军医大学口腔医学院儿童牙科有计划地按期在西安市新城区驻地小学校全面推广窝沟封闭防龋项目。争取五年内新城区驻地小学校 80% 以上学生的牙齿得到窝沟封闭保护。

2. "流动口腔医疗车"提供社区居民服务　第四军医大学口腔医学院"流动口腔医疗车"有计划地按期进入西安市新城区各社区卫生服务中心，重点对社区残疾人、孤寡老人、军烈属、老党员、老干部、下岗职工进行免费口腔检查和保健，解决了他们的后顾之忧。对社区居民开展洁牙、拔牙、补牙等进行确定性有偿性服务。

第四节　学校口腔卫生服务

要提高社区口腔健康水平，必须把社区学龄前儿童以及青少年作为口腔保健的主要对象，这是因为他们：①这个年龄段龋齿患病率高；②年轻可塑性强，容易接受教育；③从小养成良好卫生习惯，将受益终生；④很多牙病在儿童时期不及时治疗，将失去机会。因此，实施"人人享有口腔卫生保健"的规划，应以建立中小学校及幼儿园牙科服务体系为战略重点。这样既体现了"预防为主"的方针，治疗时又不耽误学生的学习，还减轻了学生的经济负担，使学生、学校、家长"三满意"（图 12-7，图 12-8）。服务内容包括：

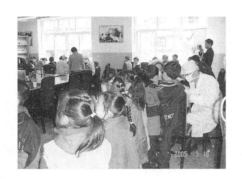

图 12-7　学校公益活动（来源：成都金琴牙科）

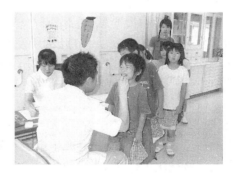

图 12-8　学校公益活动（来源：高知县西川齿科医院）

一、进行系统的口腔健康教育

根据服务人群年龄差异，编写程度不同的科普宣传材料，对学生进行系统的口腔卫生知识教育，纠正其不良的生活习惯，提高少儿自我保健能力。教学时间由各学校统一安排,以班为单位,每2个月1次,每次1节课时,同时利用学校墙报、幻灯、录像、游艺活动等形式宣传口腔保健知识。

二、定期普查,建立口腔保健档案

具体办法是由口腔诊所统一制订调查表格,每年对服务学校学生进行一次口腔健康调查,并系统记载,其目的是:一是及早发现及早治疗;二是掌握学生口腔卫生状况和口腔疾病的消长趋势。调查内容包括:①龋齿;②牙周情况;③刷牙情况;④口腔卫生知识知晓情况;⑤错𬌗情况。调查方式通常采取联合调查和单独调查两种,最后将调查资料进行整理、统计、建档。

三、窝沟封闭

随着时代、社会的进步,在一些大城市中政府都会定期给小学生做口腔检查和窝沟封闭,这对口腔诊所来说可谓是个大机遇,如能接下这份任务对口腔诊所来说在各个方面也都是很大的提升。在实行时可制作一份回馈单,在检查学生口腔时可在回馈单上记录着需要治疗的牙齿(如龋坏、牙列不齐需矫正),让学生回家交给父母,这样的效果是毋庸置疑,不但对学生是一种责任,对我们医生也是一种职业道德,更对口腔诊所是一种财富、一种大众对我们信任的提升。

四、对服务区学生患有牙病的普遍进行治疗

治疗包括龋齿充填、乳牙拔除、洁治及封药转诊。具体做法是:对需要治疗的学生采取预约办法,由口腔诊所发给"治疗通知书"及"家长信"让学生带回交给家长,由家长带学生到口腔诊所治疗,或者由本班老师带学生就诊,当场交费,对需做牙髓治疗或需正畸的学生转诊到口腔诊所治疗。

口腔诊所每月或每个季度安排一次义务的为小学集体检查牙齿,打电话询问家长是否愿意带孩子看牙,预约就诊,向他们提供同样优良的服务,这对口腔诊所和患者都有好处,并会产生意想不到的效果。例如:瑞尔齿科诊所从诊所建立之初就按国外做法,接待幼儿园的孩子来诊所参观。其实,这样做是有益于消除小朋友对口腔诊所的恐惧感。我国儿童乳牙龋齿患病率高,充填率低的原因,主要是家长误认为乳牙反正要掉,等到换牙以后再看,还有就是觉得孩子太小,恐惧看牙,会不配合。至于幼儿惧怕去医院或诊所见牙医的问题,则可以让孩子在没病的时候先熟悉那里的环境,消除他们的恐惧感。在儿童诊室内,孩子们可以坐在"治疗椅"上升上去,降下来地玩一会儿,再看看喷枪和钻头,医生和护士做示范。

【案例】 烟台口腔医院进幼儿园举办儿童刷牙比赛

[来源:通讯员苑媛,刘霞,明娜,记者胡昌辉.大众网烟台,日期:2011-05-26]

"六一"儿童节即将来临,5月26日上午,烟台市口腔医院举办了一场别开生面的刷牙比赛——"健美牙齿——刷刷刷",教孩子们如何正确刷牙,云龙幼儿园大班的小朋友们在老师和家长的陪同下,参加了比赛(图12-9,图12-10,图12-11,图12-12)。

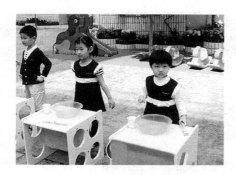

图 12-9 认真等待比赛开始

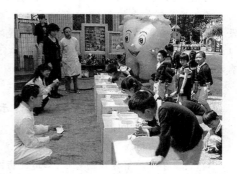

图 12-10 刷牙比赛现场

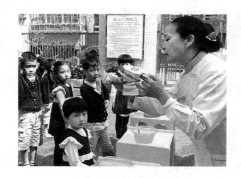

图 12-11 专家现场示教如何正确刷牙

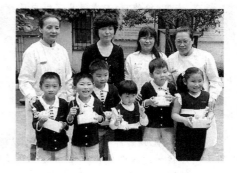

图 12-12 部分获奖小朋友合影

在云龙幼儿园院内,小朋友们一字排开,号令一响,大家就迫不及待地低头开始刷牙,比赛气氛非常活跃。比赛规定3分钟,有些小选手1分钟就刷完了,只好漱口以后再刷一次,有些小选手则是规定时间到了还满口泡沫,还有的小朋友在一旁仔细观察学习。为激励小朋友们今后养成良好的刷牙习惯,烟台市口腔医院为参赛的30名小朋友颁发了牙齿小模型作为参与奖,并为5名表现优秀的小朋友颁发了刷牙计时沙漏。

比赛结束后,口腔医院预防科刘霞主任还现场使用模型教小朋友们如何正确刷牙。比赛中发现,有的孩子对3分钟刷牙时间不太适应,"一是不能正确刷牙,尤其是儿童,刷牙方法不正确,刷牙时间过短,每次刷牙多则20秒,短则几秒钟,达不到清洁牙齿的目的,很容易患龋齿等牙齿疾病。希望通过这场比赛能让小朋友们掌握正确的刷牙方法。"刘主任说。

据烟台市口腔医院儿童牙科主任唐明娜介绍,烟台市儿童口腔健康状况相当严峻。历年的检查结果显示,烟台市儿童的口腔健康状况很不乐观,主要表现在家长们存在认识上的误区,认为孩子的乳牙反正要退,没必要治疗。此外,家长和儿童口腔健康知识普遍缺乏。唐主任介绍,影响儿童口腔健康最常见的口腔疾病为龋齿,俗称虫牙,龋齿会毁坏婴幼儿的牙齿。由于乳牙的钙化程度较低,加之幼儿缺乏自我口腔保护能力,口腔卫生状况不佳,因此乳牙龋齿患病率很高。经调查,烟台市仅5岁儿童乳牙的患龋率就高达60%。

活动中,口腔专家建议,家长们应该从孩子们的日常饮食和清洁口腔入手,预防孩子龋齿。首先要注意饮食均衡,多吃富含蛋白质、维生素、钙、磷等物质的食物,如乳制品、鱼类以及水果等,能够有效预防蛀牙。此外,专家提醒,养成早晚刷牙的习惯非常重要,进食后要漱口,尤其是吃精细食物后更要保持口腔清洁。注意刷牙质量,如果刷牙不得法,不但没用反而有害。

【案例】 学生保护牙齿教学设计示例

[来源:口腔医学网,2004 年 9 月]

一、教学目标

知识:使学生了解牙齿的特征,知道牙齿的作用。重在培养学生养成良好的保护牙齿的卫生习惯。

能力:培养学生观察自己、描述观察和实验现象的能力。

情感、态度、价值观:激发学生了解自己身体的兴趣和探究欲望,感受人体的奥妙。

二、教学重点

使学生了解牙齿的特征。

三、教学难点

让学生知道牙齿的作用,并会描述观察和实验现象的能力。

四、课前准备:

学生准备:每个同学一面小镜子

教师准备:①投影片(有条件的学校可以制作不同形状牙的特写图,没有条件的学校也可以用不同形状牙的挂图代替。)②食物(如:苹果、馒头、瓜子、肉柳等)切成小块,上面扎上牙签。③分组材料:石头、树叶、牙签、塑料袋、小刀、胡萝卜。④牙齿的模型。⑤棉签(数有几颗牙齿用)

课时安排:1 课时

五、教学过程:

(一)教学导入

教师谈话:今天,老师带来了一个谜语给你们猜,看谁能够猜出来。(谜语:小小门儿不算大,能吃东西能说话。打一人体器官)对,是嘴巴,它的科学名字叫"口",我们今天就来研究关于"口"的科学。

(二)学习新课

1. 指导学生观察口的内部构造,来了解自己。

(1)师生谈话:请同学们数一数,你们每个人的口里有多少颗牙? 你换了多少颗牙? 你可以借助小镜子帮忙,但是一定要注意卫生,不要将手伸进口了,更不要用手去摸牙,你可以用医用牙签来帮忙。

(2) 学生借助小镜子帮助数牙齿的数量。

(教师重在让学生亲自感受数牙齿的过程,这样的活动不但使学生知道自己有多少颗牙,而且,使学生有意识地关注自己、了解自己、为后面保护牙齿的环节铺垫。)

(3) 学生在小组内交流观察的结果。

(4) 师生谈话:你们的牙齿是什么样子的呢? 你打算研究关于牙齿的哪些问题呢?

(这是学生在前面研究的基础上交流观察的结果。教学中,可以请学生用多种形式来交流。教师认真听取学生发言。)

(5) 教师:现在,请你们按自己的想法去研究吧。不过,汇报研究结果时,你们可以采用各种形式,可以画下来、可以用纸折出来或剪出来,也可以模拟牙齿进行自我介绍,比如:我是口里的牙齿,我……

(6) 学生活动:以多种形式汇报观察结果,表演或描述牙齿的样子。

2. 教师指导学生利用嚼食物的体验活动来研究牙齿的作用。

(1) 师生谈话:我们的牙齿有什么作用呢? 你们一定会说:"是吃东西的",所有的牙齿作用都一样吗? 请你用桌上的食物帮忙,再联想生活中吃食物的经验,想一想有什么发现。

(教学中,要让学生明确活动的目的,比如:用哪种牙齿? 还要联系生活中的经验,对牙齿的作用做出自己的发现。活动中,学生容易很快将食物吃下,所以,活动前,一定要让学生明确他要研究的问题,以便带着问题研究。)

(2) 学生边慢慢吃食物,边以小组为单位,一起研究。

(3) 教师边听学生发言,边用模型配合,归纳、整理学生的发言。

3. 通过小记者的采访活动,了解牙齿容易患的疾病。

(1) 师生谈话:我们的牙齿会患病吗?

(2) (教师出示一幅学生牙齿患了疾病的图)提问:这个小朋友的牙齿有病了,我们来关心他吧,看看他的牙齿生了什么病?

(3) 学生活动,观察和讨论,了解牙齿容易患的疾病。

(4) 教师提问:牙齿为什么会生病呢? 你们是怎样保护自己的牙齿的? 下面,我们来做一个游戏——小记者采访,谁愿意做小记者? 你打算采访谁? 想一想,采访他什么内容?

(学生活动 1. 小记者采访同学,就保护牙齿的做法,向同学提问。采访的对象要全,既有"健康牙齿"的代表,也有牙齿不健康的同学现身说法,这是对大家进行实实在在的保护牙齿的教育。)

(学生活动 2. 评选我们班的健康牙齿小天使。可以由学生自己教育自己,不要进行单纯说教,让学生当医生,去检查小朋友的牙齿,进行"健康牙齿"的评选。)

4. 指导学生完成保护牙齿的表演活动,及正确的刷牙方法。

(1) 师生谈话:我们的东西坏了,可以再换一个,可是换过的牙齿坏了,就会很痛苦,因为换过的牙齿要跟随我们一辈子。现在我们来演一演,怎样保护牙齿,把你们保护牙齿的经验表演给大家好吗?

(2) 学生表演:刷牙、漱口、有人用舌舔牙齿,别人过来劝……

(3) 师生谈话:大家的经验真不错,你们都说要坚持刷牙,那么,正确的刷牙的方法是怎样的呢? 我们一起来刷一刷好吗? (教师演示动画)

(4) 学生模拟活动:挤牙膏、倒水、漱口、刷牙……

(5) 教师手拿牙齿模型和牙刷,边刷边用儿歌指导学生正确的刷牙的方法。

（三）教学总结

1. 教师提问:说一说你今天学习的收获是什么?

（学生进行交流）

2. 提问:在保护牙齿的方面,你有什么新的想法吗?

（教师听取学生的发言。）

3. 师生谈话:听了你们的想法,老师真高兴。因为,我看到了你们保护牙齿的决心,把你们的想法变成持久的行动,一口坚固、漂亮的牙齿,就会永远陪伴着你。到期末,我们再来评一评,谁的牙齿保护得好。我们要记住一个日子;9 月 20 日——爱牙日。

第五节　社区"爱牙日"活动

在 1989 年召开的全国牙病防治指导组成立和第一届全国牙防组成员全体会议上,与会专家一致认为,应当把群众性的口腔健康教育放在我国口腔预防保健工作的首位,鉴于我国口腔预防保健工作所面临的困难,唤起社会大众的口腔保健观念是最根本的,也是最困难的工作。铁道部第一勘测设计院门诊部口腔科白成平大夫在会议介绍了从 1987 年开始在兰州市开展的"爱牙日"活动,与会专家深受启发,一致认为"爱牙日"是一种群众性口腔健康教育好形式,在出席会议的卫生部部长的倡导下,由陈华、朱希涛、郑麟蕃等 15 名专家联合向卫生部提出建议,每年 9 月 20 日为全国爱牙日。终于在 1989 年 7 月 14 日由卫生部、全国爱卫会、国家教委、文化部、广电部、全国总工会、共青团中央、全国妇联和全国老龄委等九个部委联合会下发文件,确定每年 9 月 20 日为全国爱牙日。

全国爱牙日的宗旨是通过爱牙日活动,广泛动员社会的力量,在群众中进行牙病防治知识的普及教育,增强口腔健康观念和自我口腔保健意识,建立口腔保健行为,从而提高全民族的口腔健康水平。每年的这一天,都要利用各种不同的方式方法,如图片、幻灯、录像、电视、电影、标本、模型、技术示范、咨询等,讲解口腔常见病的发病情况、病因、危害性和防治方法,把口腔卫生知识传授给人们,帮助人们掌握各种合理的防治措施,了解口腔预防保健的重要性,使人们养成良好的口腔卫生习惯,维护口腔健康。

一、全国爱牙日活动的主题和中心口号

全国牙病防治指导组口腔健康教育与促进专业委员会担负起每年爱牙日的策划、组织、监测和评价工作。从 1989 年起每年都要设计一个主题和中心口号,并配有一张宣传画,还研究当年的爱牙日宣传提纲,指导各地开展"爱牙日"

活动。每年爱牙日都有自己的主题和中心口号（表12-1）。

表 12-1 全国爱牙日活动各年度的主题和中心口号

年度	主题	中心口号
1989	刷牙与口腔健康	人人刷牙、早晚刷牙、正确刷牙、用保健牙刷与含氟牙膏刷牙
1990	口腔健康与全身健康	爱牙、健齿、强身
1991	儿童与口腔健康	爱护牙齿、从小做起
1992	爱牙健齿强身	爱护牙齿、从小做起，从我做起
1993	爱牙健齿强身	天天刷牙、定期检查
1994	口腔卫生	健康的生活需要口腔卫生
1995	氟与口腔健康	适量用氟、预防龋齿
1996	饮食习惯与口腔健康	少吃含糖食品，有益口腔健康
1997	口腔卫生与龋病、牙病疾病的预防	愿健康的牙齿伴你终生
1998	口腔健康与社会文明	健康的牙齿，美好的微笑
1999	老年人口腔保健	不分年龄，人人享有口腔健康
2000	避免牙齿损伤	善待牙齿
2001	吸烟与口腔疾病	吸烟有害口腔健康
2002	关注牙周疾病	预防牙周疾病 维护口腔健康
2003	关注牙周疾病	有效刷牙，预防牙周疾病
2004	口腔健康与生命质量	维护口腔健康 提高生命质量
2005	孕妇口腔健康	关注孕妇口腔健康
2006	婴幼儿口腔健康	关爱婴幼儿口腔健康
2007	口腔健康促进——面向西部，面向儿童	健康的牙齿能伴随您终生
2008	关注中老年人口腔健康	健康的牙齿是幸福晚年的保证
2009	维护口腔健康，提高生命质量	
2010	窝沟封闭，保护牙齿	
2011	健康口腔，幸福家庭	
2012	健康口腔，幸福家庭	

二、"爱牙日"活动内容和形式

每年9月20日全国集中一天开展形式多样，内容丰富的"爱牙日"活动。

（一）举行社会咨询活动

形式多样、内容丰富的社会咨询是"爱牙日"的主要活动，每年9月20日全国各地口腔诊所都要组织口腔医学专业人员参加的"爱牙日"活动宣传队进行"爱牙日"社会咨询活动，携带宣传板、标语、小旗和各种宣传材料，在城镇人口流动最为密集的地区举办活动（图12-13）。

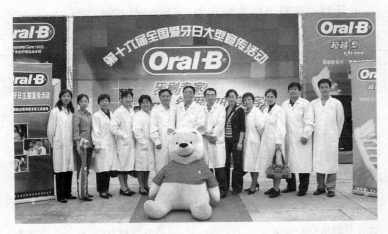

图 12-13　第四军医大学口腔医院和西安交通大学口腔医院举行"爱牙日"社会咨询活动

（二）牙防小分队深入社区

口腔诊所还可组织牙防小分队,携带简易牙科设备,深入社区中、小学校和幼儿园开展口腔健康教育和牙病的防治工作。重视群众性的"爱牙日"宣传教育。在社区开展普查普治工作,在小学校推广使用窝沟封闭剂、氟化泡沫防龋等项目。

（三）编辑出版"爱牙"专刊名

口腔诊所也可编辑出版"爱牙日"专刊。还可针对不同对象,编绘出版不同形式的"爱牙日"活动宣传材料,如《口腔卫生》挂图,《保护牙齿、正确刷牙》宣传画,《牙齿卫生》教育挂图,《口腔卫生常识》等各类宣传资料,《保护牙齿》幻灯片等。

（四）开展爱牙知识竞赛

口腔诊所举办爱牙知识讲座和开展爱牙知识竞赛,使群众接受口腔健康教育。在各地报刊上开辟"爱牙园地",刊登爱牙知识小文章,举办爱牙知识竞赛,提高社会大众参与口腔健康教育的兴趣。

（五）利用新闻媒介,扩大宣传效果

电台、广播、报纸、期刊是重要的新闻宣传媒介。口腔诊所动员口腔专业人员创作科普作品,有重点的宣传与"爱牙日"主题相关的内容。在健康报、中国卫生信息报,各地区晚报、卫生报等报刊上,组织刊登"爱牙日"宣传稿,印刷总量估计每年可达亿份,扩大"爱牙日"活动宣传面。

（六）深入中小学校开展"爱牙日"活动

在"爱牙日"期间,口腔诊所口腔医学专业人员可以深入市区中小校开展多种形式的"爱牙日"活动,举办"爱牙日讲座"、"爱牙日竞赛"、"刷牙比赛"和"爱牙文艺活动"。

例如,郑州市口腔医院为了持久深入地开展口腔健康教育与促进活动,进一步推动全国牙病防治工作,每年都将"9·20"爱牙日活动扩大到整个9月份,并制订一系列的活动实施方案,如与省牙防办、大河健康俱乐部等媒体联合举办大型牙病防治公益讲座活动,走向工厂、学校、幼儿园、社区等地进行大型义诊,在活动中为使大家听得明、看得清,主讲人员都做了充分的准备,通过多媒体的形式,结合讲稿配置了大量的实例照片,同时向广大市民发放医院自编自印的口腔健康手册及孕妇保健知识册等宣传品,使10万余人受益于口腔健教宣传活动,口腔医院的良好口碑也广为流传。

第六节　社区公益卫生服务

公益是指有关社会公众的福祉和利益。"公益"为后起词,五四运动后方才出现,其意是"公共利益","公益"是它的缩写。社会公益组织,一般是指那些非政府的、不把利润最大化当作首要目标,且以社会公益事业为主要追求目标的社会组织。早先的公益组织主要从事人道主义救援和贫民救济活动,很多公益组织起源于慈善机构。

现代的公益,是人人参与的公益,不管是个人还是集体,人们通过各种公益活动、公益基金、公益网站等途径,通过直接参与、捐赠、公益广告、公益歌曲等方式参与到公益中来。在中国古代,倡导日行一善,就是每天做一些我们力所能及的事情,帮助更多的人,让社会更加美好和谐。

例如,2012年江苏省口腔医院与南京基督教青年会在南京市以及周边地区内合作开展的"口福行动"大型公益项目,筹措用于口腔检查及治疗器材全部费用,资金总规模30多万元。"口福行动"将资助南京市贫困家庭中患有牙列缺损或牙列缺失,且牙齿缺失数目达14颗以上、60周岁以上的老年人,每年100个名额,每年3月实施。

附件1　关于组织义诊活动实行备案管理的通知

[来源:卫医发〔2001〕365号,卫生部于二〇〇一年十二月二十九日发布]

各省、自治区、直辖市卫生厅局、新疆生产建设兵团卫生局:

义诊是提供医疗、预防、保健等咨询服务的非商业性社会公益活动,对于疾病防治、宣传卫生知识、普及健康教育以及卫生支农等均具有积极的重要作用,是医务人员实践全心全意为人民服务宗旨的具体行动。近年来,各种社会团体、企、事业单位(以下简称组织单位)积极开展社会公益活动,组织医务人员开展形式多样的义诊活动,受到广大群众的欢迎。但是,在义诊活动中也出现了一些不规范的行为,有个别单位甚至以义诊的名义非法行医、欺骗群众、诈骗钱财,损害人民群众的利益,造成了恶劣影响。为加强对组织单位组织义诊的管理,规范义诊行为,保障公民健康和合法权益,现通知如下:

一、各级卫生行政部门要从实践"三个代表"重要思想的高度,支持组织单位组织义诊,鼓励各级各类医疗、预防、保健机构组织医务人员积极开展或参加义诊活动。

二、县级以上卫生行政部门负责对义诊活动的备案、审查、监督和管理。义诊组织单位原则上应组织本地区的医务人员在本地区范围内举行义诊,在开展义诊活动前15~30日到义诊所在地县级以上卫生行政部门备案;需跨县(区)、市(地、州)或省(自治区、直辖市)组织义诊时,组织单位应在开展义诊活动前15~30日分别向其所在地和义诊所在地相应的县(区)、市(地、州)、省(自治区、直辖市)卫生行政部门备案。

三、义诊组织单位到卫生行政部门备案时需提交以下材料

(一)义诊情况说明,包括义诊的组织单位,开展义诊的时间、地点,义诊的内容,参加的医疗、预防、保健机构名称、医务人员数量及其从事专业等。

(二)组织单位法人代表签发的责任承诺书,包括:在预定时间、地点开展所备案的义诊,义诊中不从事商业活动,不误导、欺骗公众,不聘请、雇佣非医务人员提供医疗、预防、保健咨询,不妨碍公共秩序等。

(三)参加义诊医疗、预防、保健机构的《医疗机构执业许可证》(复印件)或卫生行政部门批准设置的有效证明(复印件)。

(四)参加义诊医务人员所在医疗、预防、保健机构出具的同意其参加义诊的证明。

(五)在城镇公共场所开展义诊须提供城管等部门的同意书。

四、卫生行政部门对按规定提交的全部备案材料进行审查。经审查,不符合义诊要求的,应明确提出,并在义诊活动前10日书面通知义诊组织单位予以纠正;不纠正者,不得组织开展义诊活动。

五、参加义诊的机构必须是经县级以上卫生行政部门核发《医疗机构执业许可证》的医疗机构或批准设置的预防、保健机构。

六、参加义诊进行医疗、预防、保健咨询活动的人员必须具有医学专业技术职务任职资格,并经县级以上卫生行政部门执业注册的医务人员。医务人员参加义诊需经所在医疗、预防、保健机构批准,并在义诊时佩戴本机构统一印制的胸卡。

七、义诊组织单位应当按照向卫生行政部门备案的内容开展义诊。发现有下列行为之一者,卫生行政部门要立即责成义诊组织单位停止义诊,并依照《执业医师法》、《医疗机构管理条例》等有关法律法规追究责任,对相关机构和人员予以严肃处理。

(一)未经卫生行政部门备案擅自组织的义诊。

(二)组织非医疗、预防、保健机构或非医务人员参加的义诊。

(三)在义诊中推销药品、医疗器械、保健品等,非法作医疗、药品、医疗器械、保健品等广告或从事其他商业活动。

(四)超出上报卫生行政部门备案的义诊内容,擅自变更义诊时间、地点等。

(五)弄虚作假骗取卫生行政部门同意其开展义诊或骗取医疗、预防、保健机构同意其医务人员参加的义诊。

(六)在义诊中进行封建迷信活动。

八、组织非医疗、预防、保健机构或非医务人员参加义诊的视为非法行医,卫生行政部门可依照《执业医师法》、《医疗机构管理条例》等有关法律法规对组织单位予以严肃处理;情节严重的,依法追究刑事责任。

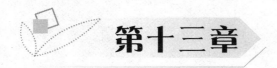

第十三章

口腔诊所网络推销

　　互联网的发展路上一直伴随着诸多的神话。进入 21 世纪,互联网已经融入每个现代人的生活。在许多产业与行业的营销中互联网得到了全面和革命性的运用,使得整合营销的面貌一下崭新起来。网络营销(on-line marketing 或 cybermarketing)全称是网络直复营销,是指企业以电子信息技术为基础,以计算机网络为媒介和手段而进行的各种营销活动(包括网络调研、网络新产品开发、网络促销、网络分销、网络服务等)的总称。网络为城市的人民带来便利的同时,也悄然改变口腔诊所的市场拓展,更有一些口腔诊所把目光聚焦在了网络营销上。

　　一种新的文明从工业文明逐渐脱胎出来——这就是信息文明。从电报到电话,再到互联网,信息技术让地球小到成为一个可以灵便操作的掌上移动终端。世界上任何一个地点发生的变化,都可能在第一时间全球传播。目前,中国网购交易市场正在不断以接近 100% 的增长率逐年递增,一个长远预测是 10 年之后,超过 80% 的消费需求都将通过网络来解决。随着 18~35 岁的年轻人迅速成为网购的主力军,"宅经济"对于年轻消费群体的分流效应已经开始能够被商家感知。再过几年,当现在这些沉迷于网购的年轻人成为整个社会的主力消费者时,情况又会如何? 现在,几乎所有行业都在朝着互联网发足狂奔。口腔诊所网上交易和网上执业是另一个极好的方法,可以开发特定环境市场。现在网络已是一种成熟的交易形式,但是口腔医师们并没有完全掌握它。网络营销是对传统营销的创新和补充,传统营销理论同样适合于网络营销。

　　2010 年 6 月中国互联网信息中心的数据显示,中国有网民 4.2 亿和宽带用户 3.638 亿,其中网络购物用户达 1.42 亿,位居全球首位。据中国社科院《商业蓝皮书:中国商业发展报告(2009-2010)》介绍,中国的网络购物额在 2008 年突破社会消费品零售总额(10万亿元)的1%,2009年突破社会消费品零售总额(12.5万亿元)的2%。互联网是一种高效便捷、低成本、覆盖全球的通讯工具,是一个近乎无限增长的信息资源库。随着互联网在牙科领域的应用,在牙科工作的各方面产生了许多新思路、新方法、新手段和新途径,一种新的互联网口腔诊所工作模式正趋于形成。

口腔诊所网站是开展互联网牙科工作的主要载体和中心内容,是实践互联网牙科工作模式的集中表现。因此,我们在互联网上建立口腔诊所网站,在实践中研究如何将互联网应用于口腔诊所信息、营销、服务和管理等工作各方面。口腔诊所通过网站来进行医患交流,信息发布,门诊预约。网络营销其实还处于"幼年"时期,所以,对于大多数口腔诊所来说,这是一个好时机,还有大量的市场空间等待有心人前去发现。互联网蓬勃发展,与之相适应的理念是重智能的反应,即是对外部市场变化及顾客需求的一种快速、互动式的反应。

互联网正在日益渗入我们的日常生活,口腔领域也没有任何例外。计算机控制的牙科综合治疗台受到医生们的青睐,微电脑技术的广泛应用大大提高了各种牙科设备器械的性能。数字化成像、牙齿美容图像、电子比色选择、咬合关系计算机分析、龋病检测、CAD/CAM已经越来越多地应用在口腔临床和科研,口腔医院和诊所的管理计算机化也越来越普遍和多样化。通过电话线、电缆或其他形式,可以将一个地方的计算机联网(local area networks,LANS),也可以将几个地方的计算机联网(wide area networks,WANS)。联网以后的计算机能够快捷高效地传递、调阅和共享信息。

美国电子健康服务者协会(association of telehealth service providers,ATSP)宣称:2002年有13%的口腔诊所建立了自己的网站或网页,而在1999年仅为8%;装备了数字化照相机和数字化X线机的口腔诊所已经超过了85%。ATSP甚至预言,口腔诊所将会在不久的将来实现遥控设备来为患者服务。据美国牙科协会调查,有91%的口腔诊所在日常工作中使用电子计算机,与互联网相连接的口腔诊所已经超过了50%。

近年来,"电子牙科(teledentisry)"这个名词越来越频繁地出现在美国的专业出版物上。这个名词指的是应用电子计算机技术,如远程会诊、数字化成像和其他数字通讯手段为患者提供不受地域限制的高水平高质量的口腔医疗服务。专家们预测,电子牙科将会对临床诊治服务、研究和教育产生深刻的影响;随着网络速度的提高,带宽的扩大,硬件和软件的改进,这些技术将会变得越来越高效、精确、可靠和廉价。

许多网民通过互联网与口腔诊所保持联系,向口腔医师提出各种各样的问题,深入了解疾病的病因、治疗和预后。因此,电子牙科的发展就有了坚实的基础。口腔诊所也意识到,如果不购买和使用数字化设备,不建立自己的网站(网页),不进入互联网,就无法留住现有的患者,更不要说吸引新患者了。因为上网的人一般会比较富裕并拥有较好的知识背景。

口腔诊所主页及专业网站的建立是快速传播最新概念及技术的最佳手段,口腔诊所与患者的网上接触缩短了时间和空间的距离,促进了双方的沟通,为扩大口腔诊所的病源打下基础。

第一节 口腔诊所网站作用

综观互联网的发展,其他行业企业(如化工、纺织、外贸等)纷纷在网络上建立起有效而出色的运作模式,为企业的发展起了积极的作用。回头再看看口腔诊所网站,真正能够利用其优势的口腔诊所网站寥寥无几。充分利用口腔诊所网站,建立网络就医诊断,专家会诊,在线解答,预约专家等,与其他网站采取合作、友情链接、业务互动等方式以提高网民对本口腔诊所网站以及服务项目的了解与信任,加强潜在顾客的产生,促进业务增长。

一、口腔诊所网站的作用与特点

网站作为新型的传播媒体,相比传统媒体,具有不少的优点:大容量、多媒体、便于检索、实时性、交互性、无地域限制等等,能够带来口腔诊所运营管理上的革命性变化,直接后果就是宣传范围和宣传效率的极大提高,给顾客带来更加方便、人性化的服务,以及企业经营环境和质量的巨大提高。

交互性是网络媒体最大优势之一,在实际应用中表现出巨大的实际价值。在这个张扬个性和强调为大众服务的口腔诊所网站可以为世界不同角落的每一个顾客提供个性化服务,以及网上挂号、远程会诊、顾问咨询、家庭医生等等,甚至成为他的秘书。目前,在欧美流行这样的医疗服务模式:网上就诊管理。

一个典型的网上患者就诊的流程是这样的:①注册并填写资料(也可以直接邮寄/传真),阐述问诊内容;②和医生直接联系,医生将询问患者一些具体/特殊问题,并给出治疗建议及疗效评估;③此时患者如要求治疗,便与助理医生接洽治疗事项。

在患者来到口腔诊所就诊之前,都可以异地免费地享受到这些服务。而且咨询和服务不会对患者的位置、时间有任何限制,也就是说患者尽可以选择自己适合的时间、地点。很显然,新模式极大地拓展了口腔诊所的服务范围,超出了传统模式下广告、通讯和交通造成的地域限制。而且更为实质性的变化是,医患通过网络等手段的轻松交流都能更了解对方,也就降低了双方的风险。

免费的各项服务会给口腔诊所增加一些负担,还要增加费用支出和聘用技术人员等。实际运营的情况是,网站带来宣传效果的提升、增加的收益远远大于它们的成本;实际上,考虑到服务被提供给了更大数量的患者群,网上顾客的平均广告花费要小于传统模式。计算机、网站能够代替人来做大量低难度、重复的工作,而且网站带来的增量客户一般都位于口腔诊所宣传的传统势力范围之外,这些地方的业务增长潜力也是旧模式和势力范围不能比的。

网络宣传的另一个突出优点是其效果可以不断累积,价格低廉,不像传统的报纸、电视那样转瞬即逝,要靠不断地高额广告投入来支撑,否则很快就会被新品牌或时间所淹没。而实力相对弱小的中小口腔诊所网站不必一掷千金地宣传,也能靠日常的经营不断积累,打造一个专业领域的网站巨头。

互联网改变了传统的空间和时间概念,事实上可能只有语言、文化的差异才称得上是障碍。经验表明,成功的运营和推广之后网站会在整个华语区收到效果,就是说其传播效果只受语言的限制。已有的网站访问量报告证实了这一点:绝大多数的访问者来自华语地区,包括港澳台、新加坡、印尼等,但是在欧美的华人聚集城市都有不大却稳定的访问量。

网站是开展网络营销的大本营,网站建设是建立网络品牌、开拓网上生存空间的重要内容,是开展电子商务的基础,也是最重要的网络营销工具,口腔诊所的医疗项目和服务内容基本上都是通过网站表现出来的。网站建设完成并发布之后,网络营销最重要的任务,就是对网站的推广,让更多的人了解并访问你的网站,因为潜在客户可能就在这些网站的访问者中间。

二、口腔诊所网站的费用比较

口腔诊所广告常用的宣传方式为报纸、广播、电视类软、硬广告。以具有可比性的硬广告报价为例,报纸类黑白二分之一版的报价普遍在 1 万 ~4 万之间,广播类按照其最低播出次数限制实际播出的价格会是 6000~8000 元,电视类广告费用则更是天价,基本达到和超过为 1 万 ~2 万 /5 秒的水平。这还都是报纸刊登或电视播出一次的价格。相比之下网站的费用和效果方面优势明显。一个完整有效的口腔诊所专业网站费用由三部分构成:制作、推广、维护。与此最具可比性的是网站的推广,一般网络应用服务商提供的服务价格分 1000 元到 7000 元两档,而且网络上的推广服务有效期是一年,无论是总价还是服务时间都比传统媒体更具优势。另一方面,口腔诊所专业网站最高档配置的三部分之和也不过是人民币 25 000 元,中低档用户价格则更低,价格在 1000~10 000 元左右,但往往服务商会承诺,高档用户由此得到的是一个专业领域排名前 10 位、建立完整合理的网上新业务流程的网络事业部门。

仅以数量最多、规模和盈利能力都有限的多数中小型口腔诊所为例,平均一个患者带来的利润大约为 300~2000 元,取其中间值为 1100 元,那么建立一个高端网站的 8000 元的费用只要能带来 7 个患者就可以收回。如果考虑到包括宣传推广、维护在内的全部费用 25 000 元，那么 23 个患者带来的利润可以收回全部投资。如果把投资的回收期限定在一年之内，也就是一年时间网站需要为口腔诊所带来 23 个患者。实际运营的情况是建立一年以内的网站运营 3 个月后就能够稳定达到每月 1~2 个左右患者，运营一年左右时间后基本上不会低于每月 40~80 个患者。

实际上用一年时间来摊销全部的投入并不合理，网站的使用寿命肯定不只是一年；维护推广费用需要一年之内支付，但维护推广期后网站所拥有的领先排名和业内名望以及成熟工作流程等都还在起作用，更合理的方式是把它们以无形资产的方式长期摊销。这样分析的结果必然是把上文中需要一年摊销的25 000 元向下调整，建网站的整体收益率上升。

根据口腔诊所运营的常规，按照患者分布的平均求治半径的大小可以把口腔诊所大致分成"以本地为主"和"本地外地兼顾"的两种类型。前者主要是针对常见病、多发病，一般人意识中本地就能够治疗的"小病"。而后者则以疑难杂症居多，与医生沟通得当、建立信任，患者会争取在方便的时间来治疗。这两个类型的口腔诊所宣传模式和利润结构都有所区别，简单而言就是分别应该侧重本地、社区用户，和应该重视全国整体形象和持续性的树立。他们之间存在明显的单个患者利润额的差别，"以本地为主"的口腔诊所单个患者利润额低于"本地外地兼顾"型，但是这些口腔诊所的患者数量占明显优势。而且更容易借助本地的其他优势，平缓过渡到网上运营模式。

网络媒体和传统媒体的宣传受众群有很大差异，报纸和电视的用户数量要高于互联网，广播用户数量一直在滑坡之中，消费能力则一直在萎缩。但是缺乏交互性的致命弱点使得传统媒体在医疗宣传中效果始终难以提高，更不要说在持续的经营和投入中为企业积累起客户资源等无形资产，以及在竞争日益深入和激烈的环境中为企业提供技术支持。从发展速度的对比上看，互联网的用户群急剧增长，而且属于收入和消费水平较高、增长潜力更是最高的人群，长期的潜力不言而喻。

另外一个不可忽视的事实上的门槛是，网络之外的传统宣传虽然都可能带来大量的爆发式增长，但其费用的门槛是一般中小型口腔诊所无法逾越的。而且这个费用的门槛不单单是表现在一次广告投入的单价上，实际上任何一种现行的营销理论都告诫人们，报纸、电视等广告投入要持续不断地进行，否则不可能达到知名度的实际提升和累积。所以，真正有效果的传统模式宣传对应的广告投入动辄都是万元数量级的。显然这个数字远远高于一般口腔诊所的承受能力。

从目前应用的情况看，高端网站用户一年的时间能够收回本年度摊销的投入，两年时间很有把握收回全部投资，甚至产生大规模增量的利润。

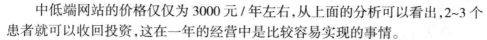

中低端网站的价格仅仅为3000元/年左右,从上面的分析可以看出,2~3个患者就可以收回投资,这在一年的经营中是比较容易实现的事情。

所有上述分析都没有提及网站带来的口腔诊所和口腔医师形象、知名度的提升,以及网上排名领先带来的无形资产。实际上,随着互联网上各方面网站数量几何级数的增长,"排名靠前"这一无形资产正变得愈发有价值,因为在越来越多的网站中占据靠前位置也变得越来越困难。

根据互联网领域多年的工作经验,我们认为,一个健康、富有经济效益的口腔诊所网络,应该具有的基本特征是以下三条,这也是目前国内不同口腔诊所网络业务所处的三个阶段:

(一)具有一定质量水准的网站及管理的硬件条件。

(二)具有运营网站的意识,多数采用了网站推广的措施,如搜索引擎推广。

(三)认识到网站和本行业的业务结合中有一些独特的特点并在实际工作中有所体现。

第二节　口腔诊所网站设计

网站设计是一个实实在在的任务,对口腔诊所人员来说,可以不参加实际的网页制作工作,但总体规划是必须参加的,所谓纲举目张,总体规划对网页设计至关重要。

一个口腔诊所的网站应该建立在准确的口腔诊所定位的前提下,整个网站的功能和内容应该围绕这个口腔诊所定位合理组织和设计,否则整个网站会显得十分杂乱无章,让访客无所适从,不知所云,从而降低了网站的可观赏价值。

一、设计原则

根据开展互联网口腔诊所工作的需要,在建立口腔诊所网站过程中,使多媒体的界面易读、易懂、简洁、生动、美观。依据口腔诊所网站应该具备的功能,按照形式服务内容的原则,运用先进的网络技术来实现这些功能。同时注意不超越内容需要,过分追求增加功能和美化网页,坚持小巧美观的网页设计原则,保证网站的浏览速度。没有必要对口腔诊所网站的访问者隐藏某些东西,包括口腔诊所的姓名、电话号码、邮件地址、住址等等。口腔诊所得向他人证明自己的坦诚,以便他人认为自己的产品或服务是真实可信的。口腔诊所必须利用尽可能多的机会,向网站的访问者传达这样一种信息:口腔诊所所提供的产品和服务是一流的,并且不会给客户造成任何的麻烦,比如在产品的维修方面或服务的技术支持方面。在互联网上,永远不会缺少潜在的需求,客户普遍存在于世界的每个地方,所以,对于网站推广人员的要求是思维模式的"全球化"。

　　建设一个口腔诊所网站,不是为了赶时髦,也不是为了标榜自己的实力,重要的在于让网站真正发挥作用,让网站成为有效的网络营销工具和网上销售渠道(图13-1)。根据牙科网的实际应用需要,网站的功能主要建议在以下八个方面进行表现:网上咨询服务、产品/服务展示、口腔诊所品牌形象展示、牙科新闻发布、顾客服务、网上调查、网上联盟、后台管理。

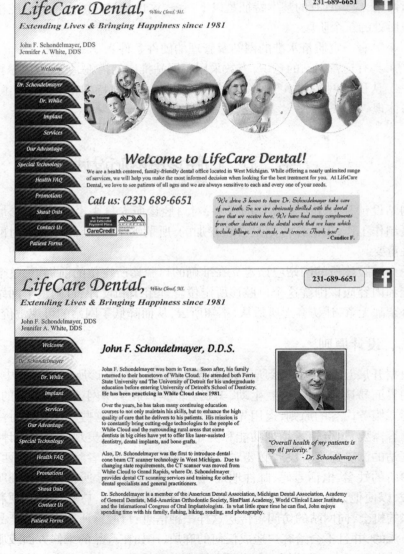

图 13-1　西密歇根口腔全科诊所

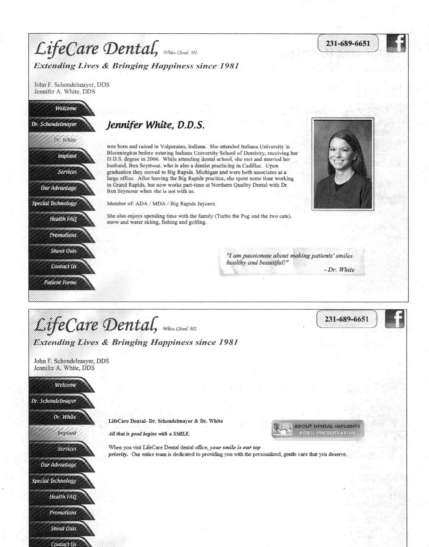

图 13-1（续）

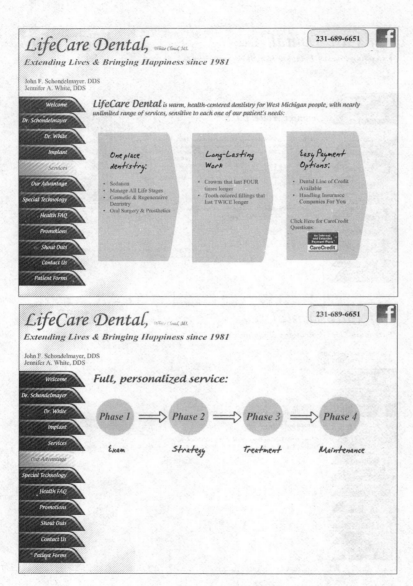

图 13-1(续)

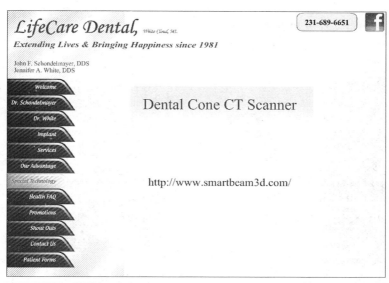

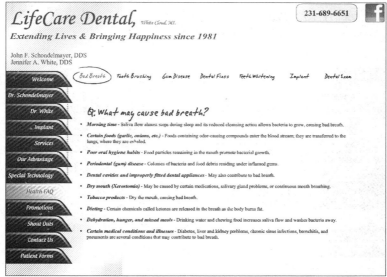

图 13-1（续）

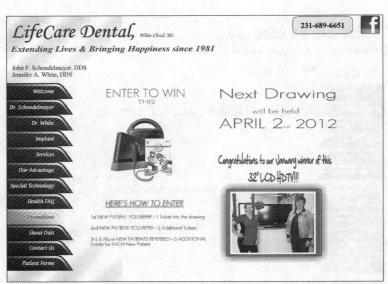

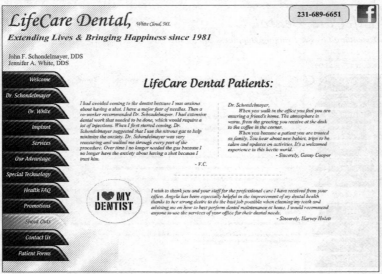

图 13-1(续)

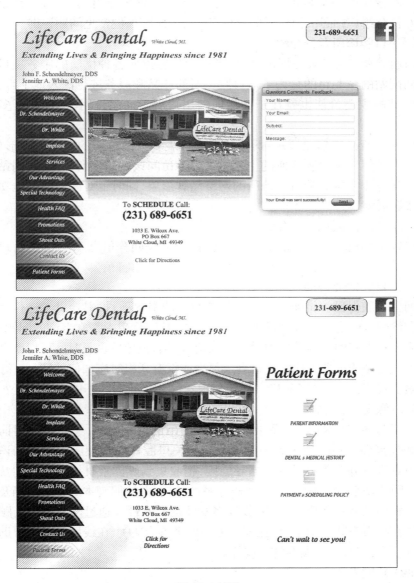

图 13-1(续)

二、设计栏目

口腔诊所网站栏目由三部分组成:口腔诊所背景介绍,有关医学专家的业务及专长介绍(含照片、出诊时间等信息),口腔医疗保健常见问题咨询。

(一)口腔诊所背景介绍

口腔诊所产品/服务展示:向患者展示口腔诊所各种优质的服务项目。顾客访问网站的主要目的是为了对口腔诊所的产品和服务进行深入地了解,口腔诊所网站的主要价值也就在于灵活地向用户展示产品说明、图片甚至多媒体信息。

口腔诊所品牌形象展示:网站的形象代表着口腔诊所的网上品牌形象,人们在网上了解一个口腔诊所的主要方式就是访问该口腔诊所的网站,网站建设的专业化与否直接影响口腔诊所的网络品牌形象,同时也对网站的其他功能产生直接影响。

(二)口腔医师和员工介绍

口腔医师的业务及专长介绍(含照片、出诊时间等信息)、门诊时间,口腔医师门诊时间表。例如包括口腔医师的学历背景、技术特色、从业经历等。

(三)口腔保健咨询

网上口腔保健咨询服务可设置简单明了的引导项目,引导患者进行牙病的咨询和诊断。确定医疗保健常见问题的脚本:从门诊患者最常咨询的问题出发,由临床经验丰富的高年资医师讨论并确定。比如,拔牙后多长时间可以镶义齿?镶义齿前需做的准备工作?牙冠剩余很少或仅有牙根时应如何处理?真牙排列不齐是否可以拔除,以镶义齿来达到美观?前牙拔除后能不能立刻镶牙?前牙缺失后的修复方法等。

在撰写多媒体脚本时,既要尽量采用通俗的群众语言,又要考虑用词的科学性和规范性并在脚本内容中渗透一些有关口腔保健和健康教育的知识。以方便患者理解并不失科学性为指导原则,把收集到媒体素材按专业类别及各种媒体之间的联系,组织成有一定逻辑关系的结构,并按照脚本的知识内涵及临床医生了解的患者一般咨询思路,设计多媒体的交互性。通过网站可以为顾客提供各种在线服务和帮助信息,比如常见问题解答(FAQ)、在线填写寻求帮助的表单、通过聊天实时回答顾客的咨询等。

(四)新闻发布

口腔诊所网站是一个信息载体,在法律许可的范围内,可以发布一切有利于口腔诊所形象、顾客服务以及促进销售的口腔诊所新闻、产品信息、各种促销信息、招标信息、合作信息、人员招聘信息等。因此,拥有一个网站就相当于拥有一个强有力的宣传工具。

(五) 网上调查

通过牙科诊所网站上的在线调查表,可以获得用户的反馈信息,用于产品调查、消费者行为调查、品牌形象调查等,是获得第一手市场资料有效的调查工具。

(六) 网上联盟

为了获得更好的网上推广效果,需要与供应商、经销商、客户网站及其他内容互补或者相关的企业建立合作关系,没有网站,合作就无从谈起。

(七) 交通路线图

标明口腔诊所交通路线图,展示搭乘公车到达口腔诊所的车次和站名,自行驾车线路和停车位位置。标明口腔诊所地址和电话。

(八) 网上预约就诊

姓名、性别、主要症状、希望就诊的时间、选择就诊的口腔医师、联络电话。

第三节 口腔诊所网站制作

我们会经常看到印刷精美的产品目录或广告,当您屡屡看到印有产品目录或广告的精美印刷制品的时候,相信您或多或少会对有关的产品形成一种好感,即使您不会购买,也必然对这些产品形成一定程度的认同。网站的页面就好比是"无纸的印刷品"。精良和专业的网站设计,如同制作精美的印刷品,会大大刺激消费者(访问者)的购买欲望。口腔诊所网站可以委托专业网站制作(图13-2)。

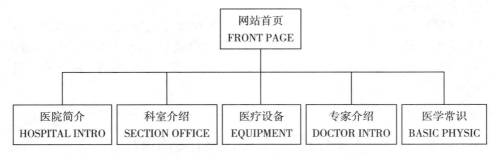

图 13-2　牙科诊所网站的制作流程(来源:口腔医学网)

【案例】 网站建设与维护服务

[来源:牙牙网．www.dt158.com. 2012-08-01]

在信息时代的今天,网站是每个企业都需建设的互联网名片,但由于受技术和资金的限制,对多数企业来说,如何建好自己的网站和对网站的后期维护都是一个难题。牙牙网根据自己的实力和经验可以为您制订出最适合您的网站建设和维护方案。

1. 依托牙牙网建设普通产品宣传网站建设费 5000 元、每年维护费 1000 元。

2. 普通网站技术维护托管年费用 3000 元。

详情咨询电话:010-87644331/2-806　　　电子信箱:dt158@vip.163.com。

第四节　口腔诊所网站维护

口腔诊所网站的维护包括 3 个环节:一是信息的收集和服务的提供;二是信息录入;三是网站的日常更新。建立和维护一个专业性的口腔诊所网站,必须要有广泛稳定的信息来源、专业的信息录入人员和严格的网站日常管理制度,这样才能保证网站长期稳定发展。

一、请迅速回复邮件

当您收到客户给您的邮件时,请迅速回复,这一点几乎在所有的文章中都会提到,客户的来信比黄金还要珍贵。既然您最终会回复所有客户的来信,为什么不马上就做呢?

二、网站的更新与改版

经常更新网站内容,并定期进行网站的改版,既有利于网站的发展,也可以始终保持访问者对于网站的兴趣。这里,提供您一个简单的方案来保持网站的"新鲜度"。在网站的首页摆放一张更新的列表,并经常滚动更新这张列表,可以使整个网站看起来"充满活力"。

尽管网络营销不是"注意力经济",但是,网站没有人注意是万万不行的,不进行合理的推广,无法获得尽可能多的访问者,网站当然也就发挥不了应有的作用。网站建设完成之后,接下来最重要的任务之一就是推广网站。网站推广是网络营销的基本职能和主要任务。

第五节　口腔诊所网站推广

优秀的网站同样需要辅之以成功的推广。利用搜索引擎、互惠链接等方法大力地宣传您的网站吧,具有针对性的 Banner 广告会大大提高网站的知名度。网站推广是网络营销的基本职能和主要任务,网络营销每种职能的实现需要通过一种或多种网络营销手段。常用的网站推广方法有：搜索引擎注册、网络广告、交换链接、信息发布、邮件列表、许可 E-mail 营销、个性化营销、会员制营销、病毒性营销等。

根据网站的特点以及对各种网站推广方法的比较分析，综合考虑推广成本与效果，建议牙防网综合运用以下几种推广方式：

一、网络实名注册

在浏览器地址栏中，客户无需输入 http://、www、com 等复杂难记的域名、网址，输入现实世界中企业、产品、商标的名字（即实名）即可直达企业网站、找到产品信息。

二、搜索引擎注册

CNNIC 调查报告显示，搜索引擎是用户得知新网站的最重要途径。80% 的网民习惯通过搜索引擎以"关键词"搜索的方式查询所感兴趣的信息。使用百度搜索引擎竞价排名服务可将牙防网网站排在百度搜索结果前列，同时出现在各大搜索引擎的搜索结果中。

各大搜索引擎：百度、搜狐、新浪、网易、21CN、广州视窗、263、Tom、上海热线、163.net、腾讯、北方时空、重庆热线、吉林信息港、湖南信息港、大庆信息港、西部时空、南阳信息港、东方热线、顺德信息网、秦皇岛信息港、保定热线、温州热线、唐山热线、淄博信息港、海南在线、大洋网、深圳商报社、云南信息港、第九城市。

三、交换链接

交换链接或称互惠链接，是具有一定互补优势的网站之间的简单合作形式，即分别在自己的网站上放置对方网站的 LOGO 或网站名称并设置对方网站的超级链接，使得用户可以从合作网站中发现自己的网站，达到互相推广的目的。交换链接的作用主要表现在几个方面：获得访问量、增加用户浏览时的印象、在搜索引擎排名中增加优势、通过合作网站的推荐增加访问者的可信度等。被其他网站链接的机会越多，越有利于推广自己的网站。我们将尽量跟相关的网站进行交换链接。

四、传统媒体推广

要将网站向全社会广泛地推广，传统媒体的作用不可忽视。若缺乏传统媒体的有效宣传，网站就不能被社会大众所知道，也就无从点击，更谈不上浏览，网站的信息就无法向大众传递。因此，建议在网站推广上尽量利用原有的宣传资料,如在宣传册、电视广告等工具上印刷上网址、网络实名、电子邮箱等,结合原有的 VI 系统,将网站的信息内容融入其中。这样成本又低,又具针对性。

附件 1　医院网站考核评议指标体系(表 13-1)
[来源:北京市卫生局.京卫办字〔2010〕93 号.颁布时间:2010-9-30]

表 13-1　医院网站考核评议指标体系表

一级指标	权重	二级指标	考核要点	权重	考核标准
院务公开	20	医院概况	医院简介	2	介绍医院的概况,包括医院名称、科室规模、研究领域、发展历史、医院荣誉等信息
			联系方式	2	提供医院地址、乘车路线、公开电话、电子邮件等联系方式
			领导信息	2	提供医院主要领导的姓名、照片、职位、分管范围、简历、联系方式等信息
		工作动态	医院动态	1	发布医院的最新活动、重大事件等动态信息,新闻要素齐全
			通知公告	1	发布医院的通知、公告类信息,要素齐全
			专题建设	2	围绕医院工作、业务开设专题,并及时报道相关信息,主题明确、内容丰富
			信息时效性	2	网站发布的工作动态信息在信息生成后 5 个工作日内发布
		医政信息	医院规章	2	提供医院制定的各项工作制度、标准,如医院规章、价格标准、就医制度等
			医院科研	2	提供医院研究学科名称、领头人、学科介绍、科研成果等信息
			教育培训	2	提供本院的各类教学、招生、实习、培训等信息
			医院资源	2	提供医院高新设备等硬件资源的介绍,如名称、型号、类别、优点、适用范围等
在线服务	40	就医指南	就医须知	4	根据医院实际情况,提供本院就医须知
			就医流程	4	详细介绍医院就医流程,包括急诊、门诊、住院等流程
			方位指南	3	采用方位图等方式介绍医院内部位置,包括急诊部、住院部、各门诊部、办公区等
		科室介绍	科室简介	2	介绍医院各科室概况、联系方式、科室人员、诊疗范围等信息
			特色科室	2	详细介绍医院特色、重点科室,除基本介绍信息外,还应介绍科室优势等特色信息

续表

一级指标	权重	二级指标	考核要点	权重	考核标准
在线服务	40	专家服务	专家简历	2	提供院内各专家的姓名、职称、学历、所属科室、研究领域、医疗成果 / 成就等信息
			出诊须知	3	提供各专家具体门诊时间、门诊限号、挂号费等信息
			专家咨询	3	网站开通专家咨询服务,患者能够针对各类医疗、健康等问题向各科专家进行咨询,并要求相应专家能够及时、有效的回复患者的提问
		预约服务	预约说明	3	提供现场、电话、网上等预约的使用方法说明,包括预约的电话号码、预约时间、预约后的就诊须知、就诊流程,需要的资料等
			网上预约功能	3	提供网上预约挂号功能的使用说明,包括网上预约挂号的时间、就诊安排、注意事项、需要的资料等;并设立网上预约挂号功能,能够实现网上的预约挂号
		查询服务	药品信息	2	提供药品查询服务,功能真实,操作便捷
			价格查询	4	提供医疗机构药价及治疗费价、检查费价、化验费价、住院费价等查询服务
			执业资格查询	2	提供医师执业资格、护士执业资格查询,实时可用,操作便捷
		服务效果	服务有效性	3	网站所提供的服务便捷易用,信息易获取,功能实现良好
互动交流	15	院务信箱	渠道建设	3	设有医院信箱、院长信箱等院务信箱,公众可提交咨询、投诉、建议等信件,可实现在线提交信息
			使用说明	2	对开设的信箱提供使用说明,并明确信件回复承诺时限
			反馈时效	2	各互动渠道能够及时处理或答复用户信件,一般回复时限为 5 个工作日
			反馈质量	2	各互动渠道的反馈内容质量高,能够满足用户需求,不出现敷衍、推诿、答非所问的情况
			查询公示	1	提供信件查询功能,并能及时将反馈结果进行公示
		在线调查	主题策划能力	3	网站开展的调查活动是否以社会热点、院务工作为依据,突出调查的实用性
			应用效果	2	能够根据实时发生的事件及时开展调查活动,且对结果进行统计分析,并予以公布

续表

一级指标	权重	二级指标	考核要点	权重	考核标准
网站设计	15	页面展示	页面呈现	2	页面布局风格统一、色调美观大方；栏目设置科学、合理；页面层级实现三次定位、字体规范合理，能充分体现本网站特色
			信息呈现形式	2	采用多种信息组织形式，提高网站的视觉效果，吸引更多的公众访问网站。如图文结合、视频、电子地图、统计表等各种形式实现信息的发布，功能应用效果较好
		辅助功能	检索功能	2	提供站内、组合检索等多种检索功能，检索结果是否丰富、完整，能否有序排列
			网站导航	2	站点地图、栏目导航、站外导航等功能，功能是否易用，导航是否准确
			网站使用帮助	2	提供网站帮助、常见问题解答等信息，可以帮助用户快速浏览本站内容及使用本站功能
		网站规范	网站标识	1	在首页的banner位置设置单位规范的网站LOGO，并注明网站名称
			辅助区信息	1	辅助区信息规范，包括帮助信息、隐私安全、版权声明、网站联系方式等
			网站群标识	1	在首页的banner位置设置"北京卫生信息网"站群链接
		可用性	信息获取便捷性	2	信息获取是否便捷（考察信息展现方式及导航性等方面的便捷易用性）
运维监测	10	访问量	访问量	1	向北京市公共卫生信息中心开放日志，并日常维护效果良好的
		网站性能	响应时间	1	同一时间段内网页的平均响应时间
			打开时间	1	同一时间段内网页的平均打开时间
			传输速度	1	同一时间段内网页的平均传输速度
		首页可用性	首页异常次数	1	同一时间段内首页出现的异常次数
			首页连续异常次数	1	同一时间段内首页出现的连续异常次数
		全站诊断	错误链接	1	同一时间段内全站诊断出的错误链接数
		信息报送及共建情况	—	3	2010年1~10月份信息报送量（仅限报送北京市公共卫生信息中心数量） 配合北京市卫生局综合服务平台项目共建服务，如复诊预约挂号、栏目共建等

续表

一级指标	权重	二级指标	考核要点	权重	考核标准
加分项	5	查询服务	床位信息	2	提供各科室病房床位信息,并及时进行更新
			网上化验单	2	提供化验单、参考值查询,功能真实,操作便捷
			医疗服务价格	1	提供医疗服务价格查询渠道,功能真实,操作便捷。并可针对医疗服务中患者使用的药品、血液、医用耗材和接受医疗服务等费用明细提供查询服务(如可根据姓名、密码或病例卡号等进行查询)
总分	105			105	

附件2　互联网医疗保健信息服务管理办法

[来源:中华人民共和国卫生部令第66号,二〇〇九年五月一日]

第一章　总则

第一条　为规范互联网医疗保健信息服务活动,保证互联网医疗保健信息科学、准确,促进互联网医疗保健信息服务健康有序发展,根据《互联网信息服务管理办法》,制定本办法。

第二条　在中华人民共和国境内从事互联网医疗保健信息服务活动,适用本办法。

本办法所称互联网医疗保健信息服务是指通过开办医疗卫生机构网站、预防保健知识网站或者在综合网站设立预防保健类频道向上网用户提供医疗保健信息的服务活动。

开展远程医疗会诊咨询、视频医学教育等互联网信息服务的,按照卫生部相关规定执行。

第三条　互联网医疗保健信息服务分为经营性和非经营性两类。

经营性互联网医疗保健信息服务,是指向上网用户有偿提供医疗保健信息等服务的活动。

非经营性互联网医疗保健信息服务,是指向上网用户无偿提供公开、共享性医疗保健信息等服务的活动。

第四条　从事互联网医疗保健信息服务,在向通信管理部门申请经营许可或者履行备案手续前,应当经省、自治区、直辖市人民政府卫生行政部门、中医药管理部门审核同意。

第二章　设立

第五条　申请提供互联网医疗保健信息服务,应当具备下列条件:

(一)主办单位为依法设立的医疗卫生机构、从事预防保健服务的企事业单位或者其他社会组织;

(二)具有与提供的互联网医疗保健信息服务活动相适应的专业人员、设施及相关制度;

(三)网站或者频道有2名以上熟悉医疗卫生管理法律、法规和医疗卫生专业知识的技术人员;提供性知识宣传的,应当有1名副高级以上卫生专业技术职务任职资格的医师。

第六条　申请提供的互联网医疗保健信息服务中含有性心理、性伦理、性医学、性治疗等性科学研究内容的,除具备第五条规定条件外,还应当同时具备下列条件:

（一）主办单位必须是医疗卫生机构；

（二）具有仅向从事相关临床和科研工作的专业人员开放的相关网络技术措施。

第七条 申请提供互联网医疗保健信息服务的，应当按照属地管理原则，向主办单位所在地省、自治区、直辖市人民政府卫生行政部门、中医药管理部门提出申请，并提交下列材料：

（一）申请书和申请表。申请表内容主要包括：网站类别、服务性质（经营性或者非经营性）、内容分类（普通、性知识、性科研）、网站设置地点、预定开始提供服务日期、主办单位名称、机构性质、通信地址、邮政编码、负责人及其身份证号码、联系人、联系电话等；

（二）主办单位基本情况，包括机构法人证书或者企业法人营业执照；

（三）医疗卫生专业人员学历证明及资格证书、执业证书复印件，网站负责人身份证及简历；

（四）网站域名注册的相关证书证明文件；

（五）网站栏目设置说明；

（六）网站对历史发布信息进行备份和查阅的相关管理制度及执行情况说明；

（七）卫生行政部门、中医药管理部门在线浏览网站上所有栏目、内容的方法及操作说明；

（八）健全的网络与信息安全保障措施，包括网站安全保障措施、信息安全保密管理制度、用户信息安全管理制度；

（九）保证医疗保健信息来源科学、准确的管理措施、情况说明及相关证明。

第八条 从事互联网医疗卫生信息服务网站的中文名称，除与主办单位名称相同的以外，不得以"中国"、"中华"、"全国"等冠名。

第九条 省、自治区、直辖市人民政府卫生行政部门、中医药管理部门自受理之日起20日内，对申请提供互联网医疗保健信息服务的材料进行审核，并作出予以同意或不予同意的审核意见。予以同意的，核发《互联网医疗保健信息服务审核同意书》，发布公告，并向卫生部、国家中医药管理局备案；不予同意的，应当书面通知申请人并说明理由。

《互联网医疗保健信息服务审核同意书》格式由卫生部统一制定。

第十条 互联网医疗保健信息服务提供者变更下列事项之一的，应当向原发证机关申请办理变更手续，填写《互联网医疗保健信息服务项目变更申请表》，同时提供相关证明文件：

（一）《互联网医疗保健信息服务审核同意书》中审核同意的项目；

（二）互联网医疗保健信息服务主办单位的基本项目；

（三）提供互联网医疗保健信息服务的基本情况。

第十一条 《互联网医疗保健信息服务审核同意书》有效期2年。需要继续提供互联网医疗保健信息服务的，应当在有效期届满前2个月内，向原审核机关申请复核。通过复核的，核发《互联网医疗保健信息服务复核同意书》。

第三章 医疗保健信息服务

第十二条 互联网医疗保健信息服务内容必须科学、准确，必须符合国家有关法律、法规和医疗保健信息管理的相关规定。

提供互联网医疗保健信息服务的网站应当对发布的全部信息包括所链接的信息负全部责任。

不得发布含有封建迷信、淫秽内容的信息；不得发布虚假信息；不得发布未经审批的医疗广告；不得从事网上诊断和治疗活动。

非医疗机构不得在互联网上储存和处理电子病历和健康档案信息。

第十三条 发布医疗广告，必须符合《医疗广告管理办法》的有关规定。应当注明医疗广告审查证明文号,并按照核准的广告成品样件内容登载。

不得夸大宣传,严禁刊登违法广告。

第十四条 开展性知识宣传,必须提供信息内容的来源,并在明显位置标明。信息内容要由医疗卫生专业人员审核把关,确保其科学、准确。

不得转载、摘编非法出版物的内容;不得以宣传性知识为名渲染性心理、性伦理、性医学、性治疗等性科学研究的内容;严禁传播淫秽内容。

第十五条 开展性科学研究的医疗保健网站,只能向从事相关临床和科研工作的专业人员开放。

严禁以开展性科学研究为名传播淫秽内容。综合性网站的预防保健类频道不得开展性科学研究内容服务。

第十六条 提供医疗保健信息服务的网站登载的新闻信息,应当符合《互联网新闻信息服务管理办法》的相关规定;登载的药品信息应当符合《互联网药品信息服务管理办法》的相关规定。

第十七条 提供互联网医疗保健信息服务,应当在其网站主页底部的显著位置标明卫生行政部门、中医药管理部门《互联网医疗保健信息服务审核同意书》或者《互联网医疗保健信息服务复核同意书》的编号。

第四章 监督管理

第十八条 卫生部、国家中医药管理局对各省、自治区、直辖市人民政府卫生行政部门、中医药管理部门的审核和日常监管工作进行指导和管理。

省、自治区、直辖市人民政府卫生行政部门、中医药管理部门依法负责对本行政区域内主办单位提供的医疗保健信息服务开展审核工作,对本行政区域的互联网医疗保健信息服务活动进行监督管理。

第十九条 各级卫生行政部门、中医药管理部门对下列内容进行日常监管:

(一)开办医疗机构类网站的,其医疗机构的真实性和合法性;

(二)提供性知识宣传和普通医疗保健信息服务的,是否取得互联网医疗保健信息服务资格,是否超范围提供服务;

(三)提供性科学研究信息服务的,其主办单位是否具备相应资质,是否违规向非专业人士开放;

(四)是否利用性知识宣传和性科学研究的名义传播淫秽内容,是否刊载违法广告和禁载广告。

第二十条 卫生行政部门、中医药管理部门设立投诉举报电话和电子信箱,接受上网用户对互联网医疗保健信息服务的投诉举报。

第二十一条 卫生行政部门、中医药管理部门对上网用户投诉举报和日常监督管理中发现的问题,要及时通知互联网医疗保健信息服务提供者予以改正;对超范围提供互联网医疗保健信息服务的,应责令其停止提供。

第二十二条 互联网医疗保健信息服务审核和监督管理情况应当向社会公告。

第五章 法律责任

第二十三条 未经过卫生行政部门、中医药管理部门审核同意从事互联网医疗保健信息服务的,由省级以上人民政府卫生行政部门、中医药管理部门通报同级通信管理部门,依法予以查处;情节严重的,依照有关法律法规给予处罚。

第二十四条 已通过卫生行政部门、中医药管理部门审核或者复核同意从事互联网医疗保健信息服务的,违反本办法,有下列情形之一的,由省、自治区、直辖市人民政府卫生行政部门、中医药管理部门给予警告,责令其限期改正;情节严重的,对非经营性互联网医疗保健信息服务提供者处以3000元以上1万元以下罚款,对经营性互联网医疗保健信息服务提供者处以1万元以上3万元以下罚款;拒不改正的,提出监管处理意见,并移交通信管理部门依法处理;构成犯罪的,移交司法部门追究刑事责任:

（一）超出审核同意范围提供互联网医疗保健信息服务的;

（二）超出有效期使用《互联网医疗保健信息服务审核同意书》的;

（三）未在网站主页规定位置标明卫生行政部门、中医药管理部门审核或者复核同意书编号的;

（四）提供不科学、不准确医疗保健信息服务,并造成不良社会影响的;

（五）借开展性知识宣传和性科学研究为名传播淫秽内容的。

第二十五条 省、自治区、直辖市人民政府卫生行政部门、中医药管理部门违规对互联网医疗保健信息服务申请作出审核意见的,原审核机关应当撤销原批准的《互联网医疗保健信息服务审核同意书》;对主管人员和其他直接责任人员,由其所在单位上级机关依法给予处分。

第六章 附则

第二十六条 本办法自2009年7月1日起施行。2001年1月3日卫生部发布的《卫生部关于印发〈互联网医疗卫生信息服务办法〉的通知》（卫办发〔2001〕3号）同时废止。

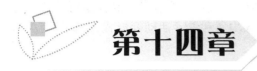

第十四章

口腔诊所公共关系

公共关系是口腔医疗市场营销的另一个重要工具。公共关系，如果从公关性质来划分，可以分为常规公关和重大事件公关。那么从公关的职能来说，可划分为媒体通路建设、信息的制造和供应以及公关事件的策划等，当然，也可以划分为内部传播和外部公关。口腔诊所不仅要建设性地与他的服务对象——顾客建立关系，还要与大量对其提供的服务感兴趣的公众、政府、中介机构等建立关系，"任何一个口腔诊所都不是孤立无援的"。口腔诊所的公共关系包括设计用来推广或维护一个口腔诊所或它所提供的口腔医疗健康服务的各种针对公众的计划。公众又促进或阻碍口腔诊所达到其目标的能力。所有的口腔诊所都应采取具体的步骤来建立并管理与它有关的关键公众的关系。

有人这样说，这是一个公共关系盛行的时代，因为口腔诊所已经进入了微利的时期。如何用好公共关系，让公共关系成为撬动品牌提升的杠杆，是每一个口腔诊所都应该仔细考虑的。"人际关系就是财富"，公共关系在口腔诊所市场营销中的作用越来越被重视。在美国好莱坞流行这么一句话；"一个人是否成功，不在于你知道什么？而在于你认识谁？"这句话的意识并不是说你不需要学习和提高自己的专业知识，而是强调人脉是助你走向成功道路必须拥有的财富。参加民主党派，进入政坛，结识社会精英，开拓社会资源，美国的医生进入参议院、众议院比例不断增加，以提高他们的话语权，如虎添翼，对他的事业发展起到推波助澜的作用。

公共关系的营销作用，其有效性和广泛性均介于服务与传媒之间，而其本身的突出特点是稳定性。也就是说，一旦建立起良好的外部关系，就能形成相对稳定的患者来源。公关策略主要集中在三个方面：

1. **政府有关部门** 目的是创造良好的生存环境,同时争取成为社保定点医疗机构和政府有关部门的医疗服务网点。

2. 通过与同行优秀口腔医院建立良好的关系,寻求技术上的合作与联动。

3. **各镇区医院(个体诊所)** 通过业务沟通和学术活动等形式,密切相互关系,争取转诊患者,扩大病源。

第一节　公共关系内容作用

我们知道口腔医疗服务的对象分为三类:第一类为直接客户,即患者;第二类为间接客户,即患者的家属和友人;第三类为潜在客户,即社会大众。直接和间接客户在患者就医过程中,通过直接经历(第一手资料)可以感受到口腔诊所的服务和医疗质量,但作为潜在客户的社会大众往往是通过了解第二手资料的途径,如大众媒体等来感受口腔诊所的品牌。有鉴于此,口腔诊所展开公关营销活动应该被口腔诊所视为一种有效的营销管理手段。营销大师科特勒认为,"公共关系包括各种设计后用于推广或保护公司形象的活动。许多公司今天应用公关活动以支持它们的营销部门来协调或推广产品/服务和树立企业形象。"

一、公共关系在口腔诊所市场拓展中的作用

公共关系在口腔诊所市场拓展中的作用十分重要,具有树立形象、收集信息、传播沟通、提高效益的作用。

(一) 树立形象

口腔诊所形象就是口腔诊所通过自身行为展示在公众心目中产生的关于口腔诊所总体的、概括的印象和评价。口腔诊所形象主要通过口腔诊所的知名度和美誉度两个基本指标来衡量。在现代社会,良好的口腔诊所形象,是一个口腔诊所最重要的无形资产,它可以通过把握服务对象的消费心理,吸引和稳定患者到口腔诊所就医;可以增进社会各界对口腔诊所的理解,获得政府支持和社会投资;可以吸引人才,寻求可靠的物资供应。一句话,良好的口腔诊所形象是口腔诊所生存和发展的根本。

(二) 收集信息

收集和利用信息是口腔诊所开展公共关系活动的基础工作。及时准确地捕捉信息,进行市场预测,为决策提供依据,是提高决策水平的前提。当今社会,口腔诊所的生存和发展对信息有很大的依赖性,因而充分掌握信息,自然就成为口腔诊所公共关系的基础。口腔诊所公共关系收集的信息主要是与口腔诊所经营

决策和形象信誉相关的各类信息。一是口腔医疗服务市场供求趋势信息。二是公众对口腔诊所的评价信息。三是口腔诊所自身状况的信息。

（三）传播沟通

口腔诊所面临着各种纵横交错的社会关系，口腔诊所与公众彼此利益相关，又同在一个环境中生存，难免产生一些误解、矛盾甚至冲突。公共关系危机事件的发生，轻则影响口腔诊所正常的工作生活秩序，重则危及口腔诊所的生存和发展。因此，口腔诊所要通过公共关系活动，及时解决出现的各种危机事件，化解公众对口腔诊所的怨气，取得公众的谅解和支持，并进一步优化口腔诊所与公众的各种关系。所有这些，都离不开公共关系活动的开展。

（四）提高效益

公共关系活动的最终目的，就是通过树立形象、收集信息、传播沟通等活动，赢得公众对口腔诊所的信赖，为口腔诊所的经营创造一个良好的环境，吸引患者前来就医，以此扩大口腔诊所的服务，提高口腔诊所的综合效益。

在目前医患关系相对紧张，大众媒体不断炒作指责医生乱收费的背景下，口腔诊所积极开展正面的公关、公益活动有利于引导社会大众对口腔诊所的正确认识，恢复口腔诊所在公众心目中的形象。从长远来说，这不仅对口腔诊所的可持续发展具有积极的推动作用，而且可以更进一步改善医患关系。

二、公共关系在口腔诊所市场拓展中的内容

市场拓展中的内容公关是一个重要的市场拓展工具，它可潜在地影响公众的知晓度。医院公关活动的主要工具包括：①口腔诊所公关出版物，如口腔疾病预防的手册、患者自我护理手册等；②公关事件，就是口腔诊所通过安排特殊的事件来吸引大众的注意，提高口腔诊所的声誉；③新闻，口腔诊所的公关人员可发展或创造出对口腔诊所、口腔医疗或有关医务人员的有利新闻；④公益活动，口腔诊所可针对某些公益事业捐赠一定的金钱、时间或口腔医疗服务，以提高其公众信誉，如关注艾滋病活动；⑤形象代言人，医疗集团可根据自身的特点选择形象代言人、健康大使，通过他（她）们的活动推动口腔诊所品牌形象。例如：南京市康贝佳口腔医院 2010 年发起"牙缺陷"形象代言人活动，主旨是希望能让更多人关注到自己的牙齿，爱护自己的牙齿，同时也告诉有龅牙、黑黄牙、牙列不齐、四环素牙、牙缝过大、畸形牙、氟斑牙、变色牙、牙齿缺失等牙齿缺陷的朋友们，作为华东地区首家五星级牙齿美容专业机构，康贝佳口腔医院可以安全、轻松地帮你解决以上牙齿难看问题，为你打造自信、迷人的笑容。"世界小姐"南京赛区冠军得主张潇予突破重重考验，一路过关斩将最终折桂，成为南京康贝佳口腔 2011 年度形象代言人。张潇予曾因牙齿问题无缘世姐总决赛，此次参加活

动,想通过美丽牙齿重新证明自己。此外,选手吴俊逸、葛禹苏、周倩雅、李娟分别摘得最感人美牙故事奖、爱心大使奖及最佳人气奖。

(一) 市场拓展的职能

口腔诊所的公共关系市场拓展的职能包括以下 5 个方面:

1. **与新闻界的关系** 即用最正面的文字和形式展示关于本口腔诊所的新闻和信息;

2. **医疗技术的公共宣传** 由于口腔医疗健康产品的特殊性,通过公共关系策略的制定和实施来教育消费者,影响消费者的选择性需求和品牌忠诚度的建立是口腔诊所营销的重要手段;

3. **扩大与本口腔诊所相关信息的传播** 通过内部和外部信息的传播来促进消费者对口腔诊所的了解;

4. **游说** 与政府有关部门和其他医疗资源的提供方保持良好而密切的交往,以获得对口腔诊所有利的政策支持和争取优势资源;

5. **咨询** 就口腔诊所面对的公众事件问题、口腔诊所的形象和市场地位等向口腔诊所的管理当局提出建议。

(二) 市场拓展的方法

塑造口腔诊所的美好形象、更好地为社会大众提供口腔医疗服务为目的经营单位,其与社会中各类公众的交际往来的主要内容是通过与社会各类公众的双向沟通,争取公众谅解、支持和赞助,更好地开展工作,为社会公众服务。具体有以下几个方面:

1. **让公众了解自己** 通过各种信息传播媒介和渠道,向社会公众发布口腔诊所工作的重要信息,让社会各类公众更快、更好地了解自己。尤其是社会关注的热点、难点问题、重视媒体对构建和谐医患关系的作用,及时与媒体进行交流和沟通。对医院的规范化管理和患者的就医行为进行正面的引导和宣传,使广大民众充分认识医学发展和各项诊疗技术的局限性、风险度及疾病转归的不可预见性,以科学的态度理解口腔疾病的诊治难点和口腔医疗技术水平的现状。

2. **及时收集公众的反映** 让公众了解自己的存在,提高自己的知名度,在此基础上还必须及时注意公众的动态,收集公众对口腔诊所的反映。口腔诊所的信息及时传递给公众,公众的作息又能及时迅速反馈到口腔诊所中来,形成双向沟通,有利于口腔诊所更好地开展工作。

3. **密切同公众的联系** 口腔诊所要加强同社会公众、单位和患者,以及上下级协作单位的密切联系,增进口腔诊所与公众的感情,增加公众对口腔诊所的信任感。外聘行风监督员,建立健全口腔诊所、患者、社会三结合的沟通网络,广泛接受社会监督,及时了解群众对口腔诊所医疗服务的满意度。

4. 举办社会公益活动 口腔诊所参加并举行各种社区口腔医疗义务咨询、口腔卫生或专题宣传活动,扩大口腔诊所的影响,提高口腔诊所的知名度,有利于在公众中树立良好形象。

5. 参加专业学术活动 口腔诊所参加各种参加专业学术活动、卫生或专题宣传活动,扩大口腔诊所的影响,提高口腔诊所的知名度,有利于在公众中树立良好形象。

6. 加强和同行的联系 所有执业口腔诊所业主要建立定期聚一聚的"行规",确保整个私人口腔诊所彼此之间的竞争并不激烈,口腔诊所市场不会走入恶性竞争的深渊。

(三)市场拓展的任务

在公共关系的营销功能方面,有时市场拓展又被称作公众宣传。它的任务在传统上被认为是在各种印刷媒体上和广播、电视等媒介上获得不付费的报道版面,以促销或褒奖某项产品或服务。通常说来,市场拓展有助于口腔诊所完成以下6种市场拓展任务:

1. 协助口腔诊所开发新的医疗项目或服务产品组合;例如:陈民口腔门诊部联合政府部门开拓高阳县口腔疾病防治工作(图14-1)。

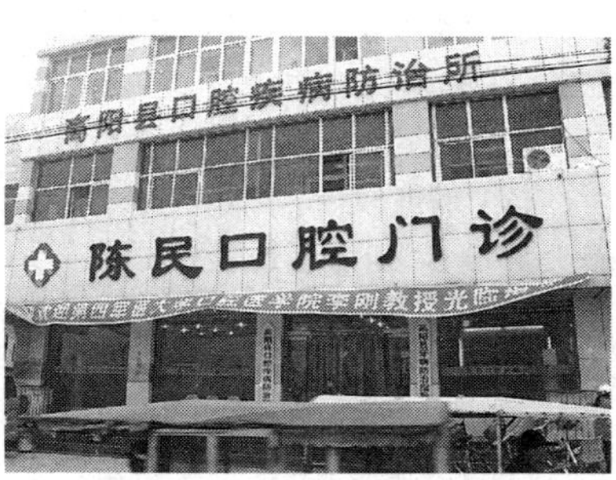

2. 协助口腔诊所对其传统的、但非优势的业务单元或服务项目进行重新定位;

图 14-1 口腔诊所开发新的医疗项目(陈民口腔门诊部)

3. 建立公众对口腔诊所提供的某一类或某一种医疗健康服务项目的兴趣;

4. 通过公关活动影响特定的消费群体;

5. 保护已出现公众问题的服务产品,如对医疗事故等的善后处理;

6. 树立口腔诊所的友善、高能力等正面形象,建立口腔诊所的品牌忠诚度。

【案例】 惠州市口腔医院建国六十周年"9.20"全国爱牙日大型惠民公益行动

[来源:口腔保健网,2009-09-20]

口腔健康是反映身心健康和生命质量的一面镜子,是人类文明的标志,也被世界卫生组织列为人体健康的10大标准之一。为迎接中华人民共和国建国60周年,营造和谐、文明、健康的社会环境,让老年人以及因经济条件困难的市民能享受到高科技健康美齿修复技术,恢复口腔咀嚼功能,提高其生活质量。惠州市口腔医院拟联合中共市委老干部局、市老干部活动中心、区老龄办、区卫生局,区民政局等多家单位,在"9.20"爱牙日期间开展免费口腔体检、咨询等活动,并举办为期10天(9月20~30日)的"敬老镶牙,美齿风暴"大型公益惠民行动,在此期间登记报名或前往惠州市口腔医院镶牙的老年人、经济困难低收入人群,可享受免费口腔健康检查、保健指导及计划,并可以低于成本价(5~7折)享受所有修复项目。

活动主题:建国六十周年 真情回馈社会"敬老镶牙 美齿风暴"暨"9.20"全国爱牙日大型惠民公益行动。

主办:中共惠州市委老干部局、惠州市老干部活动中心、惠城区老龄办、惠州市口腔医院

协办:惠州市老龄委、惠州市卫生局、惠州市口腔医学会、惠城区老龄委、惠城区卫生局、惠城区民政局、广东省牙病防治指导中心、广州高露洁棕榄有限公司

活动时间:2008年9月20日-2009年9月30日

活动内容:

(一)口腔健康义诊、咨询、宣传活动

(二)开展"敬老镶牙,美齿风暴"惠民公益活动,为老年人或经济困难低收入人群提供低于成本价5~7折的口腔修复治疗

1."敬老镶牙、美齿风暴"优惠名额:300名。

2."敬老镶牙、美齿风暴"优惠内容:(见详细宣传海报)

3.优惠条件:①老年人;②特困户、低保户、孤寡、残疾、低收入人群。

4.预约登记形式:(报名登记时间从2009年9月1日-9月30日)

(1)医院预约:市民可直接到惠州市口腔医院及其博罗、江北分院修复科填写登记表格。条件符合者,即可预约就诊。

(2)活动现场预约登记:市民参与咨询、义诊、讲座活动时可预约登记,条件符合者即可预约就诊。

(3)电话预约报名,市民拨打电话2118326,2118115,2118231,2801999(江北市民),6299599(博罗市民)可获得预约登记。

(4)网上预约报名,市民登陆www.hzkq.com.cn,下载报名表格,填写后发送电子邮件至hzkq-office@163.com获得预约登记。

第二节 公共关系基本原则

口腔诊所公共关系作为一种传播活动或管理职能,必然与事实或信息打交道。所以,事实和信息是公关工作的根本基础。再者,口腔诊所公关工作是应用性和实践性很强的工作。口腔诊所公关传播与宣传决不能脱离口腔诊所的事实和信息,及时向患者传播信息,做好医疗、诊断检查过程中的解释、指导工作,取得患者合作。认真对待患者其家属的投诉,妥善处理各种医疗纠纷。注意向患者宣教,取得患者的支持、配合和谅解。

一、社会关系

社会关系是指口腔诊所与所在区域(如区、乡、集镇、街道等)的地区社会组织、居民之间的睦邻关系。口腔诊所是社区的一员,它的活动离不开周围的各种

社会服务,比如交通、水电、治安、环卫、消防等部门,以及商店、学校、商场等单位。良好的社区关系,有助于口腔诊所各项工作的顺利进行,也有益于口腔诊所的建设和发展。

口腔诊所要主动改善社区关系,加深与社会各个层次的理解、合作;口腔诊所要充分发挥优势,为改善社区卫生状况和居民的健康状况、为实现"2000 年人人享有卫生保健"目标,提供优质的医疗保健服务;积极支持社区防病治病、健康教育、环境卫生、家庭保健等工作;为社区基层卫生组织提供人员培训和技术指导的机会;关心并参与社区的各种公益活动(图 14-2)。口腔诊所管理者定期走访社区单位,虚心听取意见,密切协作,使口腔诊所建设社会化,既接受社会监督,又得到社区的支持,不断改善办所条件。

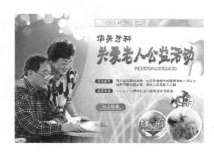

图 14-2　关爱老人公益活动(华美牙科集团)

二、政府关系

政府是对社会进行统一管理的国家权力执行机构,口腔诊所是在各级政府管辖范围内活动,与政府有诸多联系,政府对口腔诊所的各项活动有管理和制约作用。口腔诊所首先要按政策、法规开展口腔诊所工作,然后在可能的情况下,积极参与政府组织的各项活动,服从管理,为实现政府总目标而做出应有贡献;其次要为口腔诊所利益着想,协调与政府的关系,有计划、有目的地注意沟通和加强联系,避免摩擦,减少纠纷,促使口腔诊所的发展目标与政府利益一致,使口腔诊所各项工作顺利开展。尽可能邀请政府人员参与口腔诊所的一些开业庆典、周年庆典、爱牙日等活动,以争取政府的了解与支持。

【案例】　**亚华公益行动:走进福新社区**

[来源:福州亚华口腔,2011-07-08]

强烈的社会责任感促使亚华口腔把公益事业纳入到了日常的议事日程,口腔义诊进校园、义诊进福利院、义诊进社区等活动成了亚华口腔工作的一部分,今天,亚华口腔又作为志愿者参加了鼓楼区福新社区组织的"创建文明城市,志愿者走进家庭、走进社区"活动(图 14-3)。

5 月 19 日,顶着炎炎烈日,亚华口腔的志愿者来到了六一路福新社区,为社区的居民送去免费、专业的口腔检查。从检查的获得的数据来看,福新社区居民的口腔问题主要表现在牙石堆积、牙周病等,相比而言小孩子蛀牙比较严重,而中老年人牙齿松动和掉牙现象较为常见。口腔检查发现问题后亚华口腔的医生还为她们提供了专业的口腔咨询和建议,指导大家在日常起居中如何有效的保护牙齿、如何正确治疗,受到了社区居民和行人的高度好评。

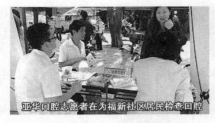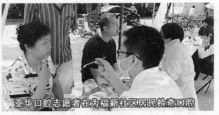

亚华口腔志愿者在为福新社区居民检查口腔　亚华口腔志愿者在为福新社区居民检查口腔

图 14-3　福州亚华口腔义诊进社区

在 5 月的骄阳下,亚华口腔的医生护士们忙得几乎都顾不上喝一口水,但他们却感到很开心,他们说,能为社区居民提供口腔义诊并能看到他们感谢和满意的笑容,对亚华口腔的志愿者来讲就是一种奖赏和鼓励。

第三节　口腔诊所危机公关

危机公关是公共关系活动的一个分支,它是指在口腔诊所的信誉、形象等遇到突如其来的危机时,作为当事人的口腔诊所应采取的一系列的公关活动。它包括危机事件的发生、处理和消亡三个过程。危机的到来具有突发性,因此,能够有效地进行预防,并在危机发生时能够快速切掉危险源的继续蔓延,将损失降到最低的公关活动就是成功的危机公关。危机公关对口腔诊所的形象和信誉,对口腔诊所的品牌,都会产生巨大的影响,成功的危机公关可以"扶大厦于将倾",而失败的公关,则可以置口腔诊所于死地。

一、引起口腔诊所风险的原因

从风险管理的角度分析,口腔医疗服务领域面临两大风险,一是由于口腔医疗责任或相关意外事件导致的索赔风险,二是口腔医护人员因职业特殊性面临的职业风险。这两种风险同时存在,除此之外,还有国家政策、口腔诊所管理、口腔医疗技术创新等风险。口腔医疗行业是高风险行业,口腔医疗风险问题日益突出,风险发生率日益增高。口腔医生职业具有风险水平高、风险复杂、风险不确定及风险后果严重等特点,因此,口腔医护人员知识技能掌握水平的差异等因素使口腔医护人员在行医过程中应承担的责任风险,有口腔医务人员在口腔医疗技术创新过程中带来的风险,也有口腔医护人员在特殊的工作环境中面对疾病、病毒、细菌、化学药物等无法避免的自身受到伤害或感染的风险。

再有,患者的行为也是构成口腔医疗风险的主要因素之一。如患者有冒险行为或不健康的生活方式,或在诊治过程中采取不合作态度,口腔医疗过程的风险将会增加。部分患者及家属缺少道德与诚信,在利益驱动下,为获取不正当利益或免付口腔医疗费用而无理取闹。

此外,社会心理因素及其他各种原因导致医患矛盾产生的口腔医疗风险。随着生活水平的提高,人们越来越关注自身和家人的口腔健康状况,对口腔疾病的预防和早期诊治都更加重视,由此对口腔疾病的治疗效果预期更高。如患者对治疗的高期望值;医患之间不能充分沟通引起患者误解;医患之间缺乏沟通,对有关口腔疾病的信息交流不够,导致出现意外后患方不理解,认定医务人员失误。疾病出现不可逆转的结果而患者家属一时不能接受现实等,均可引发医疗纠纷,使口腔医务人员面临人身安全的风险。由于口腔医务人员行为失当,患者的正常要求不能满足或合法权益受到侵害而引发的风险。

社会文化水平整体上升,资讯发达使患者更方便地了解到与口腔疾病相关的信息,患者要求更多地了解自己的治疗方案、材料使用及预后结果。患者对口腔医疗过程参与意识加强。患者自主及参与意识的觉醒是不可逆转的文明进步潮流,知情同意也是患者的重要权利,是患者得到尊重的重要体现。按照知情同意原则,患者或家属必须充分知晓治疗的真实信息,特别是可能引发的风险,取得患者或家属的自主同意。

二、有效处理各类风险

如何及时发现和有效处理医疗服务过程中的各类风险,不断提高口腔医疗质量,已成为当今口腔诊所管理所面临的重要而迫切的课题。任何项目的重要风险处理失当都可能导致口腔诊所经营的失败,造成巨大的经济损失及口腔诊所的消亡。

(一) 树立全员公关意识,时刻绷紧一根"弦"

危机公关就是"灭火",而"灭火"的关键,是要有"灭火"意识,"灭火"准备,心中时时亮起"忧患"的红灯。越是知名度高的口腔诊所,越是容易"惹祸上身",出现危机。因此,要"一日三省吾身","洁身自爱",珍惜"声誉",善待民众,防患于未然。必须"生于忧患,起于忧患",时刻维护口腔诊所的信誉度、美誉度,牢固树立公关意识,适时调整口腔诊所行为,才能经受市场经济的"洗礼",才能大浪淘沙,方见"真金"。

(二) 建立防范机制,健全公关组织

公关组织的首要任务是时刻关注口腔诊所内外部的经济及利益变化趋势,并适时整理分析,使口腔诊所"胸有成竹"。其次,公关组织还要与传媒保持密切接触,"成也媒体,败也媒体",与媒体的"零距离"接触,将使口腔诊所在处理突发危机问题时"游刃有余",以保持正确、有利的舆论方向。最后,公关组织还要贴近市场,了解市场,一旦发生危机,能够配合相关部门及时有效采取措施,将

口腔医疗市场拓展

危机消灭在萌芽状态。

（三）建立快速反应，及时沟通疏导

当真正的危机到来时，口腔诊所公关部门要沉着冷静，首先要成立由口腔诊所相关业主牵头的危机事件公关小组，统一口径，避免不利的"传闻"扩散，并全权处理相关事宜。在危机事件的处理上，本着"有利、有礼、有节"的原则，要真诚面对，积极、主动、谦和地与新闻媒体正面接触，保持口腔诊所的正面良好形象。其次，要善于"借力"、"使力"，通过各种途径，最大限度地博取政府、传媒、相关行业、广大民众对本口腔诊所的支持、谅解和同情。

224

第十五章

口腔诊所广告设计

　　很多的牙科医生还在坚持"好酒不怕巷子深",一个行业的规范和特色你不说也许谁都不会知道,广而告之——广告的作用也就是广泛地告诉大家有这么个东西和让你知道它的存在。某一口腔诊所要从海量信息中"脱颖而出"进入公众视野,进而产生比较大的影响,较之以前要困难得多。

　　广告是口腔诊所进行有效市场拓展的重要载体之一,广告宣传特别重要。要制订一整套方案,在做广告时,必须选择好目标就医患者,要了解这些就医患者期望得到什么,然后再用客观、准确、雅观、有效的营销信息,告诉就医患者口腔诊所能提供什么样的服务,如何提供,价格如何,必要时可以把治疗方法的优缺点都告诉就医患者,要走出去宣传展示自己的优秀的口腔医师、精良的牙科设备、优质的服务理念,通过开展必要的公益活动,以及免费治疗、打折优惠等活动,提高口腔诊所的知名度。这样就医患者在阅读了口腔诊所的医疗广告以后,才能感觉到口腔诊所是诚信和可靠的,进而做出就医选择。特别是如果有机会结识当地有名的记者或媒体负责人,请他们出谋划策,在必要的媒体上以恰当的形式做宣传,可以做到少花钱,起到最佳的宣传效果。

　　卫生部部长高强指出,广告不能损害群众利益,卫生部门的思路就是主张取消医疗广告。在营销方面,优质的口腔诊所几乎不做任何广告,绝大部分新患者都是现有患者推荐介绍来的。也有少量患者是被诊所的网站内容吸引过来的。当然,口腔诊所的位置和门面也是吸引患者的重要方面。

　　口腔诊所广告设计,不但要有美学的素养,更需要对口腔医疗专业有一定的了解,方能以功能来划分各种区位,而对动线研究、感染控制,乃至于口腔医疗临床等各方面,均要有深入的研究与经验,才能设计出切合实际需要又赏心悦目的口腔诊所形象和广告。

患者在口腔诊所进行就诊之际,不仅对于口腔医疗在物理性及实质上的吸引力有所反应,甚至对于整个口腔诊所广告设计,诸如服务、保证、广告、印象、乐趣及其他各种附带因素等表现出的吸引力亦会有所反应,而其中最重要的因素之一就是口腔诊所的医疗场所,如果再具体一些,就是指口腔诊所内的专业结构对患者的就诊决定能够产生影响。只注意到口腔诊所的外观装潢,而忽视了口腔诊所广告设计是否阻碍了工作效率的提高,那么,有时反而会导致经营效益不良。现代的口腔诊所已经成为了一个高科技并且装饰讲究的环境。

实际上真正理想的口腔诊所广告设计是不存在的,在决定口腔诊所的功能设计时应考虑下列问题:环境条件、地域环境、诊所的位置等;诊疗方针;医师的技术、经验、身体、性格;诊室的规模;资金的偿还能力等。口腔诊所的形象和广告设计是一项专业性很强的工作,除了基本的设计可以自己进行外,最好是委托专业的设计公司进行。花少许时间的规划、少许成本的支出,提升整个口腔诊所的效率与形象,绝对是件划算的事。

第一节　口腔诊所广告市场

俗话说"好酒不怕巷子深"。但在极具竞争的市场体制下,"好酒也怕巷子深"。市场上的各类广告宣传已经使老百姓重新认识自己的需求与选择,口腔诊所要想立足与发展,已离不开宣传了。虽然有些口腔诊所的专业技术、诊疗环境、配套设施与服务基础建设已达到一定规模,但老百姓究竟对现有各种服务,以及治疗效果、价格与认识还缺乏系统地了解,所以我们提倡的广告宣传应该墨守成规,循序渐进,从实际出发。

广告的概念有广义和狭义两种理解。广义地讲,广告一词,是广而告之的缩写,顾名思义是指广泛地告诉人们。广义的广告包括商业广告和非商业广告。狭义的广告仅指商业广告,《中华人民共和国广告法》对狭义广告界定如下:广告是指商品经营者的服务提供者承担费用,通过一定的媒介,形成直接或间接地介绍自己所推销的商品或者所提供的服务。

一、广告的目的

广告的最终目的是为了促进产品的销售。对口腔诊所而言,广告的作用在于扩大口腔诊所知名度,树立口腔诊所形象,也是一种信息传播手段,可以指导消费、刺激需求,在商品经济中,广告是口腔诊所重要的营销手段之一。口腔诊所与消费者的关系是通过医疗服务来沟通的,医疗服务是否具有吸引力,能否满足消费者的需要,是口腔诊所经营成败的关键。在竞争日益激烈的现代商品市场,口腔诊所广告数量繁多,花样日新月异。为了在广告活动中取得更大的效果,就必须制订各种广告策略,以配合广告策划的实施。

口腔诊所广告策略不仅是市场营销的重要策略,而且是广告宣传中引导和刺激口腔医疗需求的重要战略。广告策略是企业在广告活动中为取得更大的效果而运用的手段和方法。常见的广告策略有四大类:产品策略、市场策略、媒介策略和广告实施策略。每一大类下又细分具体策略,在广告活动中要根据具体情况来使用。广告策略主要包括口腔诊所定位策略和医疗服务生命周期策略,另外还有新项目开发策略、口腔诊所包装和商标形象策略等。

广告的企划虽属另一专业范围,若中小型诊所限于经费无法固定编列预算,尚可采取游击策略。空间设计有主要的诉求,是以立体的方式表现出来,相同的精神也可在您的招牌广告、名片、约诊卡、病历表(夹)、药袋……您提供给社区的医疗信息,甚至医师助理的穿着上等! 这样的整合在任何事业上,对于提高专业形象与建立内部共识都有莫大的帮助。以上并不需要大量经费,需要的只是创意和行动罢了。

口腔医生的名声是干出来的,由患者口耳相传,逐渐广为人知。医生不同于演员,不能靠炒作,只能靠实际成绩。口腔诊所适当地"包装"、"广告"自己也无可厚非,但必须有明确的原则性,即是为了患者,不能像江湖游医故弄玄虚骗取信任。

但我们有些口腔诊所却走了另一极端,总以为,我只要给你看病就是啦,其他都是不值得计较的事。这反映他对医学的社会性没有很好地理解,在市场经济条件下,患者挑选口腔诊所,所以口腔诊所要更好地"包装"、"广告"展示自己。

二、技术生命周期与广告

任何一种技术通常都有生命周期,只是周期长短不同。技术处在不同的生命发展阶段,其工艺成熟程度、消费者的心理需求、市场竞争状况和市场营销策略等,都有不同的特点。因此,广告目标、诉求重点、媒介选择和广告实施策略也有所不同。

在口腔诊所的引入期和成长期前期,口腔诊所刚进入市场,服务的品质、功效、造型、结构等都尚未被消费者所认知。在这一阶段里,广告宣传以创品牌为目标,目的是使消费者产生新的需要,执行开拓市场的战略。这是广告宣传的初级阶段。在这一阶段,用告知为主作为广告策略,突出向消费者介绍口腔诊所的有关知识,使消费者对口腔诊所有所认识,从而引起兴趣,产生信任感,并大力宣传产品的商标和品牌名,不断扩大知名度。在广告的初级阶段,应该投入较多的广告费,运用各种媒介,配合宣传,造成较大的广告声势,以便使口腔诊所迅速打入市场。

广告的中期阶段,口腔诊所进入成长期后期和成熟期。由于口腔诊所获得消费者承认,就诊患者量急剧上升,利润已有保证,同时,同类口腔诊所也纷纷投入市场,竞争日益激烈。尤其是在口腔诊所进入成熟期后,口腔医疗水平稳定成熟,消费者已形成就诊习惯,服务销售达到平稳。在这一阶段,广告以保品牌为目标,巩固已有的市场和扩大市场潜力,展开竞争性广告宣传,引导消费者认品牌就诊。广告诉求必须具有强有力的说服力,突出口腔诊所同其他口腔诊所的差异性和优越性,巩固口腔诊所的声誉,加深消费者对口腔诊所的印象。广告的对象则转化为广大消费者。

在口腔诊所进入饱和期之后,这一时期的广告目标,重点放在维持口腔诊所市场上,采用延续市场的手段,保持口腔诊所的就诊量。其主要做法是运用广告提醒消费者,以长期、间隔、定时发布广告的方法,及时唤起注意,巩固习惯性购买。诉求重点应该突出保持口腔诊所荣誉。

三、牙科诊所广告种类

由于口腔诊所消费群体差异较大,因此口腔诊所广告形式多样。为了能够正确有效地使用广告这一现代促销手段,现简要介绍几种常见的口腔诊所广告分类及其相应特点。

(一) 按广告的目的

1. **形象广告**　目的在于提高口腔诊所的名望,属商誉性,可间接加强服务的推广(图 15-1)。如"爱护牙齿,从齿开始"等广告。瑞尔齿科的口号是"让

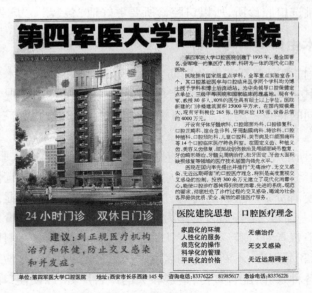

图 15-1　第四军医大学口腔医院形象广告设计(来源:西安日报 2005 年 8 月 18 日)

您笑得更自信"。

2. 服务广告　目的在于提供服务信息,增加服务销售。如"冷光漂白"(图15-2)、"烤瓷牙"的广告等。

第四军医大学口腔医院推出

Beyond 冷光牙齿美白

美国 Beyond 冷光牙齿美白技术是将波长介于 480～520 纳米之间的高强度蓝光,经过特殊处理后,隔除有害的紫外线与红外线,通过光纤传导,使过氧化氢(双氧水)和二氧化硅为主体的美白剂快速产生氧化还原作用而起到美白效果。

目前这一技术已被学术界公认为是到目前为止最有效、最安全的牙齿脱色美白技术。一般外因性色素牙(咖啡、茶渍、烟渍沉积)、中轻度四环素牙、氟斑牙、药物性变色牙、遗传性黄牙,一次治疗即可达到满意效果。对于个别牙齿色素较深的人,需要一次以上的治疗,在上次美白的基础上还能有一定的提高。Beyond 冷光牙齿美白技术已由我院引进并隆重推出!

单位:第四军医大学口腔医院　地址:西安市长乐西路 145 号　邮编:710032
预约热线:029-84776024　联系人:刘雯　急诊电话:029-84776226

图 15-2　第四军医大学口腔医院服务广告设计(来源:西安广播电视报 2006 年 3 月 21 日)

(二)按广告的方式

1. 影像广告　指通过电影、电视、录像、光盘等传播媒体而发布的广告。如地方电视台播放的牙科广告。

2. 听觉广告　指通过各种声音、语言、电台等媒体发布的牙科广告。

3. 图文广告　指通过各种报纸、杂志、广告牌、路牌等建筑物及可移动物体(如汽车等)媒体的图像和文字形式发布的广告(图15-3)。如我国的各类报纸上、杂志上发布的牙科广告(图15-4)。

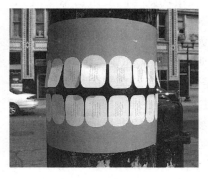

图 15-3　美国牙科医生的户外图文广告

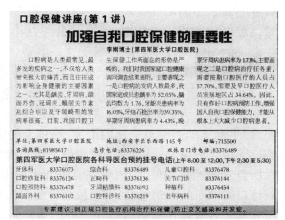

口腔保健讲座(第 1 讲)

加强自我口腔保健的重要性

李刚博士(第四军医大学口腔医院)

口腔病是人类最常见、最多发的疾病之一,不仅给人类带来极大的痛苦,而且往往成为影响全身健康的主要因素之一。尤其是龋齿、牙周病、颌面外伤、冠周炎、颞颌关节紊乱综合症以及牙颌畸形的发病率很高。目前,我国口腔卫生保健工作面临的形势是严峻的,我们对我国家庭口腔健康询问调查结果表明:主要表现之一是口腔病的发病人数最多,我国家庭成员患龋率为52.05%,龋齿均数为 1.76,牙龈炎患病率为16.03%,牙结石检出率为39.35%,早期牙周病患病率为 4.43%,晚期牙周炎患病率为17.3%,主要表现之二是口腔病治疗任务的重,需要按期口腔医疗的人员占57.70%,需要及早口腔医疗人员发展地区占34.64%。因此,只有作好口腔病预防工作,增强国人自我口腔保健能力,才能从根本上大大减少口腔病患者。

单位:第四军医大学口腔医院		地址:西安市长乐西路 145 号		邮编:715500	
咨询热线:81985617		急诊电话:83376226		双休日门诊电话:83376489	
第四军医大学口腔医院各科导医台预约挂号电话(上午 8:00 至 12:00,下午 2:30 至 5:30)					
牙体科	83376073	综合科	83376489	儿童口腔科	83376478
口腔修复科	83376126	正畸科	83376144	关节门诊	83376144
口腔预防科	83376478	牙周粘膜科	83376093	种植科	83376454
颌面外科	83376102	口腔急诊科	83376219	老年病科	83376111
专家建议:到正规口腔医疗机构治疗和保健,防止交叉感染和并发症。					

图 15-4　第四军医大学口腔医院文字广告设计(来源:西安广播电视报 2005 年 4 月 12 日)

第二节 口腔诊所广告策略

广告必有主题策略,以"提出问题——分析问题——解决问题"这三个方面为主线是广告设计的基本,例如佳洁士牙膏广告,"佳洁士"牙膏用鸡蛋来提出问题"鸡蛋为什么会一半变软了呢?";分析问题:"因为一半受到了酸的腐蚀,就像我们的牙齿,时间长了不注意保护也会像这个鸡蛋一样";解决问题:"现在有佳洁士牙膏,其中独特的配方,可以有效地防止蛀牙"。口腔诊所广告也基本都是这个策略进行促销与展示。

一般来说,广告的市场策略主要包括三个具体策略:广告定位策略、广告促销策略和广告心理策略。

一、广告定位策略

所谓定位策略,就是口腔诊所为自己的服务选定一定的范围和目标、满足一部分人的需要的方法。任何口腔诊所,无论其规模如何,都不可能满足所有患者的整体要求,而只能为自己的服务选定一个或几个目标市场,这就是所谓的市场定位。口腔诊所的目标市场定位不同,销售策略不同,广告策略也不一样。目标市场是广告宣传有计划地向指定市场进行传播活动的对象。因此,在制订广告策略时,必须依据口腔诊所的目标市场的特点,来规定广告对象、广告目标、媒介选择、诉求重点和诉求方式等。

口腔诊所选择目标市场是在细分市场的基础上进行的,口腔医疗市场按消费者的需求和满足程度来分,有同质市场与异质市场两类。同质市场是消费者对口腔医疗的需求有较多共性、消费弹性小、受广告影响不大的商品市场。一些常规的口腔医疗项目就是属于这一类型。异质市场则与同质市场相反,它是指顾客对口腔医疗的品质和特性具有不同的要求、强调患者的个性、消费弹性较大、受广告的影响也较多的口腔医疗市场。绝大多数口腔医疗市场都属于同质市场。在满足消费者需求时,不仅要考虑到生理上的需要,还要考虑心理上的需要,而生理上的需要有一定的限度,心理上的需要则是变幻莫测的。因此,在同类口腔医疗市场上,口腔诊所可以依据消费者生理上和心理上的需求,以及口腔诊所自身的经营条件,将市场细分成许多子市场,然后再依据目标市场的特点,制订口腔诊所的营销策略,并采取相应的广告策略。由于市场可以细分,在市场经营和广告宣传中就可以运用不同的策略手段,争取不同的消费者。依据市场来制订销售策略,一般可分为无差别市场策略、差别市场策略和集中市场策略等三大类。针对不同的情况,广告策略也采取相应的形式:无差别市场广告策略、差别市场广告策略和集中市场广告策略。

无差别市场广告策略是在一定时间内,向同一个大的目标市场运用各种媒介搭配组合,做同一主题内容的广告宣传。这种策略一般应用在口腔诊所创业期与成长期初期,或市场上没有竞争对手或竞争不激烈的时期,是一种经常采用的广告策略。它有利于运用各种媒介宣传统一的广告内容,迅速提高口腔诊所的知名度,以达到创品牌的目的。

差别广告市场策略则是口腔诊所在一定时期内,针对细分的目标市场,运用不同的媒介组合,做不同内容的广告宣传。这种策略能够较好地满足不同消费者的需求,有利于口腔诊所提高产品的知名度,突出口腔诊所的优异性能,增强消费者对口腔诊所的信任感,从而达到扩大销售的目的。这是在口腔诊所进入成熟期常用的广告策略。这时,口腔诊所竞争激烈,市场需求分化较突出。由于市场分化,各目标市场各具不同的特点,所以广告设计、主题构思、媒介组合、广告发布等也都各不相同。

集中市场策略是口腔诊所把广告宣传的力量集中在已细分的市场中一个或几个目标市场的策略。此时,口腔诊所的目标并不是在较大的市场中占有小的份额,而是在较小的细分市场中占有较大的份额。因此,广告也只集中在一个或几个目标市场上。采取集中市场策略的口腔诊所,一般是本身资源有限的中小型口腔诊所,为了发挥优势,集中力量,只挑选对自己有利的、力所能及的较小市场作为目标市场。

这三种策略既可独立运用,又可综合利用,灵活掌握,主要要看口腔诊所的基本情况而定。

二、广告促销策略

广告促销策略是一种紧密结合市场营销而采取的广告策略,它不仅告知消费者口腔保健的获益,以说服其就诊,而且结合市场营销的其他手段,给予消费者更多的附加利益,以吸引消费者对广告的兴趣,在短期内收到即效性广告效果,有力地推动商品销售。广告促销策略,包括馈赠、折价等促销手段的运用(图 15-5)。

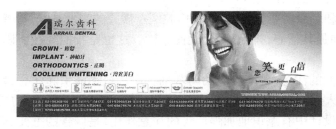

图 15-5　瑞尔齿科广告设计(来源:城市穿梭)

馈赠广告是一种奖励性广告,其形式很多,如广告赠券等。优待方法多半采用折价购买或附赠小件物品。这个办法既可以扩大销售,又可检测广告的阅读率。

公益广告是把公益活动和广告活动结合起来的广告策略。通过关心公益,关心公共关系,开展为社会服务活动,争取民心,树立口腔诊所形象,从而增强广告的效果。能给人一种口腔诊所利润取之于社会、用之于社会的好感。

宣传可以管一时,不能管一世。一个医疗机构如果开到 3 年以上了,还没完没了地做着广告,我想,要么就是它的技术有问题,要么就是管理和服务有问题,要么就是他的定价有问题。

三、广告心理策略

广告的作用与人们的心理活动密切相关,而广告的促销心理策略,则是运用心理学的原理来策划广告,诱导人们顺利地完成消费心理过程,使广告取得成功。过程如下:①诉诸感觉,唤起注意;②赋予特色,激发兴趣;③确立信念,刺激欲望;④创造印象,加强记忆;⑤坚定信心,导致行动。广告活动中常用的心理学原理有需要、注意、联想、记忆、诉求等。

需要是人们进行实践活动的原动力。人们之所以到这口腔诊所就诊,而不去别的口腔诊所就诊,就是由于这家口腔诊所能够满足他们的某种需要。广告的促销活动不但要告诉人们有关口腔诊所的知识,而且要说明这个口腔诊所是符合他们的需要的。当人们认识到这个口腔诊所对于他们的价值,即符合他们的某种需要时,他们才会就诊。成功的广告,就是首先掌握了人们的需要,并针对人们的需要确立广告诉求的重点和创作设计广告。

商业行为也应有社会责任感,卖口香糖,问你是否想知道"亲嘴"的味道;而所谓"天才之举"——将牙膏开口加大就能增加销售量,竟然成为营销史上的一段"佳话"。

需要是广告诉求定位的主要依据。同是一个口腔诊所,它有许多属性,而只有最能满足需要的诉求定位才能导致就诊行为,使广告获得成功。消费者不仅对口腔医疗的功能价值有所要求,而且要求获得心理上的满足。广告要同时掌握人们就诊行为实用价值和心理价值的需要,才能获得成功。同时,广告还必须能引起需要和刺激需要,通过对潜在口腔医疗需要的激发,使消费者产生口腔医疗需求,并加强其信心,排除障碍,促使就诊。这也是我们现在所说的广告指导消费的作用。

引起人们的注意,是广告成功的基础。广告若不能引起注意,肯定要失败。因为注意是人们接触广告的开端,只有注意了广告,才能谈得上对广告内容的理解。在广告设计中有意识地加强广告的注意作用,是广告的重要心理策略。广告引起人们注意的方法有多种,主要是扩大空间面积,延长广告时间,突出广告色彩,增强广告的艺术化和使广告具有动态感等。

广告的时间和篇幅都是有限的,仅靠直接印象取得的广告效果是有限的。只有通过各种手段,激发有益的联想,才能加强刺激的深度和广度。这是有意识地增强广告效果的重要手段。

联想能够使人们扩大和加强对事物的认识,引起对事物的兴趣,使消费者产生愉悦的情绪,对形成就诊动机和促成就诊行为有重要影响。在广告中,主要运用接近联想、连续联想、相似联想、对比联想、记忆联想和颜色联想等。

广告运用记忆原理,使人们在就诊时能记起广告内容,并起到指导就诊的作用。要考虑不同的广告对象的记忆特点来策划广告,要尽可能按需要的、注意的、有趣的、形象的、活动的、联想的、易于理解和反复等要求来设计广告,使人容易留下深刻的印象,保持记忆,便于回想。诉求是指外界事物促使人们从认知到行动的心理活动。

第三节　口腔诊所广告媒介

在资讯多元化的现代社会,传统媒介广告仍然是传播信息的主要途径,我们不能放弃这个最直接、最快速提升知名度的渠道。如何达到最有效的传播,媒介形式的选择、组合和内容至关重要。广告的媒介策略,在实质上,是根据广告的定位策略和市场策略,对广告媒介进行选择和搭配运用的策略。其目的在于以最低的投入取得最大的广告效益。广告媒介的经济效益,是指媒介的量和质的价值与广告费之比。而广告媒介的质的价值,是指媒介的影响力和心理效能。广告媒介的量的价值,则是指媒介覆盖的范围和视听者人数。媒介选择一般要考虑媒介性质、产品定位、消费者习惯、广告市场定位和目标定位、市场竞争、广告费用预算等因素。

一、广告媒介类型

为了让口腔诊所的广告达到预期的效果,必须选择适合刊登广告的媒介,使广告瞄准能成为口腔诊所就诊患者的那些人群。在这方面,一点细微的差错都有可能使我们花费颇多而收效甚微。不管在什么媒介上做广告,事先都要对媒介的对象做一番统计调查。调查得越深入就会越清楚并不是所有媒介都适合刊登口腔诊所的广告。可按照广告预算选择一个或几个比较合要求的媒介。

(一)报纸

报纸广告是指刊登在报纸上的广告。报纸是一种印刷媒介。它的特点是发行频率高、发行量大、信息传递快,因此报纸广告可及时广泛发布。患者可能会在精选的报纸中收益。简练是最主要的,因为在市场上太多的宣传手段包含了太多的信息以至于患者无法接受。作为牙科的宣传材料,在包含足够信息量的情况下,应该通俗、简练,这样才能更有效地把信息传达给大多数的患者。

为了使口腔诊所在广告上的花费收到最佳效果,可以刊登分类广告,如果有可能的话,最好设法把口腔诊所的广告刊在介绍类似口腔保健科普的特写文章旁边,或者刊在我们同要销售的技术服务有关系的栏目内,如健康栏等(图 15-6,图 15-7,图 15-8)。

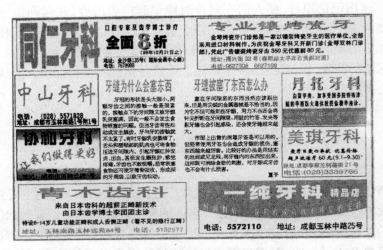

图 15-6 牙科广告(来源:成都商报 1999 年)

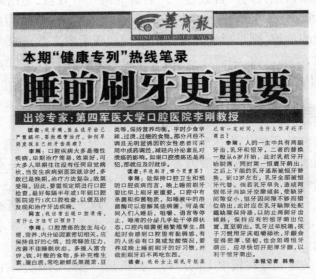

图 15-7 第四军医大学口腔医院健康专列设计(来源:华商报 2006 年 5 月 13 日)

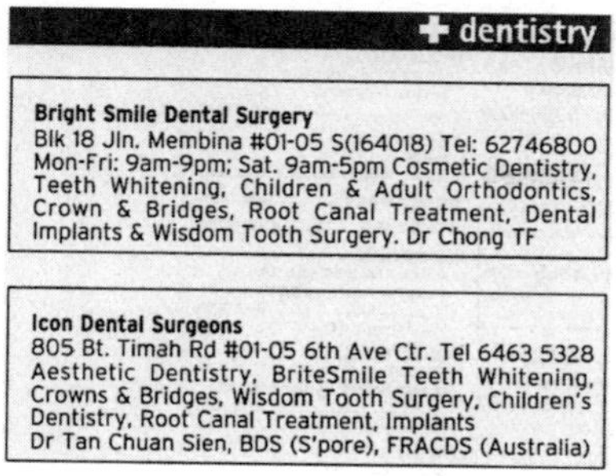

+ dentistry

Bright Smile Dental Surgery
Blk 18 Jln. Membina #01-05 S(164018) Tel: 62746800
Mon-Fri: 9am-9pm; Sat. 9am-5pm Cosmetic Dentistry,
Teeth Whitening, Children & Adult Orthodontics,
Crown & Bridges, Root Canal Treatment, Dental
Implants & Wisdom Tooth Surgery. Dr Chong TF

Icon Dental Surgeons
805 Bt. Timah Rd #01-05 6th Ave Ctr. Tel 6463 5328
Aesthetic Dentistry, BriteSmile Teeth Whitening,
Crowns & Bridges, Wisdom Tooth Surgery, Children's
Dentistry, Root Canal Treatment, Implants
Dr Tan Chuan Sien, BDS (S'pore), FRACDS (Australia)

图 15-8 牙科广告(来源:The Straits Times,April 5,2006)

利用报纸的媒介作用,还可以随报派发单张散页广告。这样做只要得到卖报人的帮助就可以了,而不必雇人按邮寄名单投递,也不必麻烦把广告放入信封,再在信封上写地址了。可以把省下的钱花到印刷这种散页广告上。此外,由于看报的人很多,如果想让广告能够低成本、高收效,那么随报附送单张散页广告的方法是不妨一试的选择。

不管用什么方式把广告同报纸联系起来,都可以在很短的时间内完成这一工作。由于它比较简单快捷,因此对于需要在短时间内见效的广告来说,就特别适用了。

(二)杂志

在杂志上,广告会制作得更精美一些,而且至少有较长时间给读者翻阅浏览的机会(图 15-9)。

此外,大部分杂志都有着较稳定的读者群,这便于口腔诊所选择最面向潜在客户的杂志,而其缺点是:从筹备到正式刊登的周期相对长了一些,而广告的价格,特别是印有图片的广告,相对也贵了一些。

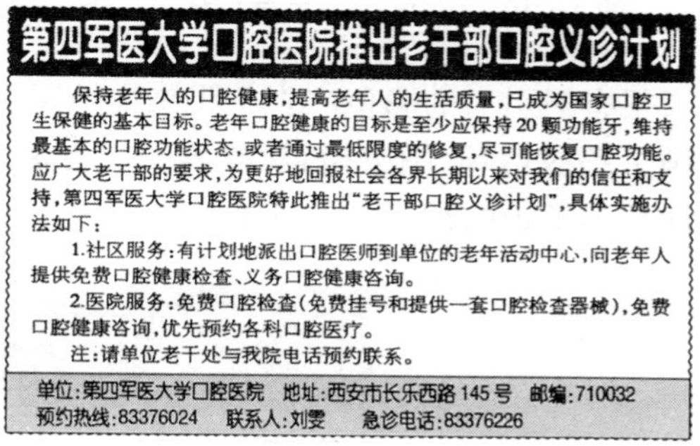

(三)广播电台及电视台

在电台或电视台上做广告,对

第四军医大学口腔医院推出老干部口腔义诊计划

保持老年人的口腔健康,提高老年人的生活质量,已成为国家口腔卫生保健的基本目标。老年口腔健康的目标是至少应保持 20 颗功能牙,维持最基本的口腔功能状态,或者通过最低限度的修复,尽可能恢复口腔功能。应广大老干部的要求,为更好地回报社会各界长期以来对我们的信任和支持,第四军医大学口腔医院特此推出"老干部口腔义诊计划",具体实施办法如下:

1.社区服务:有计划地派出口腔医师到单位的老年活动中心,向老年人提供免费口腔健康检查、义务口腔健康咨询。

2.医院服务:免费口腔检查(免费挂号和提供一套口腔检查器械),免费口腔健康咨询,优先预约各科口腔医疗。

注:请单位老干处与我院电话预约联系。

单位:第四军医大学口腔医院 地址:西安市长乐西路 145 号 邮编:710032
预约热线:83376024 联系人:刘July 急诊电话:83376226

图 15-9 第四军医大学口腔医院牙科广告(来源:金秋 2005 年第 8 期)

于口腔诊所开业者来讲,往往昂贵得支付不起。不过在必要时这种形式还是可以考虑一下的,即使开支较大,仍然会物有所值。当然,事先必须明确如何最有效地利用这一机会,希望什么时候播出,有的时间收费比较昂贵,而不同的时间又有着不同的收视对象,希望用文字说明什么?用画面展示什么?要想达到理想的效果,至少需要播出几次?

(四)黄页

在电话号码簿的黄页部分登上一则小广告,费用并不会使人望而却步,而效果却十分显著。要同电话公司联系刊出尽可能有效的广告,有时只要有口腔诊所电话号码和一行文字就够了。黄页广告如果做得好,虽不至于使患者如潮水般地涌来,但可使患者像小溪一样缓缓而流却源源不绝(图 15-10)。

(五)街头招贴

使用这种方法费用不必很多,却能收到非常突出的效果。有位开业者制作

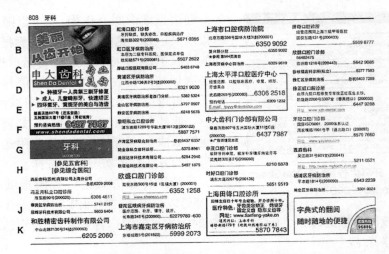

图 15-10　2008 上海大黄页牙科广告（来源：中国电信集团黄页信息有限公司编印）

了很有吸引力的彩色广告单张来推销所经销的口腔诊所。这种单张彩色广告贴满了超级市场、图书馆、学校等的广告板。要求预约的电话使她应接不暇，这远远超出了她的预想（图 15-11）。

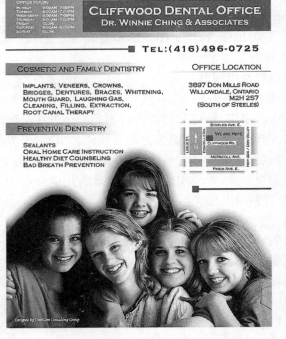

图 15-11　街头招贴牙科广告（来源：Ching's Dental Office）

通过最佳媒介做广告是招徕顾客至关重要的一环。但是成功的广告并不只是要了解在哪里登广告,掌握时机与方式也同样重要。

(六)名片

在口腔诊所快速发展的今天,名片已经成为体现口腔诊所形象,信息时代的联系卡。名片尺寸为5.8cm×9.4cm(四边预留2mm为出血,即实际为5.4cm×9cm)。质量更高,周期更短,更灵活多变已经成为当今口腔诊所对于名片设计和制作的主流要求。

口腔诊所名片上最主要的内容是名片持有业主的口腔诊所名称、位置、联络方式(电话、E-mail)、及口腔诊所的业务领域等,通过这些内容把口腔诊所的简明信息标注清楚,并以此为媒体向外传播(图15-12,图15-13)。

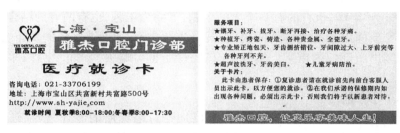

图 15-12　牙科名片广告(来源:天津爱齿口腔门诊部)

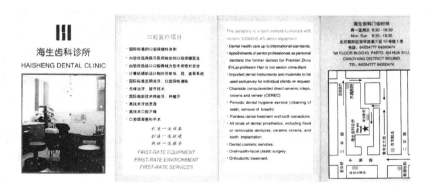

图 15-13　牙科名片广告(来源:北京海生齿科诊所)

名片设计必须做到文字简明扼要,字体层次分明,强调设计意识,艺术风格要新颖。

(七)新闻发布会

在各种市场拓展活动手段中,新闻发布会无疑是应用频率最高的一种,无论是口腔诊所成立、庆典发布,还是新技术的推出等具有里程碑性质的事件,发布会都是一个常见的、甚至是必不可少的手段。发布会也是各种媒体所期待的(图 15-14)。

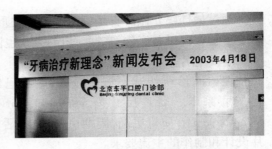

"牙病治疗新理念"新闻发布会 2003年4月18日
北京东平口腔门诊部
Beijing dongping dental clinic

新闻发布会的准备包括活动策划与主题确定、节目策划与议程安排、资料准备、与会人员邀请、沟通与确定、时间、场地落实与场景布置、产品展示、演示与信息发布、现场气氛控制。各项工作相互链

图 15-14　召开牙科新闻发布会(来源:北京东平口腔门诊部)

接,相互联系,彼此交叉,必须统筹安排,多管齐下,同时进行。

主题策划发布会的主题,可以有多种取法,常见的是在主题中直接出现"××发布会"字样,也有的有一个大的主题,下面为正题,也有两者的结合。另外,按照国家新闻出版有关部门的规定,凡是主题中有"新闻"字样的发布会,须经国家新闻出版部门的审批。实践中,口腔诊所也可略去"新闻"字样,采用其他称法。

(八) 小手册

介绍口腔诊所资讯的小册子都可以加强口腔诊所的专业气氛,还可以在小册子里加上其他资讯,如口腔诊所的交通路线资讯,关于如何取消和改变预约的方法,提醒患者留下服药情况的记录等。一封传达基本信息和我们的服务观的小册子对新患者总是很有用(图 15-15,图 15-16)。一页成功的小手册浓缩了口腔诊所历程和诊所发展方向,向公众展现诊所文化、推广口腔诊所形象,给读者以栩栩如生、身临其境的感受。将人的视觉感受提升至更高境界。用流畅的线条、和谐的图片,配以优美的文字,组合成一本富有创意,又具有可读、可赏性的精美画册。全方位立体展示口腔诊所的风貌、理念,宣传品牌形象。

广告设计专家吴水仙认为常规诊所宣传册的内容应包括以下三方面结构。

1. **我们是谁?** 即诊所介绍。通常可包括:诊所简介、诊所理念、诊所结构、诊所文化等。这也可以分几部分介绍。

2. **我们能做什么?** 即业务范围介绍。通常可包括:诊所服务范围、服务项目细分、服务优势等。有实力的诊所通常会把优势服务单独介绍。

3. **我们做过什么?** 即案例介绍。为增加宣传效果,案例通常最有说服力,这一块往往非常关键,如果是新诊所,在没有大量成功案例时,这一块最好干脆不提,突出其他方面的实力。当然最好的办法是拿同行诊所或者竞争对手的宣传册做参考,这样知己知彼,考虑更加全面,但避实就虚,突显自己实力和特色最重要。

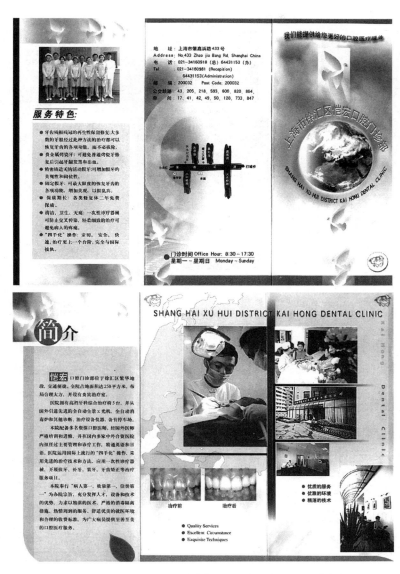

图 15-15　牙科手册广告(来源:上海恺宏口腔门诊部)

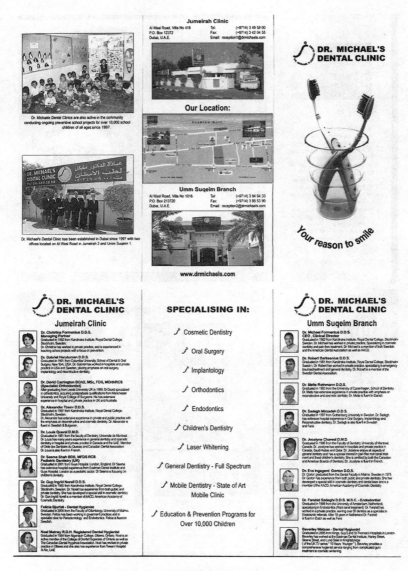

图 15-16 牙科手册广告（来源：Dr Michael's Dental Clinic）

（九）招聘

招聘是人力资源管理的工作,当中过程包括招聘广告、二次面试、雇佣轮选等。招聘广告有一定固定的内容,例如招怎样的人,具体的要求是什么等,招聘广告也是对招聘方的一种宣传。口腔诊所招聘广告会帮助人们判断口腔诊所的规模、发展及管理情况(图15-17)。

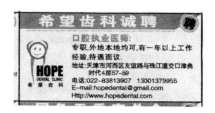

图 15-17 招聘广告(来源:天津日报 2007-07-06)

（十）短信

短信广告顾名思义就是将广告内容以手机短信的形式发送出去,包括文字短信和彩信。是基于中国联通、电信直接提供的短信接口实现与客户指定号码进行短信批量发送和自定义发送的目的。

短信广告可以为口腔诊所发展节约开支,提高效率。它将"促销活动"、"新品发布"等相关信息发布到目标客户的手机上,为口腔诊所树立品牌形象或占有市场创造了无限商机,也能为口腔诊所大幅降低广告开支。因此,短信广告正在越来越收到口腔诊所的青睐。

患者就诊时所留下的手机、电话号码,需加以收集整理或者建立专门数据库,向患者群发送复诊提示或者健康资讯,这一种方式轻易得到患者感激和信任。主要针对对象:重点面向目标人群。

（十一）电话营销

提供热线咨询电话,包括114(号码百事通)等行业首推、彩铃服务。接线大夫温情的声音,体贴的问候,好像能够兑现的承诺,往往都能唤起患者内心的感动。通过电话联系患者回复病情治愈情况,提醒患者病后注重事项,关心患者的生活情况,以及患者对来院就诊满意程度,对主诊口腔医生、牙科护士等工作人员的服务满意度,一方面让患者得到关怀,一方面可以了解口腔诊所服务质量,从而改善口腔诊所不足的地方。电话主要针对对象:咨询客户、回访、市场营销(客户)活动。

（十二）电子邮件

建立电子病历档案。在医院网页上建立电子病历档案,让患者按性别选择填写病历信息,要求按真实姓名详细填写病历并且及时与患者联系,对所填写的内容绝对保密。

每季定期制作口腔诊所电子健康季刊,群发到患者就诊时所留下的电子邮件,一方面宣传健康知识,一方面也可能向患者推荐特色专科和知名专家,当患者或患者身边的人生病,他第一个想到的肯定就是本口腔诊所。主要针对对象:老客户、现有客户、网络潜在会员等。

(十三) 明星效应

利用部分众所周知的明星身上的某些特征,引导患者将关注度从明星身上转移到活动的主题上。整牙可以用牙齿难看的明星做文章,同理类推。利用明星效应,可以在尽量短的时间内唤醒患者的爱美之心。在进行活动前宣传的时候,主要突出以下重点:不同的口腔诊所会有不同的特色和优势,口腔诊所要根据自身的实际情况设置宣传重点,突出医院的实力,让患者放心。从"笑不露齿"到"开怀大笑",虽然只是简单的几个字,但是却概括了整牙前后的区别,这种区别不仅是外观上的改进,更是患者自信心的增强和对生活态度的转变。从自卑到自信,从萎靡不振到乐观向上。

【案例】 "世界小姐"折桂康贝佳口腔形象代言人

[来源:牙科网 2012-1-16]

历时达一个月的南京康贝佳口腔美牙星工厂第二季之"形象代言人"征集大赛在弥漫硝烟中终于尘埃落定。

"世界小姐"南京赛区冠军得主张潇予突破重重考验,一路过关斩将最终折桂,成为南京康贝佳口腔 2011 年度形象代言人。此外,选手吴俊逸、葛禹苏、周倩雅、李娟分别摘得最感人美牙故事奖、爱心大使奖及最佳人气奖。

张潇予是 2007 年世界小姐南京赛区冠军,曾因牙齿问题无缘世姐总决赛,此次参加活动,想通过美丽牙齿重新证明自己,由于实力强劲、无论是外形、身材、镜头前的感觉,以及谈吐,都与活动主办方的评选规则琴瑟相和,最终一路过关斩将捧得桂冠。捧得爱心大使奖的选手周倩雅,曾因牙齿难看情路坎坷,曾因上《非诚勿扰》公开寻找爱情而走红网络,现身为幼儿教师的她,更是想通过此次代言人活动,把爱牙、美牙的故事传递给她的学生,并想借此康贝佳口腔推出的"百万美牙基金"给孩子们一份新年礼物,准备组织自己的学生近日参与康贝佳口腔的免费全面牙齿检查,从而感动了主办方。

主办方南京康贝佳口腔发起的此次"牙缺陷"形象代言人活动,主旨是希望能让更多人关注到自己的牙齿,爱护自己的牙齿,同时也告诉那些有龋牙、黑黄牙、牙列不齐、四环素牙、牙缝过大、畸形牙、氟斑牙、变色牙、牙齿缺失等牙齿缺陷的朋友们,作为华东地区首家五星级牙齿美容专业机构,康贝佳口腔可以安全、轻松地帮你解决以上牙齿难看问题,为你打造自信、迷人的笑容。

此外,为进一步帮助牙齿难看者摆脱困境,康贝佳口腔还于 2010 年 12 月 24 日 -2011 年 1 月 31 日倾情推出"百万美牙基金",在岁末寒冬为牙齿难看者送上一份贴心援助,目前,受益"百万美牙基金"的人数已达到了 1500 多人,美丽牙齿,美丽人生。

(十四) 网络广告

网络广告就是在网络上做的广告(图 15-18)。利用网站上的广告横幅、文本链接、多媒体的方法,在互联网刊登或发布广告,通过网络传递到互联网用户的一种高科技广告运作方式。与传统的四大传播媒体(报纸、杂志、电视、广播)广

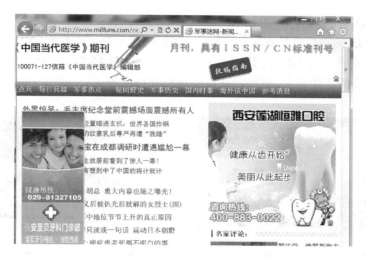

图 15-18 网络广告

告及近来备受垂青的户外广告相比,网络广告具有得天独厚的优势,是实施现代口腔诊所营销媒体战略的重要一部分。Internet 是一个全新的广告媒体,速度最快效果很理想,是口腔诊所扩展装大的很好途径。

(十五) 橱窗广告

橱窗广告是现代商店店外 POP 广告的重要组成部分(图 15-19),它借助玻璃橱窗等媒介物,把口腔诊所经营的重要商品,按照巧妙的构思,运用艺术手法和现代科学技术,设计陈列成富有装饰美的货样群,以达到刺激消费的目的。不仅做到"橱窗里有样,店堂里有货",而且要通过道具、色彩、灯光、文字、图片等手段,将医疗技术的美感尽量地显示出来。

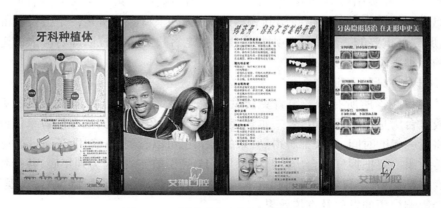

图 15-19 橱窗广告(艾林口腔门诊部)

（十六）牙科代金券

代金券（voucher）是商家的一种优惠活动，代金券可以在购物中抵扣同样等值的现金使用。牙科代金券（图15-20，图15-21，图15-22，图15-23），顾名思义是代替钞票的。凭借它，就可以在口腔诊所获得服务。

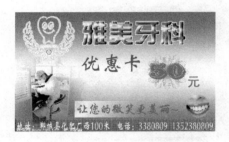

图 15-20　雅美牙科优惠卡

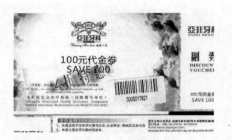

图 15-21　亚非牙科限时代金券

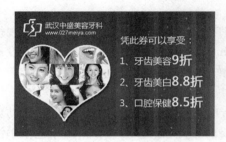

图 15-22　中盛美容牙科优惠券

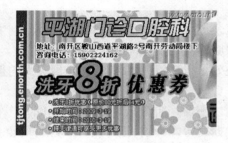

图 15-23　平湖门诊口腔科优惠券

代金券的本质其实就是优惠券的一种，是一个短期刺激消费者的工具，它与积分（长期吸引顾客）刚好构成了日常营销的基本工具。面向全体消费者的优惠券更多的意义是一个吸引新顾客的工具；如果口腔诊所是一个会员制的状态，那么更重要的一种优惠券则是提供回报老客户或者是拉回即将流失的老客户的一种手段。

（十七）牙科专版台历

向口腔诊所所有新老患者免费发放，外出义诊或活动时，向附近居民免费发放。台历是每年都可以做，一本代表口腔诊所形象的台历，摆在患者单位或家里将近一年的时间，每天都看得到，来的客人也可以看到，既实用，还有非常好的宣传效果。要把握好做台历的时间，尽量11月份前完成，因为到年底，各行各业的商家都会做，不仅制作时间和成本都会提高，而且质量也会下降，一旦延误了，就会影响台历的发放及宣传效果。

（十八）雨伞

伞的用途有很多,下雨时送给没有带伞的患者,会带给他一种发自内心的温暖,夏季紫外线强的时候,送给女士,使她感受到门诊对她的关怀,也会使患者感觉很温馨。其他过路的行人也都可以看到。不同的几种颜色,摆放在门诊前台,色彩十分显眼,患者可以根据自己的喜好挑选,装饰效果和宣传效果都很好。四面印有文字,非常醒目,路上的行人也可以看得很清楚。回头率较高,保存时间长,患者不会随意丢掉。

二、广告媒介选择

广告宣传竞争是市场竞争的一个重要方面。为了配合市场竞争,不但要求有不同的广告策略,而且要有不同的媒介选择。媒介的性质是决定一个口腔诊所是否能获得最好的广告效益的首要因素,因为,媒介传播范围的大小、发行量的多寡会影响视听人数;媒介的社会文化地位与广告的读者层或视听者层相适应的程度会影响广告的效果;而媒介的社会威望则对广告的影响力和信任程度有重要影响。因此,在选择媒介时,应事先对媒介有所了解,这样才能使媒介运用得当。

在日常生活中,人们常常是根据自己的职业、兴趣、文化程度等来选择传播媒介,这种对媒介的接触习惯对广告的效果影响很大。因而,广告媒介的选择,必须考虑目标人群的生活习惯。广告对象与媒介对象越接近,广告效果就越大。认清目标人群的生活习惯和接触媒介的习惯,有助于选择媒介。

广告主发布广告都有特定的市场目标和时间目标。这个目标是由口腔诊所的经营活动决定的。选择广告媒介,必须考虑广告的目标因素,看是否与口腔诊所的经营活动紧密配合。如广告的目标市场是大的地区,可选择传播范围广、覆盖面大的媒介;若是小的目标市场,则选用地区性媒介;同样地,若有强的时效性要求,则选择时效性强、接触面广的地方报纸、电视和广播,使广告在短期内迅速扩大影响。

最后,口腔诊所发布广告要依据自身的财力来合理选择媒介,尽量使广告费用开支限制在广告预算的范围之内。广告费用包括媒介价格和广告作品设计制作费。同一类型的广告媒介也因登广告的时间和位置不同,有不同的收费标准。同时,在选择媒介时,不但要考虑广告的绝对价格,而且要考虑其相对价格,考虑广告的实际接触效果所耗的平均费用。

在实施广告时,可以使用一个广告媒介,也可对多个媒介进行组合。选用媒介,主要是要考虑目标市场、广告对象、媒介广告价格等因素,要分析媒介的发行量、读者层、编辑内容、发行地区、知名度等。另外,还要考虑媒介知名度档次是否相配。最后,还应考虑价格是否合算,一般按千人广告价格来计算。

第四节　口腔诊所广告实施

对于口腔诊所来说,不同阶段和时期、甚至季节,广告的选择、组合和内容都需要跟行业发展的规律相匹配。另外,竞争对手的动向也需要我们随时进行跟踪,以方便自身及时地进行调整和变化。

严格地说,广告活动从计划、制作到实施的一系列过程中,在不同的阶段都有各不相同的特点和策略。由于广告实施过程与媒介、服务和目标市场密切相关,因而,广告的实施策略与广告的市场策略和媒介策略又有许多交叉的地方。广告的实施策略主要有广告差别策略、系列策略和时间策略等。

一、广告差别策略

广告差别策略是以发现差别和突出差别为手段、充分显示口腔诊所和服务特点的一种宣传策略,包括医疗差别策略、就诊差别策略和口腔诊所差别策略等三方面内容。此外,还有心理差别策略和理念形态差别策略等也较为常用。医疗差别广告策略,是突出医疗的功能差别、品质差别、价格差别的广告宣传策略。因为医疗的上述差别可以是同类口腔诊所间的差别,因此,广告的医疗差别策略是具有竞争性的。运用广告差别策略时,首先要发现口腔医疗的功效差别,在设计制作广告作品时要突出它的功效差别,给予消费者能够获得某种利益的鲜明印象。

就诊差别策略的基本原理与医疗差别相同,主要是突出和显示同类口腔诊所就诊中的差别性,从而说明口腔诊所的服务能给消费者带来更多的方便与得益。

口腔诊所差别策略包括口腔诊所设备差别、技术差别、管理水平差别、服务措施差别和口腔诊所环境差别等在内的各项内容(图 15-24)。

二、广告系列策略

广告系列策略是口腔诊所在广告计划期内连续地和有计划地发布有统一设计形式或内容的系列广告、不断加深广告印象、增强广告效果的手段。广告系列策略的运用,主要有形式系列策略、主题系列策略、技术系列策略和理念系列策略等。

广告形式系列策略是在一定时期内有计划地发布数则设计形式相同、但内容有所改变的广告的策略。由于设计形式相对固定,有利于加深消费者对广告的印象,增加口腔诊所的知名度,便于在众多的广告中分辨出本口腔诊所的广告。整体广告很注重这一策略的运用。

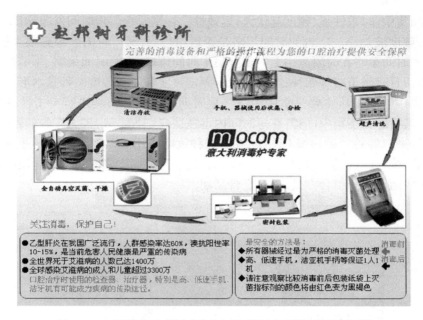

图 15-24 牙科技术差别广告（来源：桐城市赵邦树牙科诊所）

　　广告主题系列策略（图 15-25），是口腔诊所在发布广告时依据每一时期的广告目标市场的特点和市场营销策略的需要、不断变换广告主题，以适应不同的广告对象的心理欲求的策略。

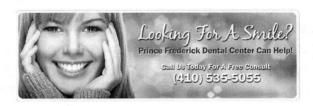

图 15-25 牙科系列策略广告（来源：Prince Frederick Dental Center）

　　功效系列策略则是通过多则广告逐步深入强调医疗功效的广告策略。这种策略或是运用不同的健康观念来体现口腔诊所的多种医疗技术；或是在多则广告中的每一则都强调一种医疗技术功效，使消费者易于理解和记忆。

三、广告时间策略

　　广告时间策略就是对广告发布的时间和频度作出统一的、合理的安排。广告时间策略的制订，要视患者就诊的周期阶段、广告的竞争状况、口腔诊所的营销策略、市场竞争等多种因素的变化而灵活运用。一般而言，即效性广告要求发布时间集中、时限性强、频度起伏大,迟效性广告则要求广告时间发布均衡、时限从容、频度波动小。广告的时间策略是否运用得当,对广告的效果有很大影响。广告的时间策略在时限运用上主要有集中时间策略、均衡时间策略、季节时间策略、节假日时间策略等四种;在频度上有固定频度和变动频度两种基本形式。

集中时间策略主要是集中力量在短时期内对目标市场进行突击性的广告攻势,其目的在于集中优势,在短时间内迅速造成广告声势,扩大广告的影响,迅速地提高口腔诊所的声誉(图15-26)。这种策略适用于口腔诊所新开业或新扩张前后,或在广告竞争激烈时刻,以及患者就诊量急剧下降的时刻。运用此策略时,一般运用媒介组合方式,掀起广告高潮。

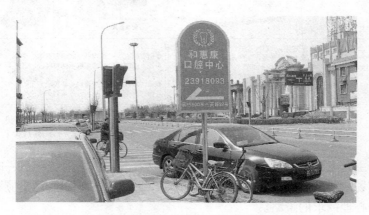

图 15-26　口腔诊所路标广告(来源:天津和惠康口腔门诊部)

均衡时间策略是有计划地反复对目标市场进行广告的策略,其目的是为了持续地加深消费者对口腔诊所的印象,保持潜在消费者的记忆,挖掘市场潜力,扩大口腔诊所的知名度。在运用均衡广告策略时一定要注意广告表现的变化,不断予人以新鲜感,而不要长期地重复同一广告内容,广告的频度也要疏密有致,不要予人以单调感。

季节时间策略主要用于针对学生的口腔医疗,一般在寒暑假到来之前就要开展广告活动,为学生就诊旺季的到来做好信息准备和心理准备。在就诊旺季,广告活动达到高峰,而旺季一过,广告便可停止。这类广告策略要求掌握好学生就诊的变化规律。过早开展广告活动,会造成广告费的浪费,而过迟,则会延误时机。

节假日时间策略是口腔诊所服务行业常用的广告时间策略(图15-27)。一般在节假日之前数天便开展广告活动,而节假日一到,广告即停止。这类广告要求有特色,把品种、价格、服务时间以及异乎寻常之处的信息突出地、迅速地和及时地告诉消费者。

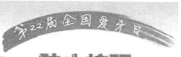
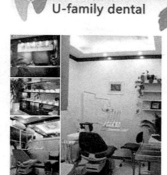

图 15-27　爱牙日广告（来源：陈静口腔诊所）

广告的频度是指在一定的广告时期内发布广告的次数，在策略上可根据实际情况需要，交替运用固定频度和变化频度的方法。

固定频度方法是均衡广告时间常用的时间频度策略，其目的在于实现有计划的持续广告效果。固定频度法有两种时间序列：均匀时间序列和延长时间序列。均匀时间序列的广告时间按时限周期平均运用。如时间周期为 5 天，则每 5 天广告 1 次，若为 10 天，则每 10 天广告 1 次，以此类推。延长时间序列是根据人的遗忘规律来设计的，广告的频度固定，但时间间隔越来越长。

变化频度策略是广告周期里用各天广告次数不等的办法来发布广告。变化广告频度可以使广告声势适应就诊人数的变化，常用于集中时间广告策略、季节与节假日广告时间策略，以便借助于广告次数的增加，推动就诊患者的到来。

变化频度策略有波浪序列型、递升序列型和递降序列型等三种方式。波浪序列型是广告频度从递增到递减、又由递减到递增的变化过程，这一过程使广告周期内的频度由少到多、又由多到少，适用于季节性的广告宣传。递升序列型则是频度由少到多、至高峰时戛然而止的过程，适用于节日性广告。递降序列型是广告频度由多到少、由广告高峰跌到低谷、在最低潮时停止的过程，适用于口腔诊所新开张或优惠酬宾广告等（图 15-28）。

上述各种广告时间策略可视需要组合运用，如集中时间策略与均衡时间策略交替使用，固定频度与变化频度组合运用等。广告时间策略运用得法，既可以节省广告费，又能实现理想的广告效果，这是广告策略中极为重要的一环。究竟一个口腔诊所广告在一种媒介上投放几次，才可以使人们记住它，这一问题的研究目前还处在摸索阶段，但目前亦有研究表明至少是 6 次，即一个人接触同一个广告 6 次便会记住这个广告。如果有关此类问题的研究有所突破，将会使广告的传播工作在科学、合理、有效的轨道上运行。

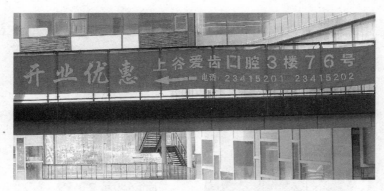

图 15-28　口腔诊所开业广告（来源：天津上谷爱齿口腔门诊部）

第五节　口腔诊所广告方案

一项完整的牙科诊所广告方案，通常要做出以下 5 项主要决策，即 5Ms。

一、广告目标决策（mission）

广告目标决策是要明确广告的目的是什么。如前文所述，因为在绝大多数情况下，消费者都不具备比较健康方案或治疗方案质量优劣所必备的知识。在这种情况下，口腔诊所的"品牌"作为服务的标志和重要组成部分，它的知名度和它所代表的消费者信心是决定消费者是否选择到一家口腔诊所接受治疗或保健服务的非常重要的因素。所以，树立品牌形象可能会成为大型口腔诊所制订广告方案时考虑的一个首要因素。

一般而言，广告的目标可分为通知、说服和提醒三种。通知性广告主要用于某口腔诊所刚刚引入了某项新的口腔医疗服务时；说服性广告则是口腔诊所可能采用最多的广告形式，目的在于建立对某一口腔诊所的选择性需求和患者忠诚；提醒性广告则多用在某项口腔医疗服务已经在市场上变得很成熟时，广告的目的是保持顾客对该项服务的记起。例如，山东省的一家口腔诊所所作的广告。我们很多次地在电视里看到、听到："某某口腔诊所有牙齿激光美白"。通过电视广告，人们只知道牙齿激光美白是一种医疗项目，可是究竟是用什么来美白牙齿的，作用原理又是什么，作为一般的消费者，人们不太清楚。但显然，它已经引起了人们的注意，作为一项通知性广告，它的目的达到了。

广告目标的确立是基于口腔诊所本身的特性和其既定的竞争战略。大型口腔诊所倾向于做品牌形象广告，因为大型口腔诊所通常采用整体品牌强化的差异化竞争策略，强势专科本来就多，突出任何一个专科，都会对其品牌形象的树立和内部管理协调带来负面影响。而小型口腔诊所等通常采用建立少数专科特色或服务特色的"集中一点"的竞争策略。

二、广告预算决策（money）

确定了广告目标后,口腔诊所可以着手制订广告预算。广告的作用在于在短期或长期内将口腔诊所的消费者需求曲线向上移动。各口腔诊所总是希望花费最少而收益最大。根据广告目标的不同,预算额度和制订预算的方法都有所不同。通常,旨在树立品牌形象的广告,其预算是按照医疗服务收费总额的一定比例开支的,比较稳定。而旨在引入新开发服务项目的广告,预算额度是与新开发服务预期的经济收益相关,按照与其经济收益的一定比例开支。

通常,口腔诊所在制订广告预算时需要考虑4个特定的因素:①新引入口腔医疗服务项目所处的阶段。在刚刚引入时,一般需要花费较多的广告费用以教育患者、建立知晓度和取得患者的尝试性消费。而已经得到患者广泛认同的服务项目则不再需要更多的广告费用。②已有的患者基础和市场份额。通常,维持已有的市场份额比开发新的患者群体需要较少的广告费用。③竞争的烈度。竞争的烈度越大,需要的广告预算越多。④广告的频率。把品牌信息传达到患者需要的重复次数,也会决定广告预算的大小。

三、广告信息的决策（massage）

一般而言,旨在树立品牌形象的广告可能传达的信息包括对大众口腔健康的关爱和重视,对经济弱势人群的照顾,对新科技和创新活动的极大兴趣、对口腔医疗学术科技项目的参与等;旨在引入新的口腔医疗服务项目或对已经从事的业务进行宣传的广告,其传送的信息与目标服务紧密相关,可能包括业务基本信息、患者教育、专家介绍等。

四、广告媒体决策（media）

媒体决策就是寻找向目标受众传达预期展露信息与展露次数的成本-效益最佳的途径。

它和目标顾客的定位、一级目标顾客的媒体接触习性有很大关系。口腔诊所在展开广告活动前,需要首先明白其目标客户是谁,他们在哪里,通常接触哪些媒体,接触的频率有多高等问题,才能就选取什么媒体进行广告宣传作出决策(图15-29)。

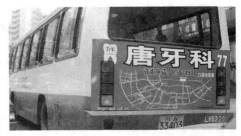

图15-29　牙科汽车广告（来源:成都唐牙科）

五、广告效果评估（measurement）

良好的广告计划、执行和控制在很大程度上取决于对广告效果的衡量。它包含了传播效果衡量和就诊效果衡量两个方面，分别对应于旨在建立口腔诊所品牌形象的广告和旨在提高业务量的广告。

第六节　口腔诊所广告办理

作为防病治病的特殊商品专业性强，其广告审批的手续更为严格，与其他日用品类广告相比，要求更高、更规范。申请医疗广告审批须知国家工商行政管理局、卫生部 1993 年 16 号令《医疗广告管理办法》。根据有些政策规定，有的广告媒介不准发布某些产品的广告，这也是媒介选择中必须考虑的。

市/区/县卫生局负责本市/区/县内二级及以下医疗机构的医疗广告内容的初审。

口腔医疗机构发布医疗广告前，先向市/区/县卫生行政部门申请医疗广告许可，区卫生行政部门接到申请及全部材料后 10 日内完成初审并上报市卫生行政部门，符合规定的由市卫生行政部门出具《医疗广告证明》。

提供以下资料：

1.《医疗机构执业许可证》副本及复印件；

2. 医疗广告的专业技术内容；

3. 医疗广告申请审核表；

4. 有诊疗方法的技术资料；

5. 有关卫生专业技术人员的职称证明和《医师执业证书》及复印件；

6. 营利性医疗机构还需提交营业执照及复印件。

【案例】 **肇庆市卫生局医疗广告审批程序**

［来源：肇庆市卫生局］

1. 申办范围：申办医疗广告的医疗机构必须是合法医疗机构。

2. 须提交的材料：①《医疗机构执业许可证》、《医疗机构科目核定表》复印件；②有关卫生技术人员的证明材料（医师资格证书、医师执业证书、职称证、身份证、外聘人员上岗证等复印件）；③《医疗广告证明》表格（一式 5 份）；④诊疗方法的技术资料及有关设备、药物的批文。

3. 申办程序：①申请者填写广东省卫生厅统一印制的《广东省医疗广告证明》表格，加盖单位公章后连同其他申办材料一起送当地卫生行政部门加具意见；②市卫生局受理申办材料后 10 天内提出办理意见并交主管局长初审签字，经初审同意后加盖公章送省卫生厅医政处审批。

附件1　*医疗广告管理办法*

[来源:中华人民共和国国家工商行政管理总局中华人民共和国卫生部令第26号,公布时间:2006-11-10]

第一条　为加强医疗广告管理,保障人民身体健康,根据《广告法》、《医疗机构管理条例》、《中医药条例》等法律法规的规定,制定本办法。

第二条　本办法所称医疗广告,是指利用各种媒介或者形式直接或间接介绍医疗机构或医疗服务的广告。

第三条　医疗机构发布医疗广告,应当在发布前申请医疗广告审查。未取得《医疗广告审查证明》,不得发布医疗广告。

第四条　工商行政管理机关负责医疗广告的监督管理。

卫生行政部门、中医药管理部门负责医疗广告的审查,并对医疗机构进行监督管理。

第五条　非医疗机构不得发布医疗广告,医疗机构不得以内部科室名义发布医疗广告。

第六条　医疗广告内容仅限于以下项目:

(一)医疗机构第一名称;

(二)医疗机构地址;

(三)所有制形式;

(四)医疗机构类别;

(五)诊疗科目;

(六)床位数;

(七)接诊时间;

(八)联系电话。

(一)至(六)项发布的内容必须与卫生行政部门、中医药管理部门核发的《医疗机构执业许可证》或其副本载明的内容一致。

第七条　医疗广告的表现形式不得含有以下情形:

(一)涉及医疗技术、诊疗方法、疾病名称、药物的;

(二)保证治愈或者隐含保证治愈的;

(三)宣传治愈率、有效率等诊疗效果的;

(四)淫秽、迷信、荒诞的;

(五)贬低他人的;

(六)利用患者、卫生技术人员、医学教育科研机构及人员以及其他社会社团、组织的名义、形象作证明的;

(七)使用解放军和武警部队名义的;

(八)法律、行政法规规定禁止的其他情形。

第八条　医疗机构发布医疗广告,应当向其所在地省级卫生行政部门申请,并提交以下材料:

(一)《医疗广告审查申请表》;

(二)《医疗机构执业许可证》副本原件和复印件,复印件应当加盖核发其《医疗机构执业许可证》的卫生行政部门公章;

（三）医疗广告成品样件。电视、广播广告可以先提交镜头脚本和广播文稿。

中医、中西医结合、民族医医疗机构发布医疗广告，应当向其所在地省级中医药管理部门申请。

第九条 省级卫生行政部门、中医药管理部门应当自受理之日起20日内对医疗广告成品样件内容进行审查。卫生行政部门、中医药管理部门需要请有关专家进行审查的，可延长10日。

对审查合格的医疗广告，省级卫生行政部门、中医药管理部门发给《医疗广告审查证明》，并将通过审查的医疗广告样件和核发的《医疗广告审查证明》予以公示；对审查不合格的医疗广告，应当书面通知医疗机构并告知理由。

第十条 省级卫生行政部门、中医药管理部门应对已审查的医疗广告成品样件和审查意见予以备案保存，保存时间自《医疗广告审查证明》生效之日起至少两年。

第十一条 《医疗广告审查申请表》、《医疗广告审查证明》的格式由卫生部、国家中医药管理局规定。

第十二条 省级卫生行政部门、中医药管理部门应在核发《医疗广告审查证明》之日起五个工作日内，将《医疗广告审查证明》抄送本地同级工商行政管理机关。

第十三条 《医疗广告审查证明》的有效期为一年。到期后仍需继续发布医疗广告的，应重新提出审查申请。

第十四条 发布医疗广告应当标注医疗机构第一名称和《医疗广告审查证明》文号。

第十五条 医疗机构发布户外医疗广告，应在取得《医疗广告审查证明》后，按照《户外广告登记管理规定》办理登记。

医疗机构在其法定控制地带标示仅含有医疗机构名称的户外广告，无需申请医疗广告审查和户外广告登记。

第十六条 禁止利用新闻形式、医疗资讯服务类专题节(栏)目发布或变相发布医疗广告。

有关医疗机构的人物专访、专题报道等宣传内容，可以出现医疗机构名称，但不得出现有关医疗机构的地址、联系方式等医疗广告内容；不得在同一媒介的同一时间段或者版面发布该医疗机构的广告。

第十七条 医疗机构应当按照《医疗广告审查证明》核准的广告成品样件内容与媒体类别发布医疗广告。

医疗广告内容需要改动或者医疗机构的执业情况发生变化，与经审查的医疗广告成品样件内容不符的，医疗机构应当重新提出审查申请。

第十八条 广告经营者、广告发布者发布医疗广告，应当由其广告审查员查验《医疗广告审查证明》，核实广告内容。

第十九条 有下列情况之一的，省级卫生行政部门、中医药管理部门应当收回《医疗广告审查证明》，并告知有关医疗机构：

（一）医疗机构受到停业整顿、吊销《医疗机构执业许可证》的；

（二）医疗机构停业、歇业或被注销的；

（三）其他应当收回《医疗广告审查证明》的情形。

第二十条 医疗机构违反本办法规定发布医疗广告，县级以上地方卫生行政部门、中医药管理部门应责令其限期改正，给予警告；情节严重的，核发《医疗机构执业许可证》的卫生行政部门、中医药管理部门可以责令其停业整顿、吊销有关诊疗科目，直至吊销《医疗机构执业许可证》。

　　未取得《医疗机构执业许可证》发布医疗广告的,按非法行医处罚。

　　第二十一条　医疗机构篡改《医疗广告审查证明》内容发布医疗广告的,省级卫生行政部门、中医药管理部门应当撤销《医疗广告审查证明》,并在一年内不受理该医疗机构的广告审查申请。

　　省级卫生行政部门、中医药管理部门撤销《医疗广告审查证明》后,应当自作出行政处理决定之日起5个工作日内通知同级工商行政管理机关,工商行政管理机关应当依法予以查处。

　　第二十二条　工商行政管理机关对违反本办法规定的广告主、广告经营者、广告发布者依据《广告法》、《反不正当竞争法》予以处罚,对情节严重,造成严重后果的,可以并处一至六个月暂停发布医疗广告、直至取消广告经营者、广告发布者的医疗广告经营和发布资格的处罚。法律法规没有规定的,工商行政管理机关应当对负有责任的广告主、广告经营者、广告发布者给予警告或者处以一万元以上三万元以下的罚款;医疗广告内容涉嫌虚假的,工商行政管理机关可根据需要会同卫生行政部门、中医药管理部门作出认定。

　　第二十三条　本办法自2007年1月1日起施行。

参考文献

1. Blatchford W A. Sales success—The patient drives the conversation. APDN,2003,（September-November）:16

2. Blatchford W A. Dental Math,APDN,1998,（January-March）:18-20

3. Blatchford W A. Millennium marketing:making a practice difference. APDN,1999,（July-September）:34-36

4. Blatchford W A. Reinventing your Practice with double the results. APDN,2000,（April-June）:39-40

5. Blatchford W A. Handling the money question. APDN,1996,（January-March）:34-41

6. Blatchford W A. Increasing your net return. APDN,1999,（April-June）:34-41

7. Blatchford W A. Making dentistry Profitable. APDN,1992,（October）:25-28

8. Blatchford W A. Your standard of excellence. APDN,1999,（January-March）:32-33

9. Blatchford W A. Path to profitability. APDN,2002,（Junuary-March）:21-22

10. Blatchford W A. Creating value:the appearance and Perception of quality. APDN,2001,（July-September）:26-27

11. Blatchford W A. Creating value by selling dreams. APDN,2000,（July-September）:32-34

12. 于秦曦,邝泽洪,司徒治.塑造优秀的口腔诊所形象.中国口腔医学信息,2002,11（10）:133-135

13. 于秦曦.如何保持民营口腔诊所的可持续发展状态.中华口腔医学杂志,2004,39（4）:327-328

14. 颜培德.现代口腔诊所的营销与市场.口腔医学,2003,23（6）:383-384

15. 颜培德,于秦曦.如何在口腔诊所运作上取得成功.口腔正畸学,2002,9（3）:132-134

16. 李刚.面向21世纪的口腔护理用品.上海护理,2004,4（6）:58-59

17. 徐维宁,曹宏康.如何成功地建立私立牙科诊所.上海口腔医学,2001,10（1）:70-72

18. 成宏.个体口腔诊所的管理体会.口腔医学,2003,23（5）:320

19. 陈宝娣.HIS策略与医院形象设计初探.中国医院管理,1998,18（6）:34-35

20. 陈栋.浅谈现代口腔医院形象塑造的整体策略.中国卫生资源,2000,3（4）:174-175

21. 蔡德良,谭秉廉.诊所管理中常见问题的对策.口腔设备及材料,2004,（上）:101-102

22. 吴雅成,梁焕友,李若兰.关于口腔科门诊会员制特诊服务的探索.广东牙病防治,2000,8

（增刊）:342-343

23. 何英华.经营私人口腔科诊所的经验.中国口腔医学信息,2002,11(3):51-52

24. Tyson Steele.问题已经解决:开启更大成功的钥匙.Dental Tribuse,The World's Dental Newspaper.(China Edition),2004,4(3):4

25. Levin RP.牙科诊所中需要监控的7项关键指标.Dental Tribune 中国版 2004,(11-12):7

26. Anita Jupp.感谢诊所的经营管理队伍:"他们都作些什么?".Dental Tribune,2004,(11-12):10

27. Anita Jupp.您在把钱往下水道里扔吗?提高你的收入底线的妙招.Dental Tribune 中国版,2004,(11-12):7

28. 王冬,朱乃苏,陈志兴.现代医院管理理论与方法.上海:上海科学技术文献出版社,1992

29. 史自强,马永祥,胡浩波,等.医院管理学.上海:上海远东出版社,1995

30. 丁涵章,马骏,陈洁.现代医院管理全书.杭州:杭州出版社,1999

31. 曹建文.现代医院管理.上海:复旦大学出版社,2003

32. 郭岩.医院管理,第2版.北京:北京大学医学出版社,2003

33. Kipper DG. Marketing for today's dentist. CDS Rev,1993,86(3):26-27

34. Happel VM. Successful dental office management. CAL,1986,50(5):22-23,25

35. Pollack BR. Risk management in the dental office. Dent Clin North Am. 1985,29(3):557-580

36. Ellen D. Dental Office Management〔.Publisher(s):Thomson Delmar Learning,1999

37. Schaafsma J. A new test for supplier-inducement and application to the Canadian market for dental care. J Health Econ,1994,13(4):407-431

38. Harri Sintonen,Ismo Linnosmaa. Chapter 24 Economics of dental services. Handbook of Health Economics,2000

39. 于秦曦.口腔医疗保健服务的市场拓展.现代口腔医学杂志,2003,17(5):474-475

40. 于秦曦,张建中.中国口腔社区服务,口腔诊室设计及安置.当代医学,2000,6(8):32-35

41. 李刚.牙科诊所开业管理,西安:第四军医大学出版社出版,2006

42. 李刚.中国口腔医疗服务会员制的现状和发展.中华口腔医学网通讯,2005,1(4):7-8

43. 李刚.牙科诊所的口碑传播.医界先锋 牙科专刊,2006,(6):6-7

44. 李刚.我国家庭人口口腔医疗需要调查报告.广东牙病防治杂志,2008,16(增刊):626-627

45. 周成红,肖锦铖.谈医疗服务市场特征及营销策略.卫生软科学,2002,16(2):38-39

46. Corbin CL,Kelley SW,Schwartz RW. Concepts in service marketing for healthcare professionals. Am J Surg,2001,181(1):1-7

47. 明立纲.医疗服务市场的发展趋势与营销战略.中国卫生事业管理,2004,,3:138-139

48. 王若军.市场调查与预测.北京:清华大学出版社/北方交通大学出版社,2006

49. 孔祥金,李伟.医药市场调查与预测.北京:科学出版社,2007

50. 李东进,秦勇.现代营销学.北京:中国发展出版社,2006

51. 苗昭.职业培训:口碑为重的整合传播策略.市场观察,2009,(3):76

52. 马健.网络经济时代的口碑营销传播.中国计算机报,2006年2月20日,第12版

53. 王发强,陈金宏,胡利斌.不同满意度患者口碑传播经济学浅析.中国医院,2007,(12):18-20

54. 王金池.口碑营销的基础及其传播途径.东南大学学报(哲学社会科学版),2006,8(2):38-41,90

55. 李刚.市场调查与口腔医疗市场评估.实用口腔医学杂志,2009,25(4):604-607

56. 李刚.通用经营竞争战略与口腔诊所发展战略.实用口腔医学杂志,2009,25(5):755-756

57. 李刚.口腔诊所开业经营模式形态分析.广东牙病防治杂志,2009,17(9):452-453

58. 赵越春.连锁经营管理概论.北京:科学出版社,2006

59. 程爱学,徐文锋.特许连锁经营运作操典.北京:北京大学出版社,2008

60. 于桂华,邹高明,李振伟.探索发展医药连锁经营的优势.实用药物与临床,2005,8(增刊):62-63

61. 梁娜,姬军生,吴昊.浅析连锁式医院在我国的发展前景.重庆医学,2008,37(1):29-31

62. 上海华氏大药房有限公司.高效的质量管理为医药连锁经营保驾护航.上海食品药品监管情报研究,2007,85:48-49

63. 欧尧,石考龙.牙科诊所管理策略与方法.沈阳:辽宁科学技术出版社,2009

64. 李刚.青岛市口腔医院发展模式.牙科先锋,2012,(5):44-47

65. 李刚.连锁经营与口腔医疗市场竞争与扩张.实用口腔医学杂志,2010,26(6):838-840

66. 李刚.客户关系管理与口腔医疗市场拓展.实用口腔医学杂志,2010,26(3):422-423

67. 李刚.口碑传播与口腔医疗市场拓展.实用口腔医学杂志,2010,26(4):561-563

68. 李刚.营销理论与口腔医疗市场拓展.实用口腔医学杂志,2010,26(1):128-129

69. 张国金,黄建生,辛少群.特诊中心牙科服务模式的探讨.现代医院,2006,6(4):89,92

70. Levin RP. Taking control of the dental practice. J Am Dent Assoc,2007,138(9):1261-1262

71. Levin RP. Six ways to increase cosmetic dentistry in your practice. Compend Contin Educ Dent,2007,28(6):340-341

72. Levin RP. Decision making and the dental practice. J Am Dent Assoc,2007,138(7):1016-1017

73. Wan-I Lee,Bih-Yaw Shih. Application of neural networks to recognize profitable customers for dental services marketing-a case of dental clinics in Taiwan. Expert Systems with Applications,2009,36(1):199-208

74. Dohan Ehrenfest DM,Rutkowski JL. Evolution of the dental implant market:an African tale revisited. J Oral Implantol,2012,38(3):201-202

75. 徐维宁.开业牙医诊所经营的财务评估.中华现代医院管理杂志,2010,8(8):38-43

76. 欧尧,黄洪章,凌均棨,等.重视口腔保健事业促进民营口腔医疗规范发展——珠三角地区民营口腔医疗服务状况调查.现代医院,2009,9(3):1-4

77. Levin RP. The 12 key performance indicators for your practice. J Am Dent Assoc,2009,140(5):595-596

78. Levin RP. Dentists and marketing. J Am Dent Assoc,2011,142(8):1081-1082

79. Levin RP. Objectively assessing a dental practice. Compend Contin Educ Dent,2012,33(5):318-319